JN164240

歯科衛生士臨床のための

Quint Study Club

知っておきたい知識編 4

知ってて得した!

歯周治療に活かせるエビデンス

増補改訂版

監修・解説
内藤 徹

解説
稲垣 幸司
谷口 奈央
新田 浩
牧野 路子
村上 慶
米田 雅裕

クインテッセンス出版株式会社 2017
QUINTESSENCE PUBLISHING
Berlin, Barcelona, Chicago, Istanbul, London, Milan, Moscow, New Delhi, Paris, Prague, São Paulo, Seoul, Singapore, Tokyo, Warsaw

増補改訂版　監修のことば

私は初版の「監修のことば」に、「歯周治療の半分以上は歯科衛生士さんの力に委ねられている」と書きました。みなさんが診療室で検査をするような中度歯周病の患者さんだと、28歯の6点法でプロービング測定した数値の総和は、600mm を超えることになります。そこからブラッシング指導で100mm ほど改善し、スケーリングを行うとさらに100mm ほど減少し、またさらに歯周外科治療ではだいたい50mm 程度のポケットの減少があります。このように、歯周ポケットの改善の量でみると、歯周病の患者さんが治っていく8割ほどの過程に、歯科衛生士さんがかかわっています。まさに歯周治療の主役は歯科衛生士さんですね。

でも、もうひとりの主役のことを忘れていました。実は、歯周治療の主役は患者さん自身なのです。

歯みがきの時間を考えてみてください。朝3分、昼も3分、夜寝る前は少し長めに5分磨くとします。1日あたり11分です。歯みがきは1年365日、1日も休まずにする行為ですから、1年では4,015分、およそ67時間にもなります。つまりほぼ3日間、寝ないで歯みがきだけをしているような努力をしていることになります。

これに対して、歯科衛生士のみなさんが診療室で患者さんに接している時間はどうでしょうか。リコールごとに1時間じっくりと時間をかけて手入れをしたとしても、月に1回のリコールでは、1年でわずかに12時間。患者さん自身が実施しているクリーニングにかけている時間の1/5にもならないのです。歯周治療の主役が患者さん自身であることが、よくわかりますね。

では、歯科衛生士さんが歯周治療の主役である患者さんに接するとき、一番大切で難しい仕事はなんでしょうか？　それは患者さんの行動変容です。患者さんのブラッシング、生活習慣、行動を変えることが、歯科衛生士さんの重要な仕事なのです。患者さんに歯周病への関心をもってもらうため、歯周病を理解してもらうため、患者さんのやる気を引き出すために使ってもらうことが、本書の大きな目的です。

本書は、患者さん、とくに歯周病に興味をもった方から聞かれることに対応できる内容であるよう心がけました。歯科衛生士のみなさんにとってわかりやすく、また、なるべくみなさんから患者さんに説明するときに使う言葉を用いるようにして書いています。ぜひ、患者さんの行動を変えるためにアシストできる医療者になってください。

なお、増補改訂版の出版にあたりましては、クインテッセンス出版の浅尾 麗氏に私自身が叱咤激励を受け、ようやく行動変容することができました。本書の特徴であるセンスの良いビジュアル表現は、イラストレーターの市川彰子氏、佐々木 純氏のサポートです。著者一同、編集者のていねいなアドバイスと、ユーモアたっぷりのイラスト表現に力を得ながら、原稿の修正を重ねてきました。この本を開いてくれた歯科衛生士さんに、ちょっとでも元気をお届けできたら幸いです。

内藤　徹〔福岡歯科大学 総合歯科学講座 高齢者歯科学分野 教授〕

CONTENTS

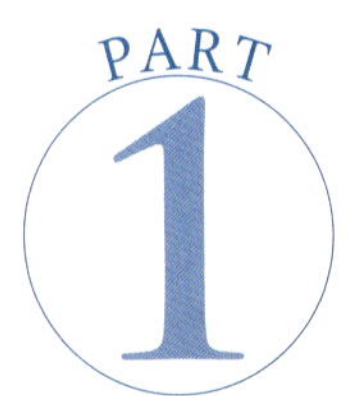

歯周病の病因について 知っていると臨床に活かせる情報

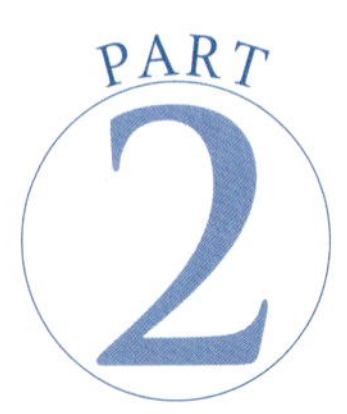

歯周組織検査について 知っていると臨床に活かせる情報

PART 3 セルフケアについて 知っていると臨床に活かせる情報

PART 4 プロフェッショナルケアについて 知っていると臨床に活かせる情報

CONTENTS

PART 5 インスツルメンテーションについて知っていると臨床に活かせる情報

著者一覧（執筆順）

［監修・解説］

内藤　徹　福岡歯科大学 総合歯科学講座 高齢者歯科学分野 教授
● PART 1－1～4、6　執筆

［解説］

谷口 奈央　福岡歯科大学 口腔保健学講座 口腔健康科学分野 准教授
● PART 1－2／PART 3－1～3、5／PART 4－1　執筆

米田 雅裕　福岡歯科大学 総合歯科学講座 総合歯科学分野 教授
● PART 1－5／PART 4－2～4　執筆

稲垣 幸司　愛知学院大学短期大学部 歯科衛生学科 教授
● PART 2－1～3　執筆

村上　慶　熊本県開業　医療法人怜生会 慶歯科医院 理事長
● PART 2－4　執筆

牧野 路子　福岡歯科大学 総合歯科学講座 高齢者歯科学分野 講師
● PART 3－4／PART 4－5　執筆

新田　浩　東京医科歯科大学大学院 全人的医療開発学講座 歯科医療行動科学分野 准教授
● PART 5－1～3　執筆

表紙イラスト：市川彰子
本文イラスト：市川彰子、佐々木 純〔アプローズ〕、編集部

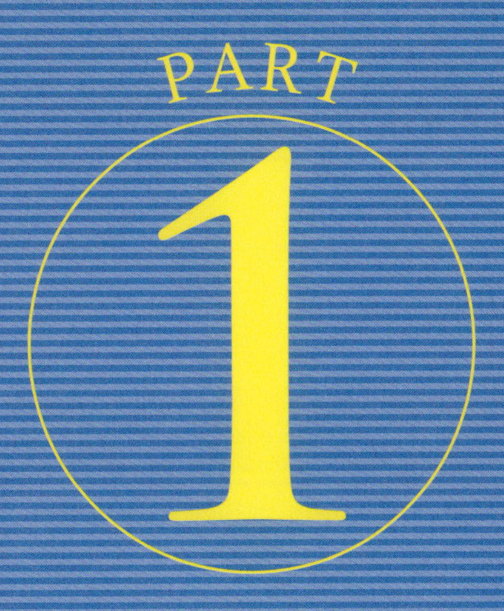

歯周病の病因について知っていると臨床に活かせる情報

歯周病に罹患した患者さんは、どれくらいいるのでしょうか？

解説 内藤 徹 先生

現在わかっていること / 現在の考え方

▶「日本人の成人の８割が歯周病」？

「日本の成人の８割以上が歯周病だ」という言葉をときどき見かけます。本当に、そんなに多くの人が歯周病だといえるのでしょうか？

歯周病のある／なしを判定するための指標にはさまざまなものがありますが、まずはCPI(community periodontal index、地域歯周疾患指数：1982年にWHOが提唱した歯周疾患の診査方法)を使って、日本人の標準的な人口構成を対象に測定したデータ（平成23年度歯科疾患実態調査）[1]を見てみましょう（**図１**）。

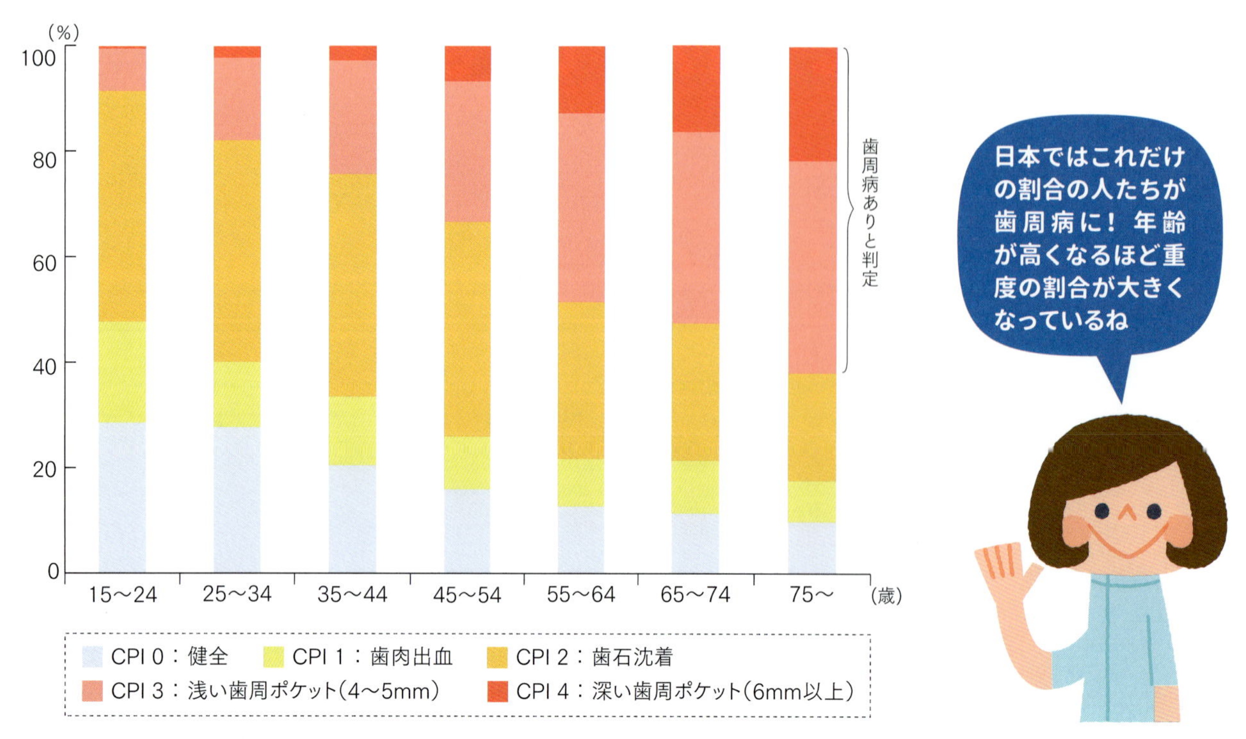

図１ 歯科疾患実態調査（平成23年）をもとに作図した、日本のCPI個人最大コードの分布状況（参考文献１より引用改変）。

CPI を用いた場合の「歯周病あり」の判定は、「4 mm 以上の歯周ポケットを有する人（＝4〜5 mm の歯周ポケットあり〔CPI コード 3〕に、6 mm 以上の歯周ポケットあり〔CPI コード 4〕を加えたもの）」と考えることができます。この割合は年齢が上がるにつれて高くなる傾向にあり、慢性歯周炎のリスクの高くなる35〜44歳では27％、その上の45〜54歳ではグッと増加して43％となります。

このうち、CPI コード 4、すなわち CPI 計測の対象歯のどこかに 6 mm 以上の歯周ポケットがあったものを重度歯周病と考えるならば、45〜54歳では10％以下で、それ以上の年齢ではしだいに増加していくものの、年齢とともに歯の喪失の機会も増えるために CPI は上がりにくくなり、いずれの年齢階層でも20％を超えることはありません。

CPI 以外の指標を使った他の研究を総合的に判断しても、先進国における重度歯周病の割合は、おそらく10％を超えない程度と考えられています。

「国民の 8 割が歯周病」とのうたい文句は、じつは CPI コード 0 の「健全」以外の人の割合を指しているのです。診査した部位（歯）のすべてが「健全」とは判定されなかったとき、たとえば測定した 6 歯のうち 1 ヵ所でも出血した場合（CPI コード 1）や、歯石がついている場合（CPI コード 2）を「歯周病あり」に含めているので、8 割もの人が歯周病だということになるのです。

ということから、「8 割が歯周病」というのは、ウソではないものの、やや大げさな表現ではないでしょうか？

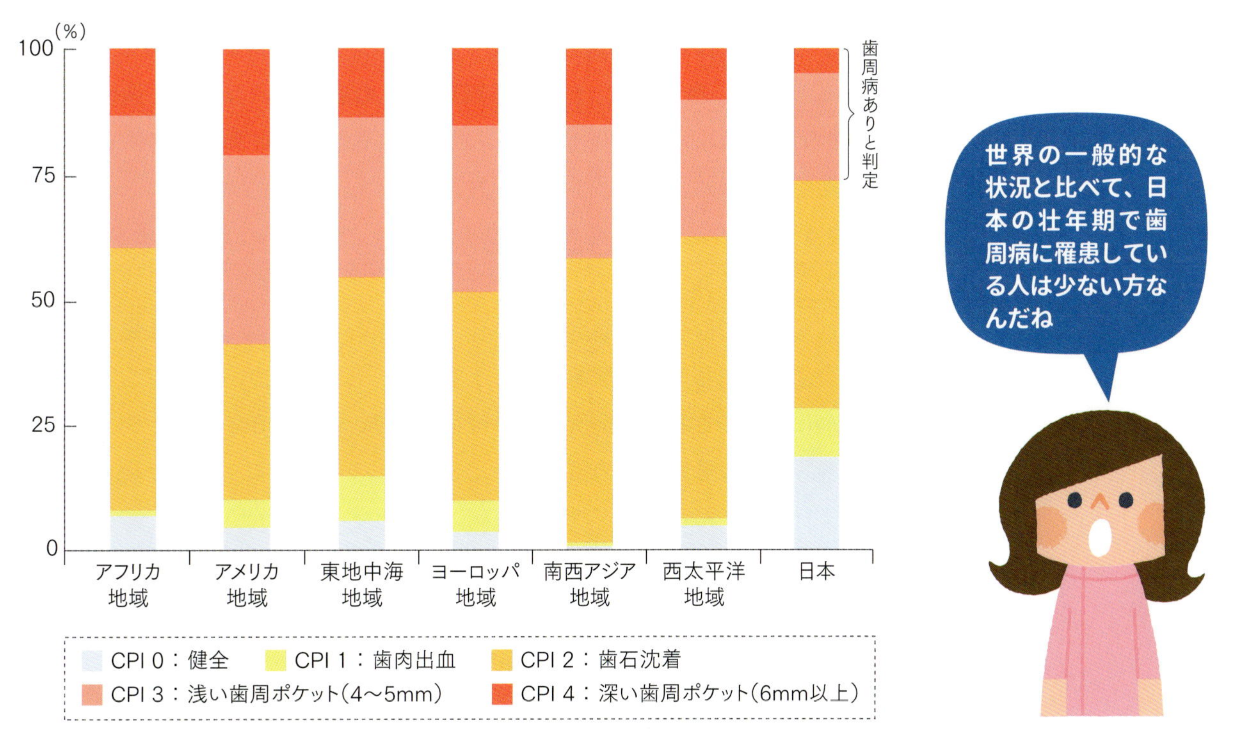

図 2　CPI の国際比較（35〜44歳の各調査における個人最大コードの割合の WHO 地域別平均値、参考文献 2 より引用改変）。

▶ 日本人は世界と比べて歯周病が多い？

さて、日本人のCPIを他の国々と比較するとどうでしょう？

WHO（世界保健機構）ではCPIに関する情報を各国から収集し、個人最大コードの割合の平均値を地域別に発表しています[2)]。世界の各地域における「4 mm以上の歯周ポケットを有する人」の割合は4～6割程度であり、世界の一般的な状況に比べると、日本の状況（27％）は比較的良好といえそうです（前ページ**図2**）。

▶ 歯周病の重症度を判断する指標について理解を深めよう

歯周病の重症度は、どうやって表すことができるでしょうか？ これが意外と難問なのです。歯周病による歯周組織の変化には、すでに喪失した歯周支持組織の量と、現在の歯周組織の炎症という2つの面があります。

歯周支持組織の喪失程度は、アタッチメントレベル（attachment level：AL）で評価されます。ALは歯周病によって破壊された歯周組織の付着喪失の歴史を表し、通常の歯周治療ではほとんどもとに戻りません。もちろん、エックス線写真による歯槽骨の喪失量の評価も重要な指標です。また、歯周病による喪失歯数も、歯周疾患によるこれまでの侵襲の大きさを反映しています。

一方、現在ある歯周組織の炎症は、プロービング時の出血（bleeding on probing：BoP）や歯肉炎指数（gingival index：GI）といった肉眼的な歯肉炎の徴候を示す指標で評価されます。プロービングポケットデプス（probing pocket depth：PPD）も、炎症の除去によって減少する指標であることから、歯周組織の炎症程度の評価指標と考えることができます。

さて、これらの指標で歯周病の重症度がわかるかというと、そうでもありません。困ったことに口腔内のすべての歯で均一に歯周病が進行していることはまれで、通常は、20を超える臓器（歯）の各所でバラバラに進行します（**図3**）。かといって平均値をとって評価すると、たとえば重度歯周病のために歯を失うと、かえって指標が改善するといった矛盾が起きてしまいます（**図4**）。このように、歯周病の重症度はひとつの指標で簡単に示すことが、なかなかできないのです。

どんな疾患にも厳密な定義があり、重症度の指標がないと、疾患発生数や治療効果の情報の正確な蓄積ができません。しかしながら残念なことに、歯周病には統一された重症度の基準は存在せず、PPD、BoP、AL、GI、エックス線写真による歯槽骨の喪失量などを総合して判定しているのが現状です。

また、ほとんどのタイプの歯周病は年齢とともに進行します。同世代の標準的な歯周組織の状態と、歯周病が疑われる患者さんの状態とを比較することが、重症度の把握に必要なことかもしれません。

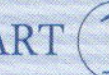

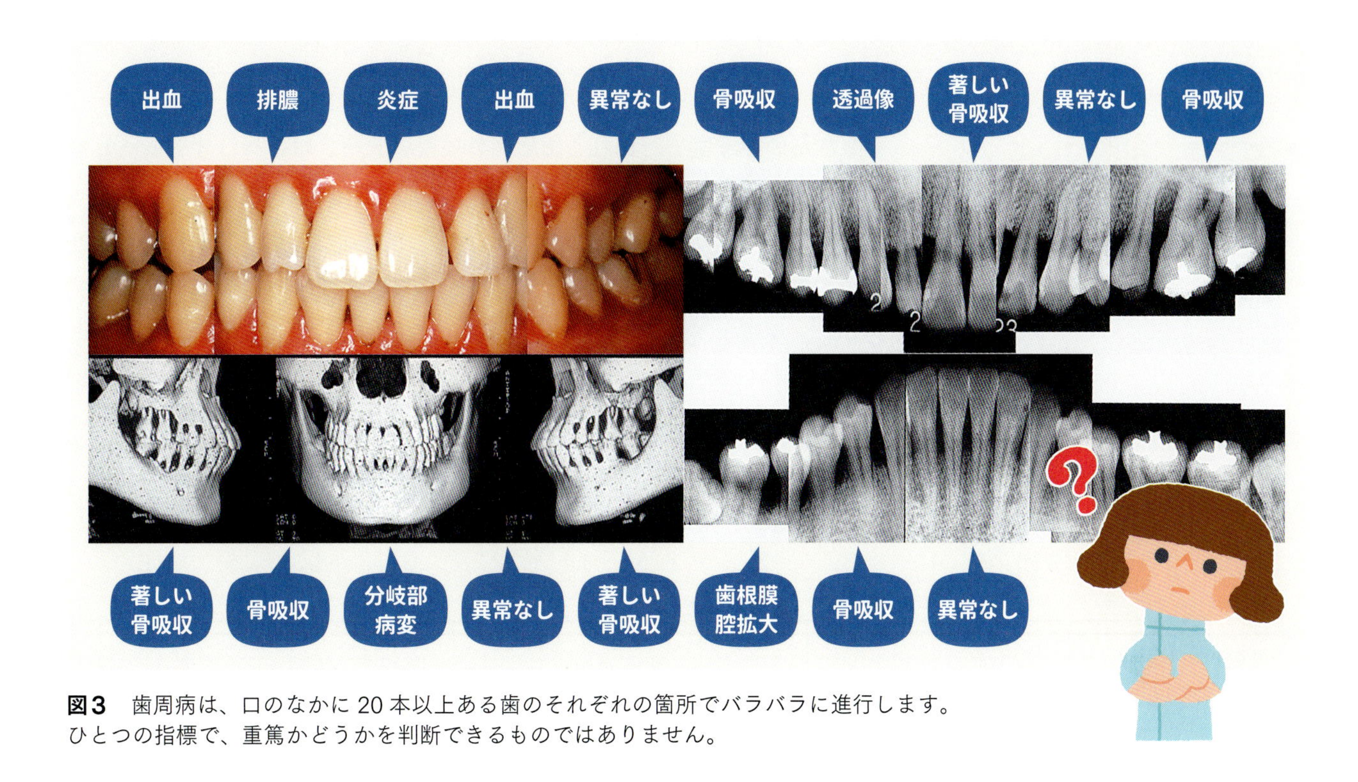

図3　歯周病は、口のなかに20本以上ある歯のそれぞれの箇所でバラバラに進行します。ひとつの指標で、重篤かどうかを判断できるものではありません。

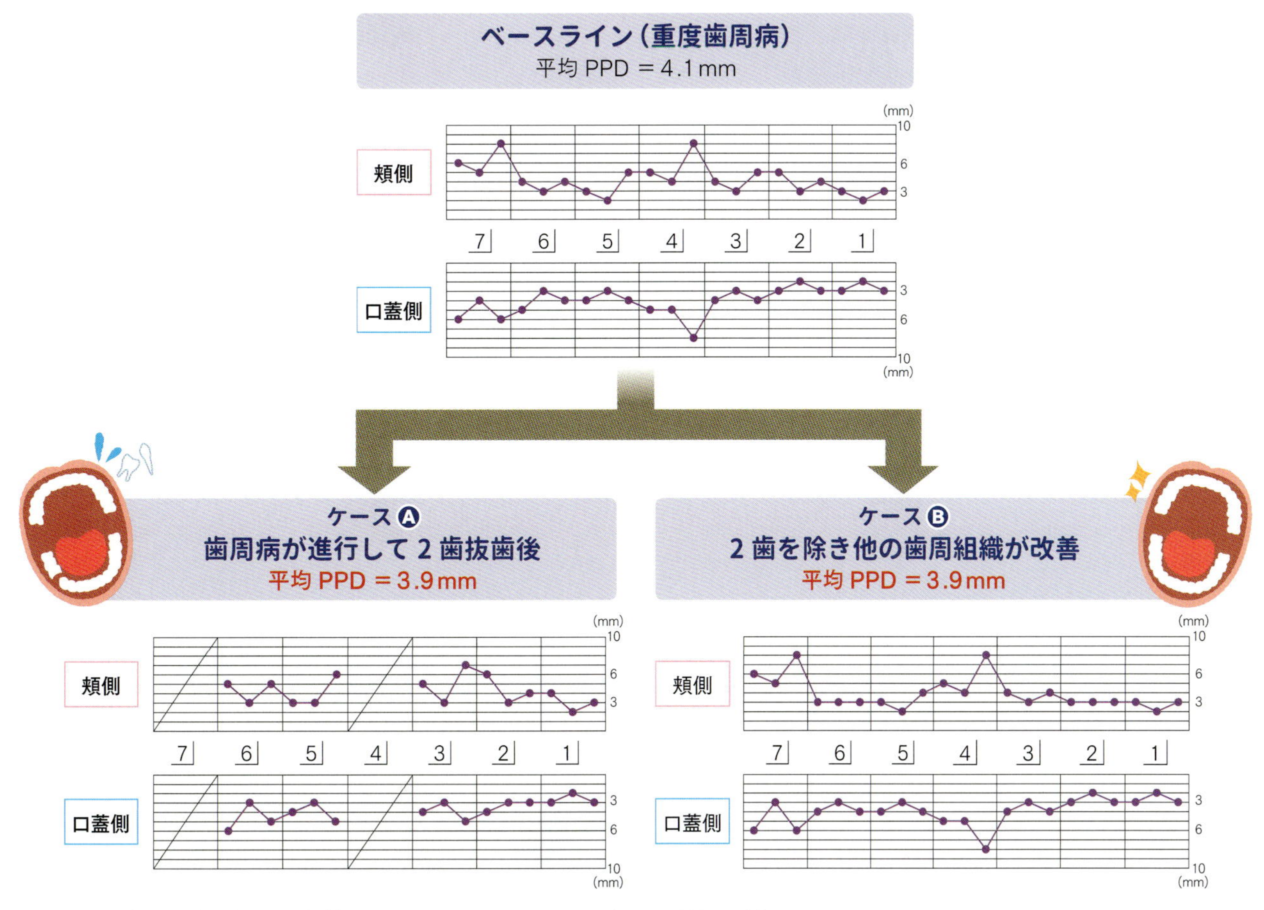

図4　歯周病重症度の指標を単純化してしまうことによって起こる問題の例。
PPDのみを指標にして考えた場合、平均値では、歯周病を放置して2歯抜歯に至った例（Ⓐ）がベースラインよりも良好に見えたり、治療によってある程度の改善の見られた例（Ⓑ）と同等に評価されることもあります。

この情報を臨床に活かしてみよう！

▶ ビジュアル系でいこう！

みなさんの診療室で行われる歯周病の検査のデータは、ペリオチャートなどの形で蓄積されていくと思います。重症度の把握は、歯科医療従事者にとって大切なことですが、歯周治療では患者さん自身にも、ペリオチャートなどを用いて自分の重症度を正確に理解してもらうことがとても大切です。

しかし、患者さんにペリオチャートの内容が容易に理解できるでしょう

●従来のペリオチャート

	6			5			4			3			2			1		
頬側	7	8	9	7	6	7	5	6	5	8	9	8	9	9	9	8	5	5
	7	6	6	5	7	6	7	6	5	7	8	7	9	8	9	6	5	6
口蓋側	7	8	6	7	6	7	5	6	5	3	4	3	4	5	5	4	5	5
	7	7	7	6	8	7	5	4	5	4	5	4	4	3	4	5	4	5

	1			2			3			4			5			6		
頬側	7	8	8	9	9	10	9	6	7	5	6	5	7	9	7	9	8	6
	5	5	5	6	9	9	9	8	8	7	6	8	8	7	7	8	7	7
口蓋側	3	4	4	5	5	6	7	4	5	5	6	5	7	7	5	7	8	6
	5	5	5	2	5	5	5	4	4	7	7	6	8	7	7	8	7	7

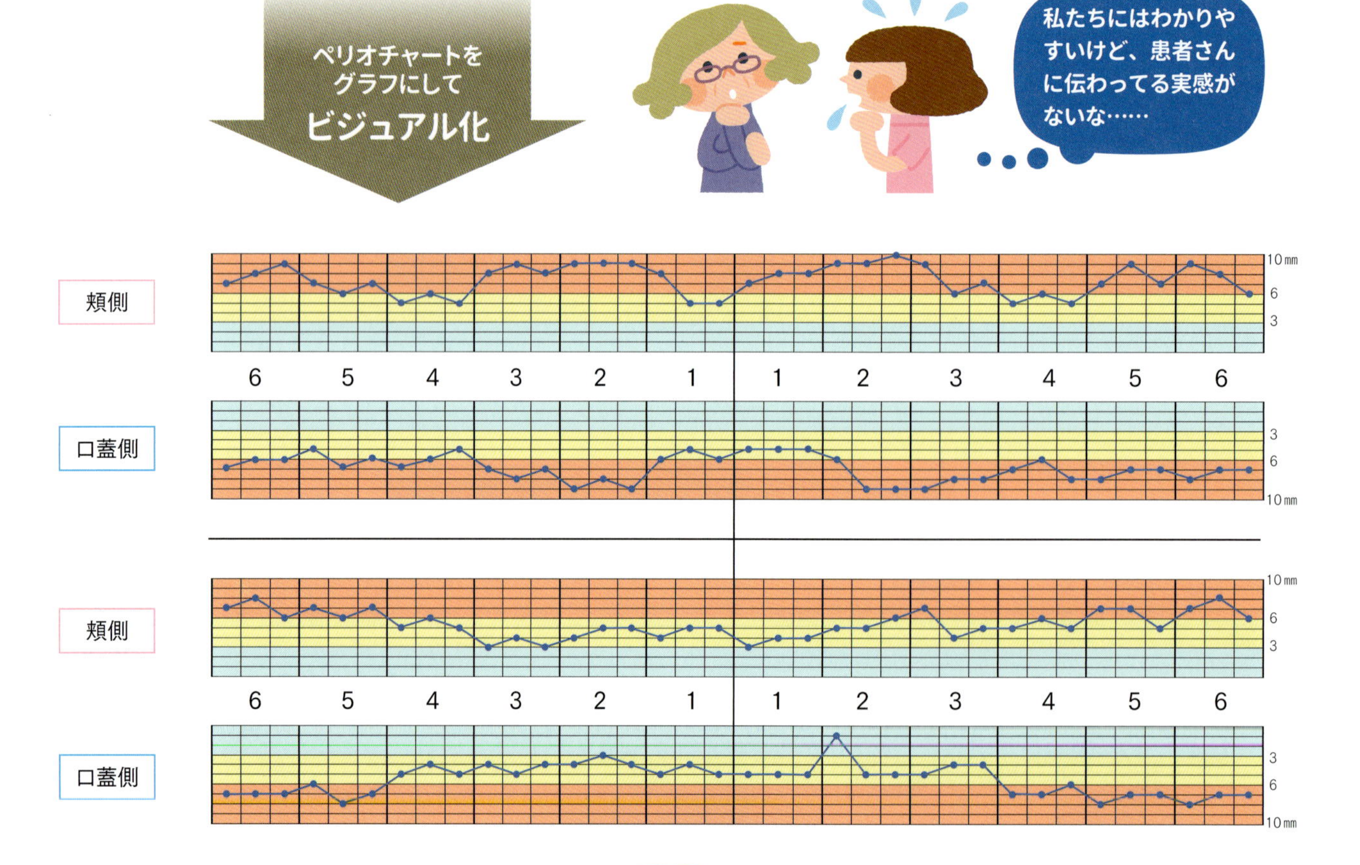

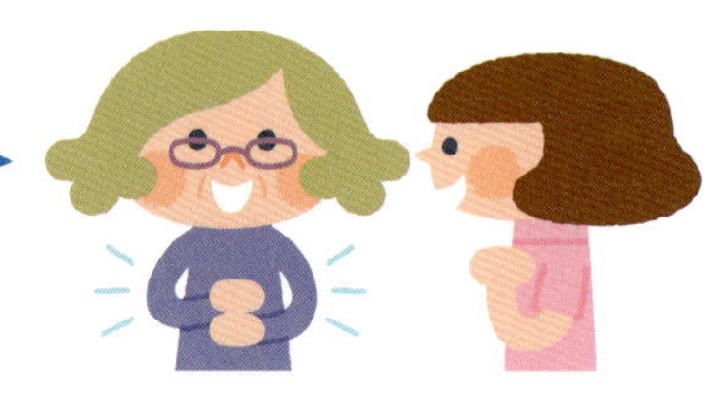

図5　統一された重症度の基準が存在しない歯周病では、結局口の中の状態がどうなのかが患者さんに伝わりづらくなります。たとえば図のようにペリオチャートをビジュアル化すれば、患者さんも病態が理解しやすくなります。

か？　数字で記録されたペリオチャートは、治療目標にしたり、治療の前後の比較をしたりするには適していますが、パッと見ただけではどのくらい重症なのか、ベテランでも判断が難しいと思います。これをグラフにするだけで、ずいぶん目から入ってくる情報の質が変わってきます（**図 5**）。

さらに、これを折れ線グラフにして色を加えるとビジュアル化され、「歯周基本治療によって進行の停止が可能と思われる部位」「疾患の進行抑制が困難かもしれない部位」「歯周外科治療を実施してもあまり良好な予後が期待できそうもない部位」といった情報が、患者さんに伝わりやすくなります。

まとめ｜これだけは覚えておこう！

- 日本の歯科疾患実態調査では、CPI が 2 以上の「歯周病あり」と判定される人の割合は、40 歳で 25％ 程度、60 歳でも 50％ 程度です。
- 6 mm 以上の歯周ポケットのある人は、40 歳で 5％ 程度、60 歳でも 15％ 程度です。
- 歯周病の重症度をどう表現するかは難しく、すでに破壊された歯周組織の量、現在の炎症の程度に加えて、年齢を考慮して判定する必要があります。

参考文献

文献 1　**日本口腔衛生学会（編）．平成 23 年歯科疾患実態調査報告．東京：口腔保健協会，2013．**
6 年ごとに実施される日本の口腔保健状況の調査報告です。厚生労働省のホームページ（http://www.mhlw.go.jp/toukei/list/dl/62-23-01.pdf、http://www.mhlw.go.jp/toukei/list/dl/62-23-02.pdf）で、実際のデータを見ることも可能です。

文献 2　**Petersen PE, Bourgeois D, Ogawa H, Estupinan-Day S, Ndiaye C. The global burden of oral diseases and risks to oral health. Bull World Health Organ 2005;83(9):661-669.**
世界保健機構（WHO）が提供する世界各国の口腔保健データです。CPI だけでなく、う蝕や無歯顎、口腔がんのデータなども掲載されています。WHO のホームページ（http://www.who.int/bulletin/volumes/83/9/en/index.html）では、PDF 版を無料で閲覧できます。

文献 3　**Brown LJ, Oliver RC, Löe H. Evaluating periodontal status of US employed adults. J Am Dent Assoc 1990;121(2):226-232.**
全米の就労者 1 億人のうち、15,000 人を対象としてランダムサンプリングを行い、歯周病の有症率を調査した研究です。この論文には、13％ に 5 mm 以上のアタッチメントロスが見られたとの報告があります。ただし 1 歯につき近心頬側と頬側中央の計測しか行っていないため、数値が低すぎるとの指摘があることも留意しましょう。

文献 4　**Burt B. Research, science and therapy committee of the American Academy of Periodontology. Position paper: epidemiology of periodontal diseases. J Periodontol 2005;76(8):1406-1419.**
米国歯周病学会（AAP）が医療従事者向けに発表している報告書です。歯周病の疫学や検査方法、調査の問題点などについて詳細が記載されています。無料の PDF 版が、AAP のホームページで入手可能です（http://www.perio.org/resources-products/pdf/48-epidemiology.pdf）。

2 プラークと歯周病の関係について詳しく教えてください

解説 谷口 奈央 先生 内藤 徹 先生

現在わかっていること / 現在の考え方

▶ 従来からの「非特異的プラーク仮説」

歯周病の発症は、プラークの付着と関連しています。歯周病原細菌の培養・同定技術が十分に発達していなかったころは、プラークを顕微鏡でのぞくとたくさんの細菌が観察されること、また、プラークコントロールでその細菌が除去されると歯周病の病態が改善していくことから、歯周病には特定の細菌のみが関係しているのではなく、プラークを構成している細菌の量が増えることが原因だとする「非特異的プラーク仮説」が提唱されていました（**図1**）[1]。プラークの量が多いときは、宿主の抵抗性を上回るような大量の病原物質がつくられるために歯周組織に障害が生じ、プラークの量がわずかなときは、毒素は宿主によって中和されてしまうため歯周病の発症や進行はみられない、という考え方です。

この概念は、現在でも歯周治療の基本的な概念として生きており、徹底したプラークコントロールによって治療を進めていこうとするのは、「非特異的プラーク仮説」に基づいた考え方ともいえます。

歯周病の発症・進行が 促進 されたとき
細菌が多いから毒素も強いぞ
HELP!!

歯周病の発症・進行が 抑制 されたとき
少ないけど毒素だぞ！ぺっぺっ

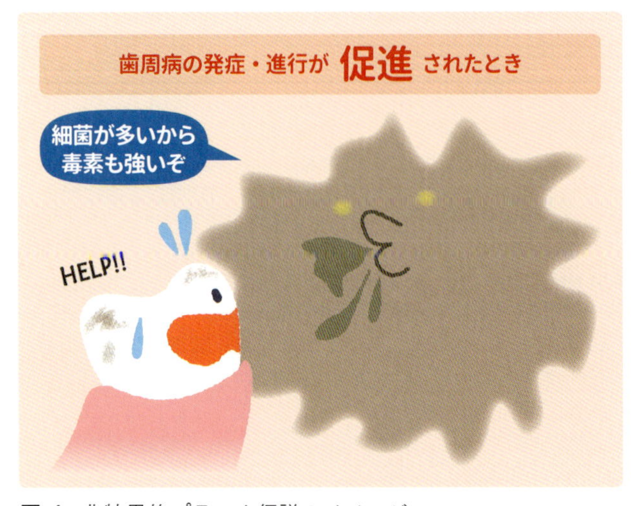

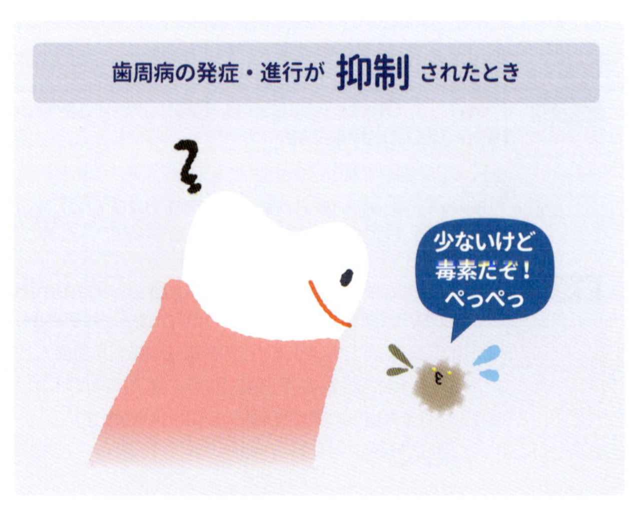

図 1 非特異的プラーク仮説のイメージ。

▶「特異的プラーク仮説」あらわる

しかし、「非特異的プラーク仮説」では、

❶大量にプラークや歯石が沈着しているにもかかわらず、歯周炎が進行していない者がいる

❷歯周組織の破壊が著しい部分がある歯周病に罹患している者でも、他の部位ではまったく進行していないことがしばしば見られる（部位特異性）

といったことの説明がつきませんでした。

そこで、プラークがすべて同じように病原性をもつのではなく、患者ごとにプラーク内の細菌の種類が違っていたり、同じ患者でも疾患部位と健康部位でプラークの細菌構成に違いがあるのではないか、という「特異的プラーク仮説」が生まれました（**図2**）。

この「特異的プラーク仮説」は、ある種の特異的な細菌群を含んだプラークだけが病原性を有しており、歯周病の発症や進行にかかわるという仮説です。これは、ある種の細菌群が歯周組織を破壊する物質を産生することで、歯周病を引き起こすという考えです。この説は、歯周病原細菌の分離培養や、その分類や同定の技術が進歩して、さらに確信をもたれるようになりました。侵襲性歯周炎の病原菌として *Aggregatibacter actinomycetemcomitans*（*A.a.*）が同定され、その後 *Porphyromonas gingivalis*（*P.g.*）、*Prevotella intermedia*（*P.i.*）、*Campylobacter rectus*（*C.r.*）、*Tannerella forsythia*（*T.f.*）などのさまざまな歯周病原細菌が見つかっています[2,3]。

こうして、「非特異的プラーク仮説」では説明できなかったことが、説明できるようになりました。

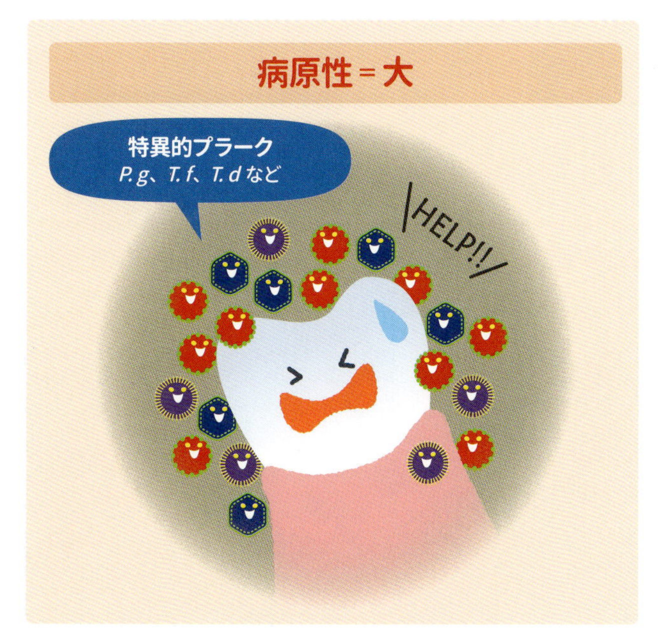

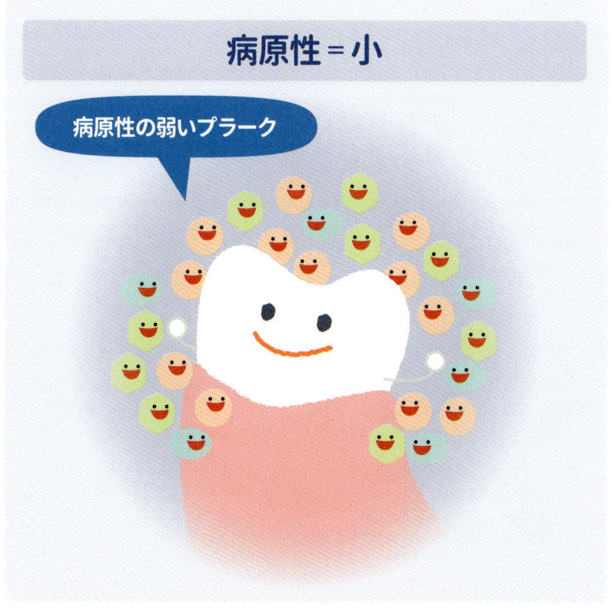

図2　特異的プラーク仮説のイメージ。
プラーク（細菌）がたくさん付着していても歯周病に罹患しないこともあれば、少量でも特異的なプラーク（細菌）があることで発症してしまうこともあります。

▶ 焦点は「プラーク」から「バイオフィルム」へ

ところが、「非特異的プラーク仮説」に「特異的プラーク仮説」が加わってもまだ、以下のようなことが説明できませんでした。

❶特定の細菌群の有無によって歯周病に罹患するかしないのかが、はっきり定まらない

❷特定の細菌群に対して確実に効果があるはずの抗生物質が、歯周病にはさほど効果を示さない

これらの理由として考えられるのが、細菌バイオフィルムの形成です（**図3**）。歯根表面では、最初に根面に付着するグラム陽性菌を足がかりにしてグラム陰性の嫌気性菌が凝集し、その後に歯周病原細菌といわれる細菌群が繁殖するようです。

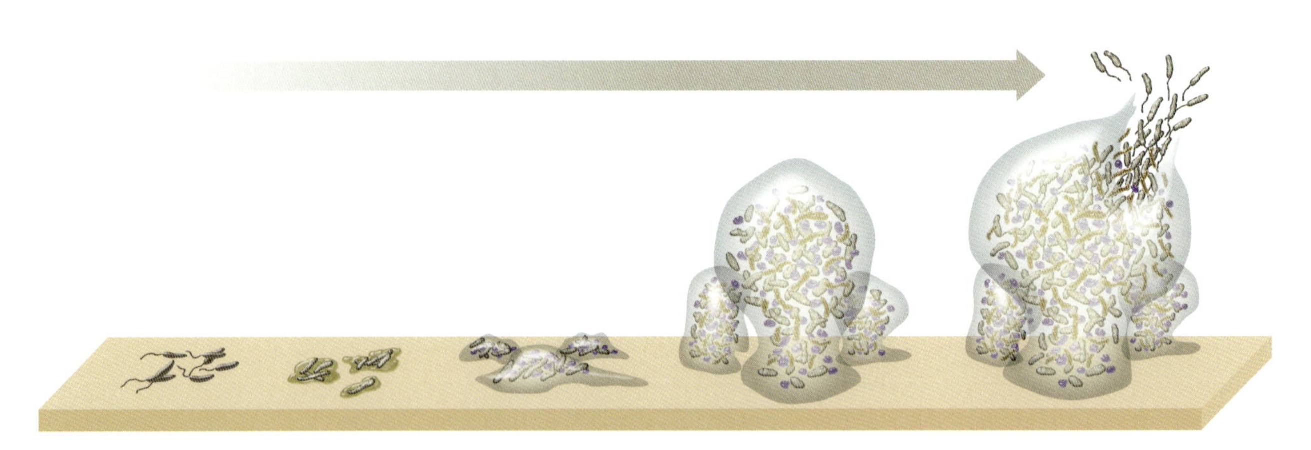

抗菌薬が細菌叢に有効

抗菌薬に細菌叢が抵抗

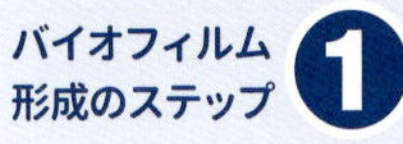

細菌が根面に付着し始める

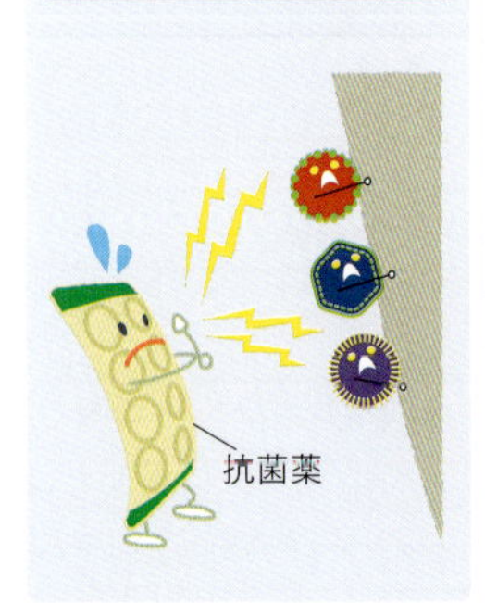

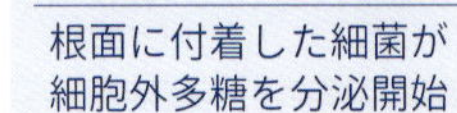

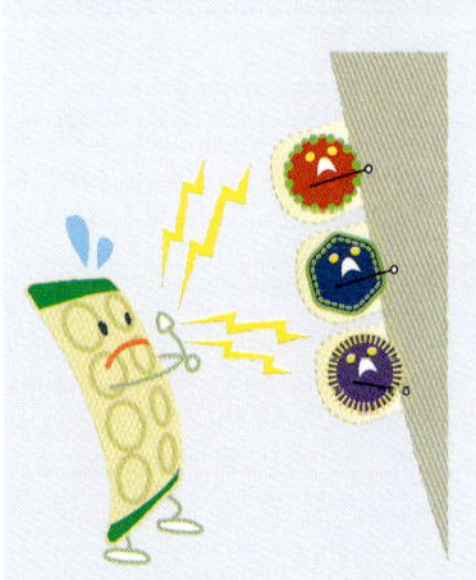

バイオフィルム形成のステップ 3

複数種の細菌のコロニーがバイオフィルムを形成

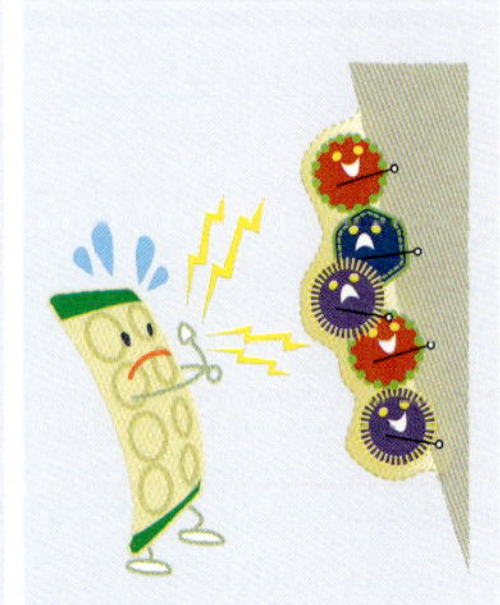

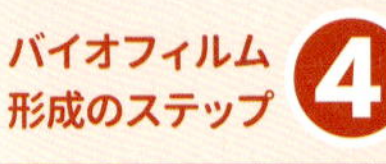

バイオフィルムが厚みを増し、コロニーが巨大化

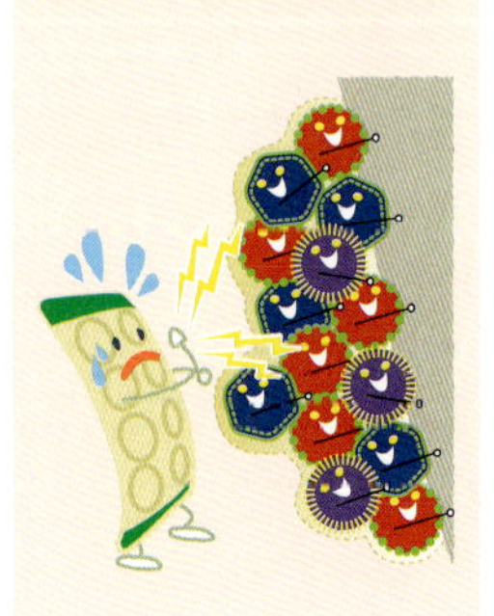

バイオフィルム形成のステップ

過密になったコロニーが破壊され、細菌が放出

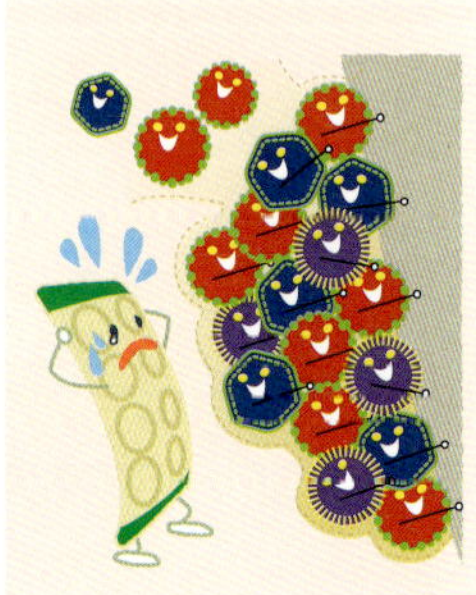

図3　バイオフィルムの形成のステップと抗菌薬の関係。
浮遊細菌や根面に付着し始めたばかりの細菌（❶）、根面に付着した後、細胞外多糖（グリコカリックス）の分泌を開始したときの細菌（❷）、複数種の細菌のコロニーが形成し出したばかりのバイオフィルム（❸）に対する抗菌薬投与には効果がありますが、やがてバイオフィルムが巨大化・過密化されると、抗菌薬だけでなく弱い機械刺激にも抵抗をもつようになります（❹❺）。

図 4 に歯肉縁下プラークの細菌構成を示します。ピラミッドにたとえると、まず底部に属する細菌が歯根表面に定着・増殖し、時間の経過とともに、オレンジ色や赤色に属する細菌が増殖します。あとからバイオフィルムの一員となる、ピラミッドの頂点（赤色の部分）に属する細菌群は「レッドコンプレックス（red complex）」と呼ばれ、もっとも病原性の高い歯周病原細菌として知られています[4)]。

また成熟したバイオフィルムでは、細菌はお互いに付着し合ってグリコカリックス（glycocalyx：細胞外多糖）という膜（基質）に包まれ、シグナルを出し合っています。その基質に守られたバイオフィルムは、内部に抗菌剤を浸透させないだけでなく、病原性も高まることがわかっています。

そのため、現在でも、歯肉縁下のバイオフィルムをもっとも効果的に破壊する方法としては、スケーリング・ルートプレーニング（SRP）などの機械的な除去法に落ち着いているのです。

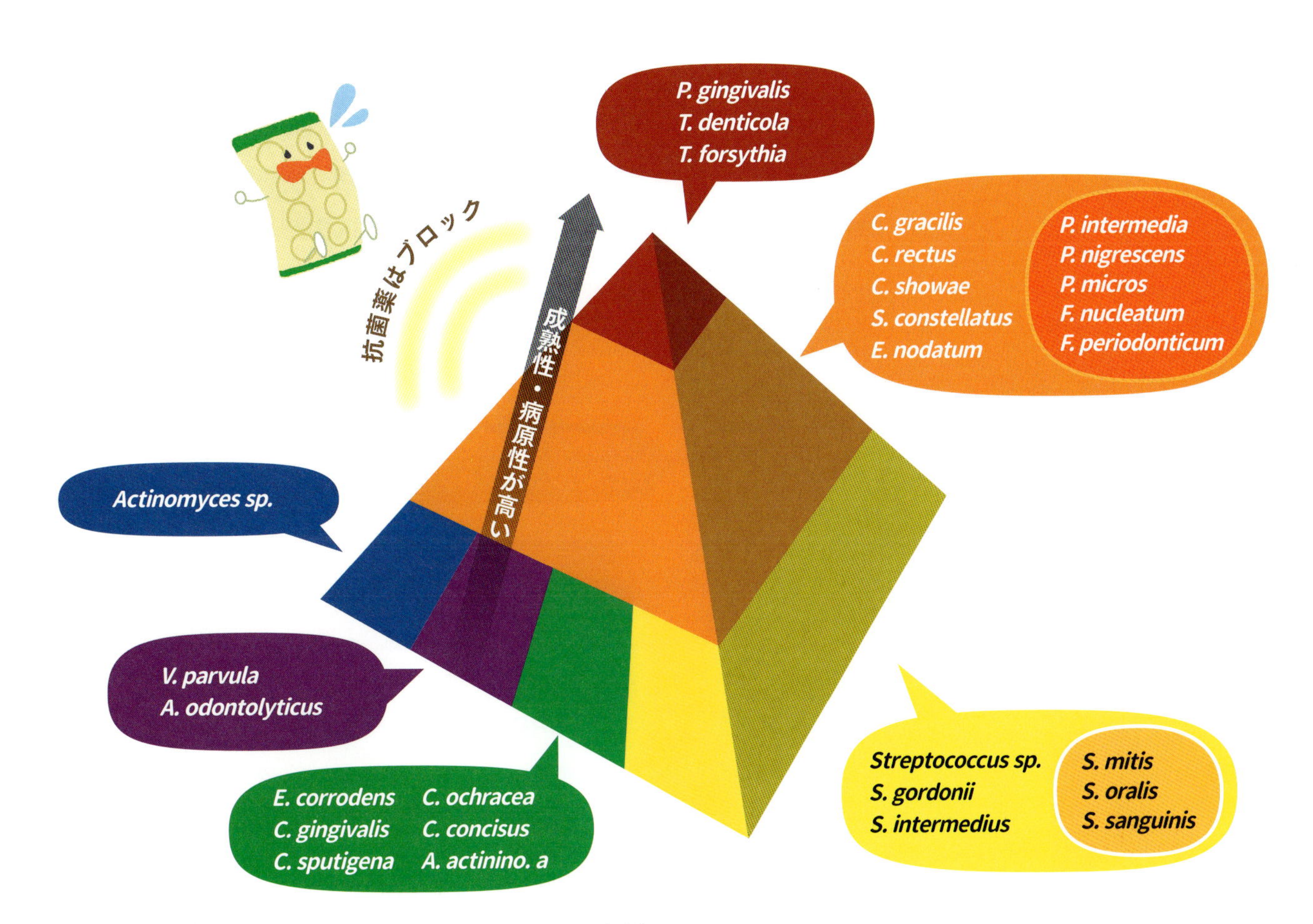

図 4 歯肉縁下プラークの細菌叢（参考文献 4 より引用改変）。
まず底部に属する細菌が歯根表面に定着・増殖し、時間の経過とともに、オレンジ色や赤色に属する細菌が増殖します。また、黄色、オレンジ色、赤色の順に危険度が高く、特に赤色部分の歯周病原細菌はレッドコンプレックス（red complex）と呼ばれ、歯周病において一番危険な細菌であるといわれます。

この情報を臨床に活かしてみよう！

▶ バイオフィルム再形成予防にはケアの連携が必須

歯周病の原因としてのプラークの関与について、学術的には「非特異的プラーク仮説」は「特異的プラーク仮説」に凌駕されてしまいましたが、臨床的には「非特異的プラーク仮説」に基づいた治療、つまり徹底的なプラークの除去が歯周治療の基本として行われています（原因除去治療）[5)]。

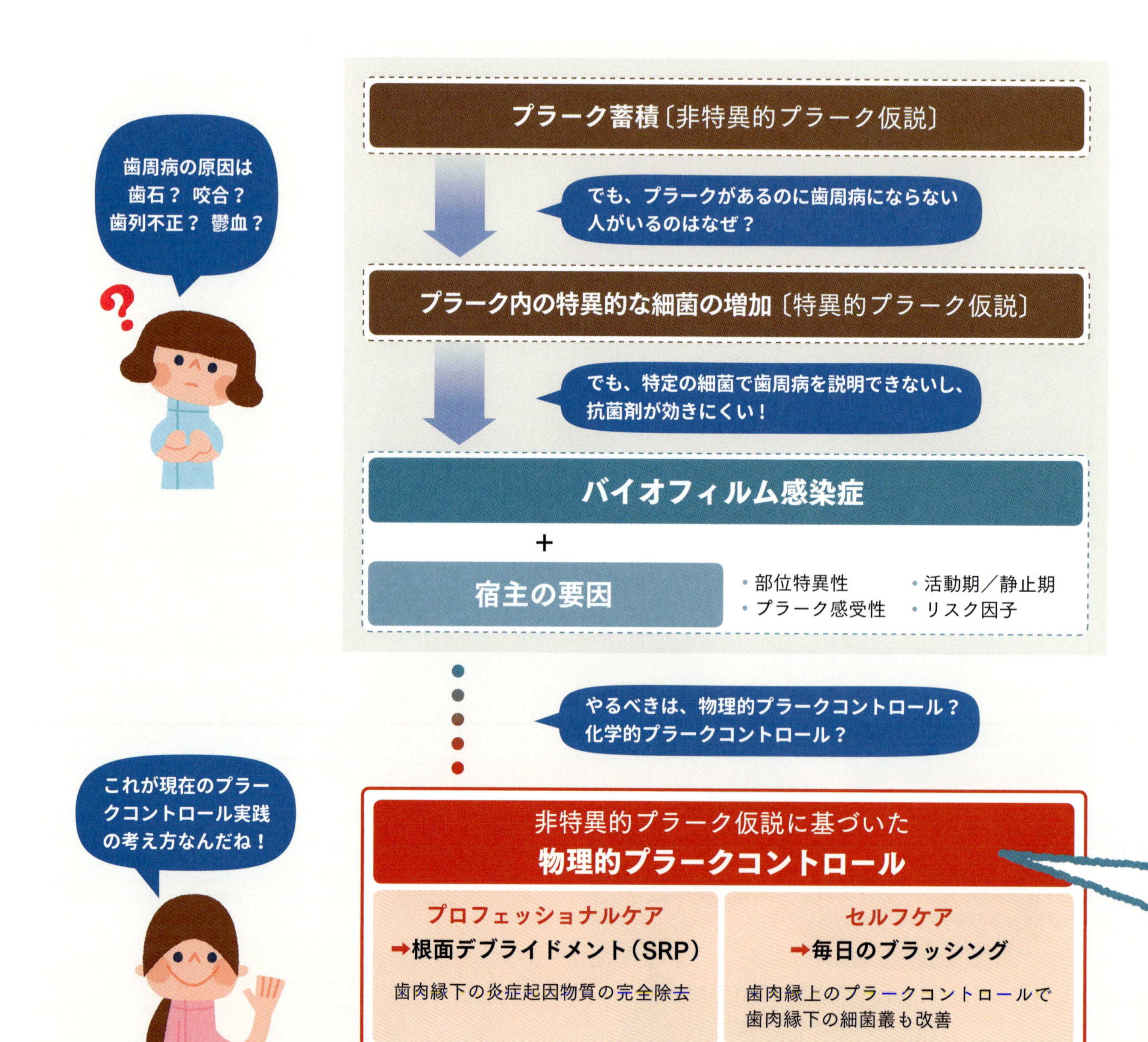

図5　歯周病の原因論の推移と、現在の歯周病原因論に基づいたプラークコントロール。
プロフェッショナルケアで歯面をきれいにしても、セルフケアが“ずぼら”では、次のメインテナンス時に炎症が再発していることもあります。バイオフィルムの形成をなるべく遅らせるためにも、プロフェッショナルケアとセルフケアの連携が必須です。

さて、「非特異的プラーク仮説」に基づいた臨床においてプラークコントロールを徹底するためには、診療室での PMTC を頻繁に行った方がよいのでしょうか？ 実はそれはあまり有効ではないのです。PMTC などの手法を使って根面を徹底的にきれいにしたとしても、患者さんによる日常のセルフケアが十分にできていなければ、4 日間ほどで細菌はもとどおりに繁殖してしまうのです（**図 5**）[6]。

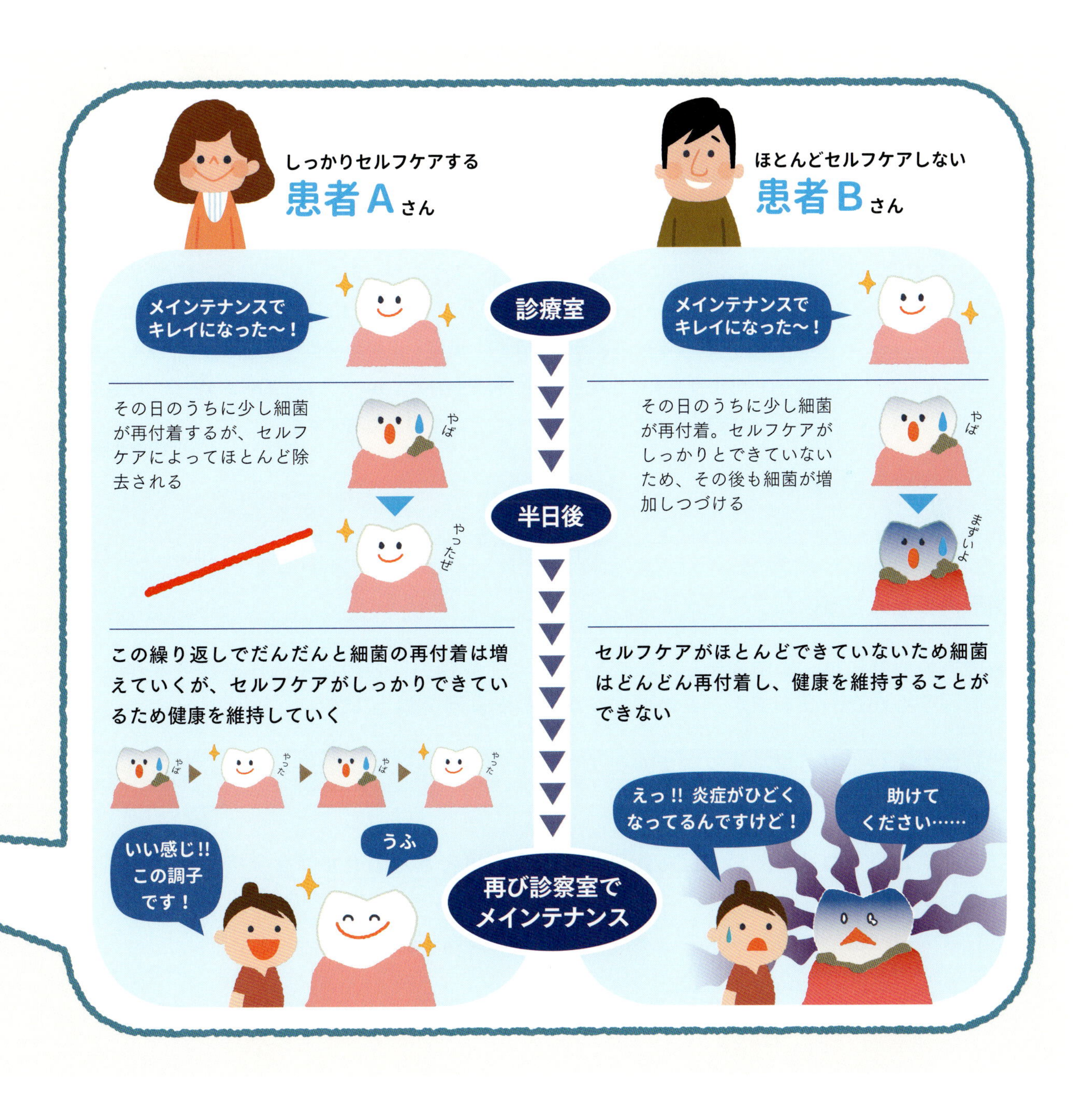

では、患者さんのセルフケアだけで歯をバイオフィルムから守ることはできるのでしょうか。1日3回ブラッシングをする患者さんならば、12時間に1回程度の間隔で、機械的清掃で口腔内がきれいになる機会があります。しかし一方で、ブラッシングでは歯周ポケットの中にわずかしかブラシの毛先が到達しません。ということは、歯周ポケットの中の細菌は除去されず放置されてしまいます。

でも、それでいいのです。ただし、「プラークコントロールを確実に実施し、また頻繁に専門家によるプラーク除去処置を受けている」という条件付きです。この条件がまっとうされているならば、歯肉縁上プラークの中に含まれる歯周病原細菌の数は減少し、しかもブラシのほとんど届いていないはずの歯肉縁下のプラークに含まれる歯周病原細菌も減少するということがわかっています[7)]。

▶ プラークだけが原因ではないことも理解しておこう

プラークと歯周病の関連については、バイオフィルムへの理解が進むにつれ、さらに明確になってきました。しかしまだ、「いつ」「どこが」歯周病になるかといったことなど謎はたくさん残されており、宿主の抵抗性（免疫力）や環境（喫煙のような全身的な環境や口腔の部位・形態など）も深くかかわるようです。これらがどの程度かかわるか、どの因子がプラーク・細菌以上に深くかかわるかといったことは未解決の部分です。

まとめ｜これだけは覚えておこう！

- 歯周病の最大の原因はプラークです。
- 歯周病の成立には、細菌因子（プラーク）の他に、免疫力などの宿主因子や喫煙などの環境因子もかかわりますが、どの程度かかわるかは研究途上です。
- 悲しいことに、プロフェッショナルケアでプラークをきれいに除去しても、数日経ったらプラークが復活します。
- プラークコントロールでいちばん効果的なのは、患者さんのセルフケア行動を変えることです。

参考文献

文献1 **Löe H, Theilade E, Jensen SB. Experimental gingivitis in man. J. Periodontol 1965;36:177-187.**

歯学を専攻する大学生を対象に口腔清掃を一切禁止したところ、10～20日間に被験者全員にプラーク付着の増加にともなう歯肉炎が引き起こされ、プラーク中の細菌の数と種類にも変化がみられました。その後、口腔清掃を再開すると10日以内にプラーク付着はなくなり、それにともなって歯肉炎も消失しました。このことから、歯肉炎の原因は細菌の種類でなくプラークであり、歯肉炎の予防・治療にはプラークを取り除くことが重要であることが示され、「非特異的プラーク仮説」のもととなる研究として知られるようになりました。

文献2 **Renvert S, Dahlén G, Wikström M. Treatment of periodontal disease based on microbiological diagnosis. Relation between microbiological and clinical parameters during 5 years. J Periodontol 1996;67(6):562-571.**

歯周治療を受けている16名の患者の111部位を、5年間追跡した研究です。*A.a.*、*P.g.*、*P.i.* のいずれかを除菌できなかった患者では、アタッチメントレベルの改善に問題が生じました。これに対してプラークの付着、BoP、他の細菌の存在は、アタッチメントロスとの関連が見られませんでした。

文献3 **Page RC, Offenbacher S, Schroeder HE, Seymour GJ, Kornman KS. Advances in the pathogenesis of periodontitis: summary of developments, clinical implications and future directions. Periodontol 2000 1997;14:216-248.**

A.a.、*P.g.*、*B.f.* が、歯周病原細菌とされる十分な証拠があるとした論文です。ただし、「病原細菌因子は歯周炎が引き起こされるためには必要ではあるが、特異的な細菌のみでは、歯周炎を起こすのに十分ではない」としています。実際には、プラークに加えて宿主の感受性も大きな問題で、歯周炎の病因論として「新しいパラダイム（考え方）」が議論されています。

文献4 **Socransky SS, Haffajee AD. Periodontal microbial ecology. Periodontol 2000 2005;38:135-187.**

歯肉縁下プラークの細菌構成をピラミッドにたとえて説明しています。特に歯周病患者の歯肉縁下プラークより同時に多く分離され、病原性が高いと思われる３種の細菌 *P.g.*、*T.f.*、*T.d.* をレッドコンプレックス（red complex）と名づけており、現在でもこの名称はよく利用されています。

文献5 **Cugini MA, Haffajee AD, Smith C, Kent RL Jr, Socransky SS. The effect of scaling and root planing on the clinical and microbiological parameters of periodontal diseases: 12-month results. J Clin Periodontol 2000;27(1):30-36.**

SRP の効果を維持するために、徹底したプラークコントロールが必要だということがわかる論文です。SRP の後、セルフケアによるプラークコントロールに加えて、3ヵ月ごとにプロフェッショナルケアを実施しました。プロフェッショナルケアを行う際に歯周組織と歯肉縁下プラークの中に含まれる細菌を検査したところ、最初の３ヵ月の間にどちらも顕著な改善と減少を示し、12ヵ月後も維持あるいはさらに改善しました。

文献6 **Sekino S, Ramberg P, Uzel NG, Socransky S, Lindhe J. The effect of a chlorhexidine regimen on de novo plaque formation. J Clin Periodontol 2004;31(8):609-614.**

プラークコントロールを中断するとどのくらいで細菌叢が形成されるかを調べた研究です。10名の被験者に対して、プロフェッショナル・トゥース・クリーニング（PTC）で根面をきれいにしたのち、実験群ではクロルヘキシジンで含嗽などを行い、一方コントロール群は口腔清掃なしで４日間経過を見ました。いずれの群にも、4日目にはプラークが形成されました。

文献7 **Hellström MK, Ramberg P, Krok L, Lindhe J. The effect of supragingival plaque control on the subgingival microflora in human periodontitis. J Clin Periodontol 1996;23(10):934-940.**

プラークコントロールを確実に実施し、また頻繁に専門家によるプラーク除去処置を受けているならば、歯肉縁上プラークの中に含まれる歯周病原細菌の数は減少し、しかもブラシのほとんど届いていないはずの歯肉縁下のプラークに含まれる歯周病原細菌も減少する、ということを明らかにした論文です。

3 喫煙と歯周病の関係について詳しく教えてください

解説 内藤 徹 先生

現在わかっていること / 現在の考え方

▶ 喫煙は歯周病の最大のリスク！

喫煙が歯周病のリスク因子であることは、みなさんご承知でしょう。喫煙と歯周疾患との関連についての研究は、1947年のPindborgによる報告[1)]から始まりました。これは16〜28歳の若年者を対象にした研究で、喫煙者には壊死性潰瘍性歯肉炎が多く見られること、しかし辺縁性歯肉炎では非喫煙者と喫煙者の間では差が見られなかったことを報告しています。

一方で喫煙と歯肉炎は無関係とする研究もあります。この結論が出たのは、喫煙者ではプラークの蓄積にともなう歯肉の炎症が非喫煙者に比べて起こり

喫煙者は非喫煙者に比べて3.97倍の歯周病罹患リスクがある

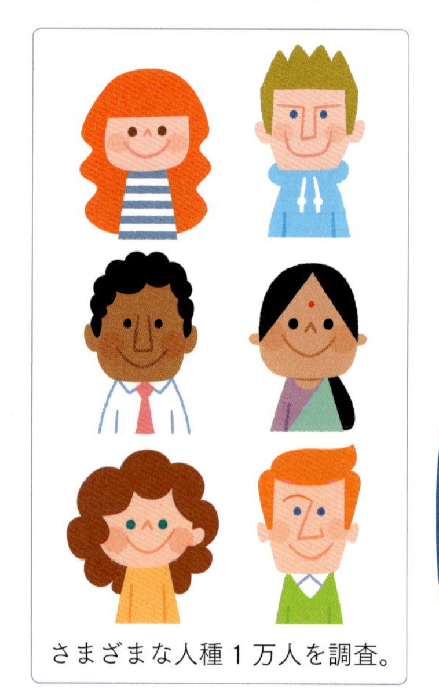

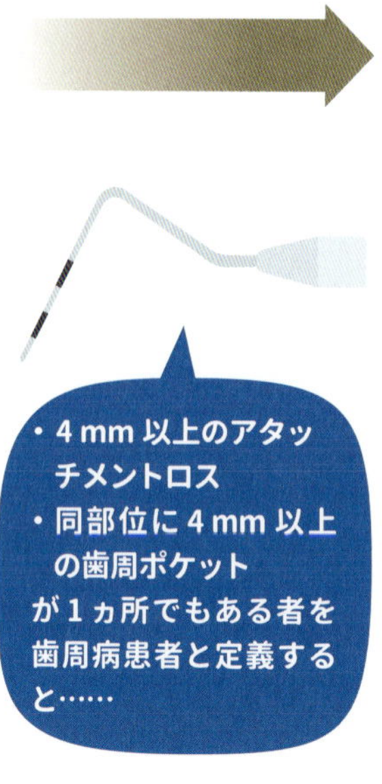

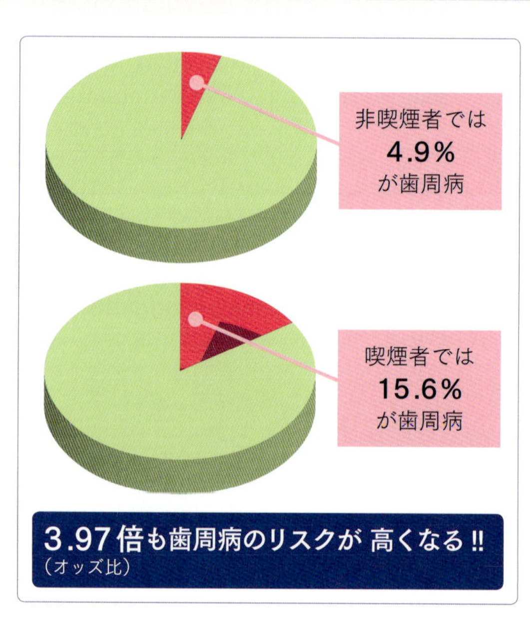

図 1　米国の大規模疫学調査（NHANES III）でわかった、喫煙と歯周病の関係（参考文献 1 より作成）。

にくく、歯肉からの出血も現れにくいためと考えられます。

喫煙と歯肉炎の関係が明確になったのは、1980年代の疫学研究によります。このころ行われた研究では、喫煙者と非喫煙者を比較するだけでなく、口腔清掃状態や年齢、性別、人種なども統計的に考慮したうえで、喫煙が歯周病のリスクであることを決定的にしたのです。

さらに1988〜1994年、米国で「NHANES III」という1万人を超える規模の全国調査[2)]が実施され、喫煙と歯周病の関係が詳細に分析されました（**図1**）。4mm以上のアタッチメントロスと、同部位に4mm以上の歯周ポケットが1ヵ所でもある者を歯周病と定義すると、米国の調査対象者の9.2%が歯周病となりました。喫煙状態別に比較すると、喫煙者では15.6%、過去喫煙者では10.5%、非喫煙者では4.9%が歯周病となり、喫煙者では歯周病に罹患している人が著しく多いことがわかりました。同じ年齢、性別、人種、学歴、収入であっても、喫煙者は非喫煙者に比べ3.97倍（オッズ比）リスクが高いとの結果になっています。

また、喫煙の量によっても差があります。1日に9本以下の喫煙者と非喫煙者を比較したリスクが2.79倍であるのに対して、1日に31本以上喫煙する人と非喫煙者を比較した場合では5.88倍と、リスクが2倍以上に増加しています。「NHANES III」の調査対象においては、さまざまな歯周病のリスク因子を加味してみても、歯周病の原因の52.8%が喫煙と推定されています。まさに、喫煙は歯周病の最大のリスクというわけです。

1日の喫煙量が多くなるほど歯周病のリスクも高くなる

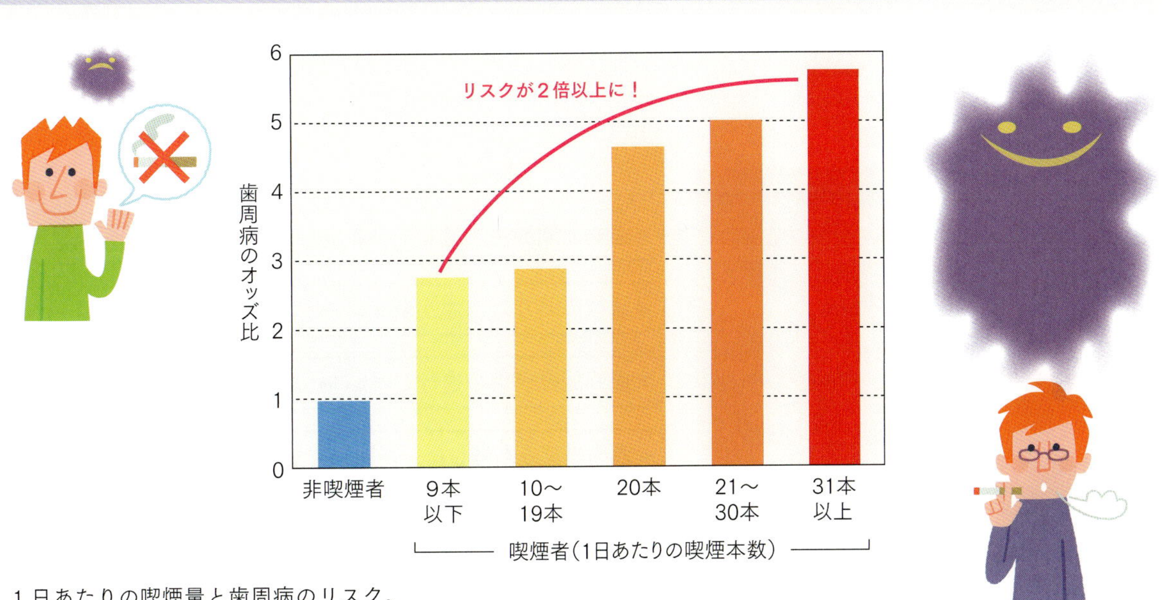

1日あたりの喫煙量と歯周病のリスク。

▶ 受動喫煙も歯周病のリスクになる

また、NHANES IIIのデータから、喫煙をしたことのない6,611名のデータを抽出して、受動喫煙と歯周病の関係を調べた研究[3]もあります。家庭や職場で受動喫煙にさらされている人は、歯周病のリスクが1.6倍になるとされました。喫煙は、すべての人にとって歯周病のリスクとなるのです。

▶ 喫煙者の口腔の特徴

喫煙者の口腔所見（**図2**）には、非喫煙者と比較して次のような特徴があります。

❶ 歯周ポケットの深い部位が多数見られる

❷ 歯肉退縮が進んでいる

❸ エックス線写真による評価でも歯槽骨吸収が進んでいる

❹ より多く歯を喪失している

❺ 根分岐部病変により罹患しやすくなる

❻ 歯肉に炎症の徴候が少なく、プロービング時の出血（BoP）が少なくなる

とりわけ喫煙者の歯肉は、歯周ポケットが存在するわりに出血や炎症所見が少なく、また線維性分に富んでいるため、歯周病であることを見過ごしやすくなります。そのため、問診で喫煙者との情報が得られた患者さんは、プロービングやエックス線写真での診査によって、歯周病を見落とさないように注意する必要があります。

▶ 喫煙による歯周病進行のメカニズム

喫煙者と非喫煙者の歯周ポケット内の細菌を調べた研究がいくつかありますが、約半数が歯周病原細菌の量はあまり変わらないとしています。このことから、喫煙が歯周病のリスクとなる背景としては、**図3**のような宿主側のメカニズムがあるとされます。

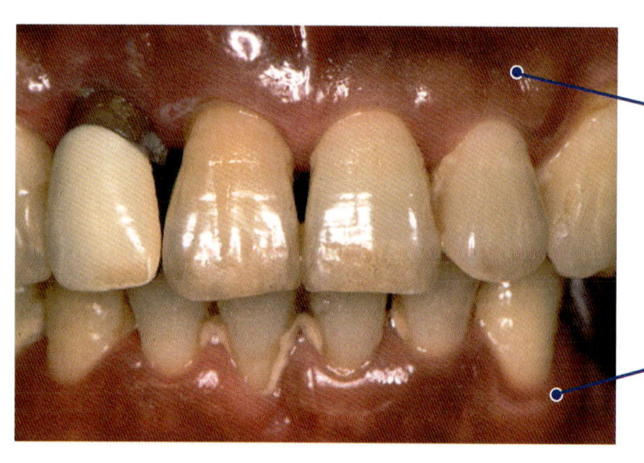

- **歯肉が暗赤色を呈している** ➡ 局所のうっ血
- **状態のわりに出血が少ない** ➡ ニコチンによる虚血
- **歯周組織破壊の進行が早い** ➡ 炎症性サイトカインの関与
- **歯肉の厚みが増しロール状を呈する** ➡ コラーゲン線維が増加

図2　喫煙者に特有の口腔内状況の例。

▶ 喫煙者は歯周病が治りにくい？

喫煙者は、歯周治療に対する効果が低くなることも知られています[4)]。おおざっぱな数字ですが、SRPや歯周外科治療に対する効果は、喫煙者では25～50％程度低下するといわれています。

また、SRPに併用して抗菌薬を使ったとしても、非喫煙者がSRP単独の治療を受けたときと同程度の効果しか示しません。さらに、インプラント治療に関しては、非喫煙者に比べてほぼ2倍の失敗率を示しています。

▶ 禁煙をすると、どのくらいの期間で歯周病のリスクがなくなるの？

先ほどのNHANES IIIの調査には、3,000人弱の禁煙者が含まれていました。禁煙者のみを非喫煙者と比較すると、禁煙2年までは歯周病のリスクは3.22倍と高いのですが、禁煙を続けているとリスクはだんだん低下していき、禁煙11年を超えるころには1.15倍とリスクはほとんど消滅しています（**図4**）。患者さんに禁煙をすすめることは、歯周病の治療としても非常に有効である可能性があります。

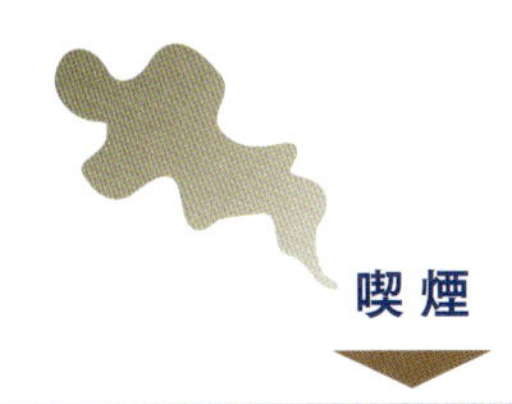

喫 煙

❶ 免疫グロブリンの産生が低下

❷ 末梢の血行が低下

❸ 好中球の機能が破壊的になる

❹ 炎症性サイトカインや成長因子が歯周組織破壊につながる

❺ 線維芽細胞の成長や接着、コラーゲン産生を抑制する

図3　宿主側の喫煙による歯周病進行メカニズム。喫煙・非喫煙による細菌数の有意差はないとされる。

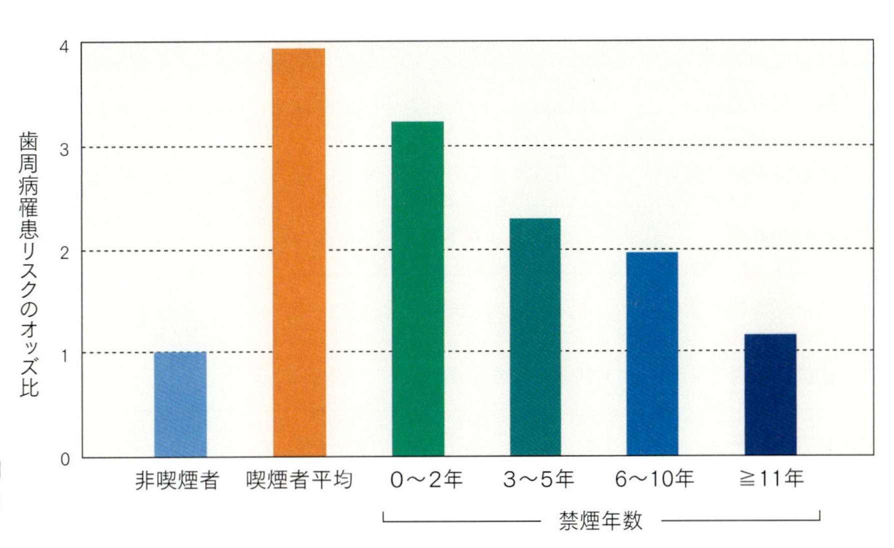

図4　禁煙期間が長くなると、歯周病のリスクは減少する（参考文献2より引用改変）。

この情報を臨床に活かしてみよう！

▶ 潜在的な禁煙希望者は意外にいる

厚生労働省による「平成26年国民健康・栄養調査」では、男性の32.2%、女性の8.5%、全体で国民の19.6%が喫煙者です。男性は平成9年の52.7%から年々喫煙率が減少していますが、依然として先進国の中では高い喫煙率にとどまります。

しかし同調査では、喫煙者の29.2%が「やめたい」と考えており、「本数を減らしたい」と考える者を合わせると禁煙希望者の割合は59.8%と、禁煙を考える人がとても多く存在するのも事実です。

▶ 歯科診療室ほど、禁煙支援に適した環境はありません

禁煙に前向きな人たちは、何回も禁煙に挑戦して挫折した後に、ようやく禁煙に成功します。ほとんどの喫煙者は禁煙を望み、平均毎年1回以上禁煙に挑戦します。この大多数はカウンセリングも医療も受けずに禁煙しようとしますが、1年以上禁煙できるのはわずか7%にとどまるとされます。

歯科診療室は予防処置、口腔保健指導などの予防行為が日常的に行われている場所で、患者さんとふれあう時間がとても長く、すなわち健康教育のチャンス（teachable moment、**表1**）が多い場所です。また、喫煙が関与する重篤な歯周病患者を診る機会があり、喫煙の悪影響を患者本人の口腔内でもって示すことができる場所でもあります。口腔保健指導のような、行動変容を必要とする患者さんへの指導・教育に慣れている歯科医療スタッフ、つまり歯科衛生士のみなさんが積極的に禁煙指導に乗り出すと、患者さんのトータルな健康にも寄与できるはずです[5)]。

あなたの医院でもぜひ、禁煙指導に取り組んでみませんか？

表1　歯科診療中のteachable moment（患者教育の機会）の例

teachable moment	話題例
● **問診時の会話**	喫煙習慣、口臭、歯周病のリスク、口腔がんのリスク
● **診査の結果の説明時**	歯の喪失リスク、歯の着色、歯肉の出血、歯槽骨の吸収、白板症
● **歯周治療時**	歯周治療の予後、歯の喪失リスク
● **インプラント治療時**	インプラント失敗の可能性
● **抜歯実施時**	創傷治癒の遅延
● **リコール時**	歯の喪失、歯周病の進行、口臭

こんなに患者さんに伝えられる機会があるなら、禁煙指導もできるね

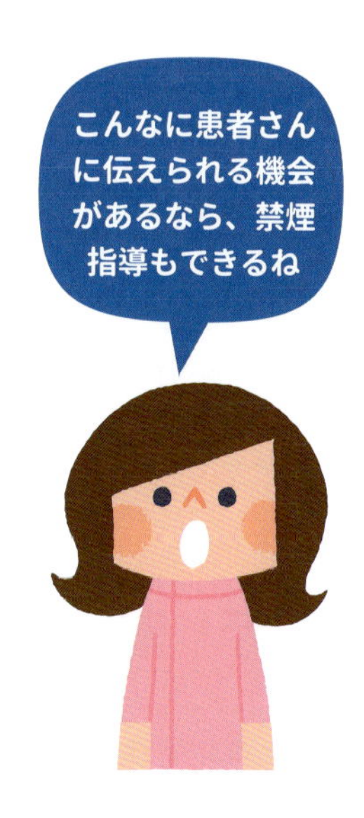

まとめ｜これだけは覚えておこう！

- 喫煙者は非喫煙者に比べて３倍以上も歯周病のリスクが高いことがわかっています。
- 歯周病の原因の50％程度は、喫煙によることがわかっています。
- 受動喫煙でも歯周病のリスクが上がる可能性があります。
- 喫煙者は歯周治療にも良好に反応しないことがわかっています。
- 禁煙をしたら、10年ほどで歯周病への影響はほとんどなくなります。
- 診療室に禁煙教育を導入してみましょう。

参考文献

文献１ **Pindborg JJ. Tobacco and gingivitis: statistical examination of the significance of tobacco in the development of ulceromembranous gingivitis and in the formation of calculus. J Dent Res 1947;26(3):261-264.**

喫煙と歯周疾患の関連についての最初の報告です。16～28歳の1,433名の海兵隊員の口腔検査を行い、喫煙者には壊死性潰瘍性歯肉炎と歯石沈着が多いことを報告しています。

文献２ **Tomar SL, Asma S. Smoking-attributable periodontitis in the United States: findings from NHANES III. National Health and Nutrition Examination Survey. J Periodontol 2000;71(5):743-751.**

米国で行われた全国調査の、約１万２千名のデータ（NHANES III）をもとに、喫煙と歯周病の関係を分析した研究です。4 mm 以上のアタッチメントロスが１ヵ所でもある者を歯周病と定義すると、9.2％が歯周病となり、喫煙者では15.6％、過去喫煙者では10.5％、非喫煙者では4.9％が歯周病でした。過去喫煙者でも、禁煙期間が長くなるほど歯周病のリスクは減少し、11年以上禁煙をした人はリスクが1.15倍とほぼリスクが消失していました。さまざまな歯周病のリスク因子を加味しても、本調査対象では、52.8％の歯周病の原因は喫煙と推定されました。

文献３ **Arbes SJ Jr, Agústsdóttir H, Slade GD. Environmental tobacco smoke and periodontal disease in the United States. Am J Public Health 2001;91(2):253-257.**

NHANES III のデータから、喫煙をしたことのない6,611名のデータを抽出して、受動喫煙と歯周病の関係を調べた研究です。3 mm 以上のアタッチメントロスと同時に 4 mm 以上の歯周ポケットが最低１ヵ所あることを歯周病の定義として調査したところ、家庭や職場で受動喫煙にさらされている者は、歯周病のリスクが1.6倍になると報告しています。

文献４ **Labriola A, Needleman I, Moles DR. Systematic review of the effect of smoking on nonsurgical periodontal therapy. Periodontol 2000 2005;37:124-137.**

非外科的療法に対する効果を喫煙者と非喫煙者で比較した12研究を、メタアナリシス（複数の研究結果を統合したうえで分析する高次研究のこと）の手法でまとめた報告です。歯周ポケットの減少については非喫煙者が0.133 mm 良好で、このうち 5 mm 以上の歯周ポケット部位のみ解析すると、非喫煙者が0.433 mm 良好という結果でした。

文献５ **Naito T, Miyaki K, Naito M, Yoneda M, Suzuki N, Hirofuji T, Nakayama T. Parental smoking and smoking status of Japanese dental hygiene students: a pilot survey at a dental hygiene school in Japan. Int J Environ Res Public Health 2009;6(1):321-328.**

2003年の調査では、日本の歯科衛生士学校の学生の20％が喫煙していました。その背景を探ってみると、母親が喫煙者である場合に５倍以上の割合で喫煙していることがわかり、母から娘へとつながる喫煙の連鎖を断ち切ることの重要性が示唆されました。http://www.mdpi.com/1660-4601/6/1/321 より無料ダウンロードが可能です。

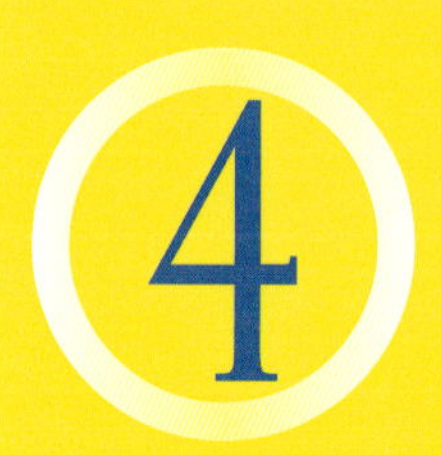

糖尿病と歯周病の関係について詳しく教えてください

解説 内藤 徹 先生

現在わかっていること / 現在の考え方

▶ 糖尿病について整理してみよう

糖尿病とは、血液中のグルコースの濃度を調整するインスリンが十分につくられなかったり、インスリンを利用するはたらきが低下するため、グルコースが適正範囲を超えた状態が慢性的に持続することによって起きる疾患です。発症機序などによって、ほとんどが2つのタイプに分けられます（**表1**）。

糖尿病に罹患すると、糖尿病性網膜症（成人における失明の最大の原因）、糖尿病性腎症（最終的には人工透析療法となる）、糖尿病性神経障害（末梢のしびれなど）といった三大合併症の他、感染症にかかりやすく、動脈硬化から心筋梗塞や脳梗塞といった大きな病気にかかりやすくなります。

厚生労働省の平成26年「国民健康・栄養調査」では、糖尿病が強く疑われる人*の割合が男性15.5%、女性9.8%でした。この調査の前身である「平成14年糖尿病実態調査」では、糖尿病が強く疑われる人**は推定約740万人、

表1 代表的な糖尿病の分類

	1型糖尿病	2型糖尿病
特徴（成因）	膵臓のインスリンをつくり出す細胞（β細胞）が破壊されてしまい、インスリン分泌がほぼゼロになってしまう 自己免疫性と突発性に分類される	インスリン分泌が低下したり、インスリン抵抗性（細胞のインスリン感受性が低下した状態）によって起きる 食べ過ぎや運動不足など生活習慣や加齢の関与が大きく、日本人の糖尿病の大部分を占める
発症年齢	小児や若年期に多く発症	40歳を過ぎて発症する場合がほとんど
治療方策	インスリン治療を終生行う	食事療法、運動療法に薬物療法を組み合わせて行う

この他に、その他の特定の機序、疾患によるもの（膵β細胞の機能にかかわる遺伝子異常、インスリン作用の伝達機構にかかわる遺伝子異常、膵外分泌疾患、内分泌疾患、肝疾患、薬剤や化学物質によるもの、感染症、免疫機序によるまれな病態等）や妊娠糖尿病もある。

日本人男性の12.8%、女性の6.5%でした。平成９年の推定値は約690万人でしたから、日本の糖尿病罹患者数はまだ増加しつづけており、みなさんが診療室で糖尿病の患者さんに接する機会もますます増えています。

＊ 糖尿病が強く疑われる者とは、HbA1cの測定値があり、アンケートの「インスリン注射または血糖を下げる薬の使用の有無」および「糖尿病治療の有無」に回答した者のうち、HbA1c(NGSP)値が6.5%以上、または「糖尿病治療の有無」に「あり」と回答した者。
＊＊ HbA1c(JDS)値が6.1%以上、またはアンケート調査で糖尿病の治療を受けていると答えた者。

▶ 糖尿病は歯周病のリスクなの？

最近では、歯周病も糖尿病の合併症のひとつと考えられてきています。

１型および２型のいずれの糖尿病によっても、歯周組織に影響が出ることが以前から報告されています。2001年のレビュー[1)]によると、これまでに報告された、糖尿病が歯周疾患に与える影響を検討した研究48件のうち、44件で糖尿病が歯周疾患に悪影響を及ぼす可能性を示唆するとしています。糖尿病患者は歯周病に罹患しやすく、また重症になりやすいという関係はまずまちがいはないでしょう。

十分に血糖コントロールされている糖尿病患者でも、健常人と比較してみると歯肉炎が多く、アタッチメントロスが大きいことが1970年代から観察されています。また、コントロールされていない糖尿病患者の場合には、白血球機能が障害され、歯周組織の破壊が早いなどといったいくつかの特徴があることが知られています（**図１**）。

著しい歯肉の炎症所見と歯槽骨破壊の速い進行

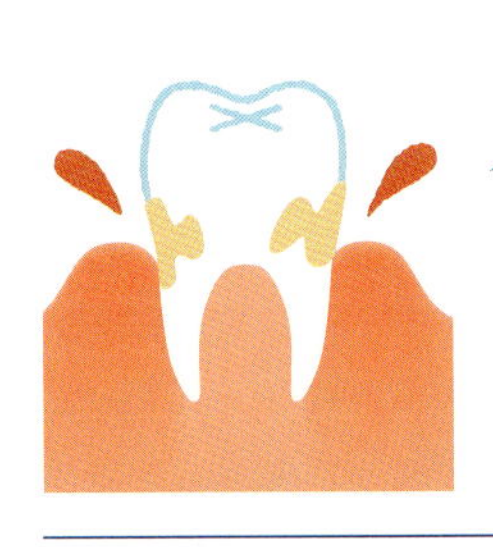

歯周組織の細小血管病変や、白血球機能の低下によると思われる

高いう蝕活動性

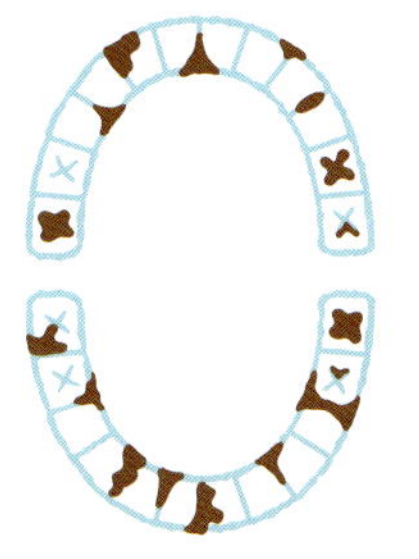

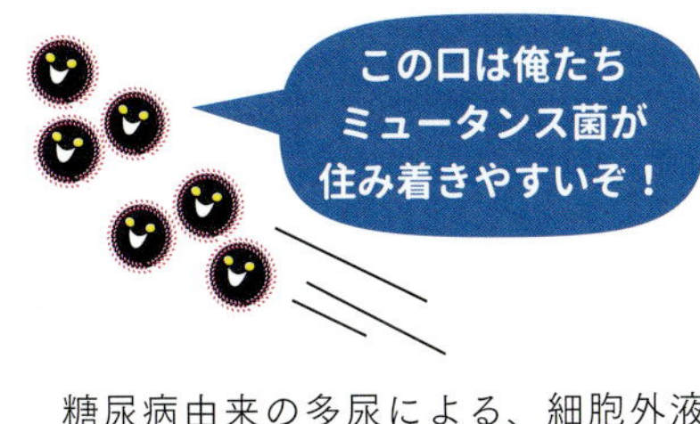

糖尿病由来の多尿による、細胞外液の減少から起こる

唾液分泌量の低下

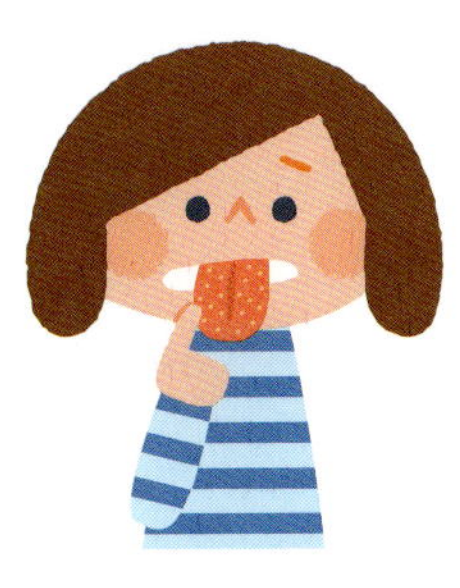

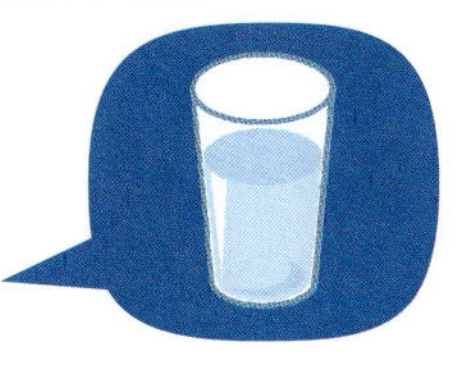

唾液分泌の減少と唾液中のグルコース濃度が高いことなどが理由と考えられる

創傷治癒の遅延と易感染性

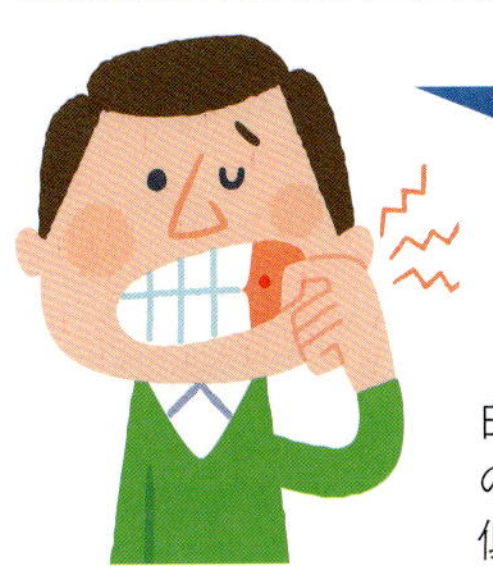

白血球の食作用低下、末梢の血流量の減少、損傷組織への酸素供給量の低下が関係する

図１　糖尿病患者の口腔の特徴。

▶ 歯周病の治療で糖尿病を改善できるの？

「歯周病の状態が改善されると、糖尿病の血糖コントロールが改善される」という報告[2)]が注目を集めています。歯周病の治療で、多くの国民を悩ませている糖尿病の改善まで期待できるなら、とても魅力的な話です。

これまでに報告された糖尿病と歯周病のかかわりをまとめたレビューでは、歯周病を治療することで糖尿病が改善するかを検討した研究 8 件のうち、3 件では糖尿病の血糖コントロールが改善したと報告し、他の 5 件では改善しなかったとしています。またこれまでに、糖尿病の血糖コントロールに対する介入として歯周治療を行ったランダム化比較試験（歯周病の治療の有無で、糖尿病の改善が見られるか判定する研究デザインのもとに行った実験）は 5 件報告されていますが、歯周治療そのものが血糖コントロールを改善したという報告はありません[3)]。

ですから、歯周病の治療のついでに糖尿病も改善してしまおうというのは少しよくばりすぎかもしれません。現時点で報告されているエビデンスを集めてみても、歯周治療に糖尿病の本来の治療を上回る効果があるわけではありません。また、歯周治療に協力的な患者さんの特性が、管理の難しい糖尿病の食事療法や運動療法による血糖コントロールに影響を与えている可能性なども排除できないことから、過大な期待はしないほうがよさそうです。

それでも、もし歯周治療で糖尿病が改善されるのならば、全身の健康に対する歯科治療の寄与が一気に高まることになり、歯科治療を毎日行っているものにとって、大きな励みになることは確かですね。

表 2 糖尿病と歯周病の類似点を見比べてみよう

	糖尿病	歯周病
●病型	若年者に多い 1 型と、成人期以降に多い 2 型などに分類	若年者に多い侵襲型と、成人期以降の慢性歯周炎に大別
●有病率	40 歳以上では 10% 程度	進行した歯周病は 10% 程度
●原因	1 型は遺伝に加え、ウイルスも発症に関与。2 型は家族性の遺伝因子に加え、加齢や肥満などの環境因子が関与	侵襲型は遺伝的な因子が大きく関与。慢性歯周炎はプラークを主因とするが、生活習慣や遺伝も関与
●初期の症状	2 型はほとんど自覚症状はない	ほとんど自覚症状はない
●リスク因子	2 型では遺伝因子の他に加齢、肥満、ストレスなど	慢性歯周炎では、プラークの他に、加齢、喫煙や糖尿病、ストレスなど
●治療方策	1 型はインスリン治療を終生行う。2 型は食事療法、運動療法をつうじた血糖コントロールと薬物療法	プラークコントロールと炎症の除去や外科処置。疾患の進行の停止と機能・審美性の回復を主にする
●予後	現在のところ根本的な治癒はほとんど期待できず、持続的な血糖コントロールと合併症予防が必要	アタッチメントロスの回復はきわめて困難で、定期的なメインテナンス治療が必要

この情報を臨床に活かしてみよう！

▶ 糖尿病と歯周病が密接に関係するからこそできること

以前より、歯周病と糖尿病は密接に関連していることが示唆されています（**表2、3**）。しかし前述のように、歯周病の治療をすると糖尿病が改善するかや、糖尿病の治療をしたら歯周病が改善するかということには、まだ不確実な点があります[4]。臨床の現場において大切なことは、歯周病が歯周組織を破壊する口腔内の病気にとどまらず、全身の健康に影響を及ぼすものであるとの認識を患者さんにもってもらい、患者さんが症状を自覚しにくい「静かな病気（silent disease）」である歯周病への関心を高めることです。

患者さんに歯周病への関心を高めてもらうためには、たとえば「中等度歯周炎患者の歯周ポケットの炎症面積を合計すると、手のひら大にもなる」という話をします（**図2**）。腕などの皮膚に手のひら大の感染症があったとしたら、患者さんはとても気にするでしょう。それに患者さんの糖尿病を診ている医師も、歯周病の病状を気にかけると思います。歯周病は「口の中にかなり大きな感染症がつねに存在している病態だ」ということを患者さんに理解してもらうこと、歯周病が全身の健康にかかわっていることを理解してもらう、患者教育の推進が肝要になります。

また、喫煙習慣や口腔清掃習慣の改善や、定期的なリコール、メインテナンスプログラムによる徹底的な口腔管理と歯周組織のモニタリングは、歯周病と糖尿病の両者の管理に役立つでしょう。

表3 糖尿病と歯周病の関係

ただし、現時点では糖尿病が歯周病に悪影響を及ぼす可能性についてのエビデンス（➡）は豊富にあるのに対し、歯周病が糖尿病に影響を与えるとするエビデンス（⬅）はあまりありません。

糖尿病		歯周病
糖尿病の患者さんは……	➡	歯周病になりやすく、進行しやすい
糖尿病の治療をすると……	➡	歯周病が改善する？ エビデンス不足
エビデンス不足 糖尿病が悪くなる？	⬅	歯周病が進行すると……
エビデンス不足 糖尿病が改善する？	⬅	歯周病を治療すると……

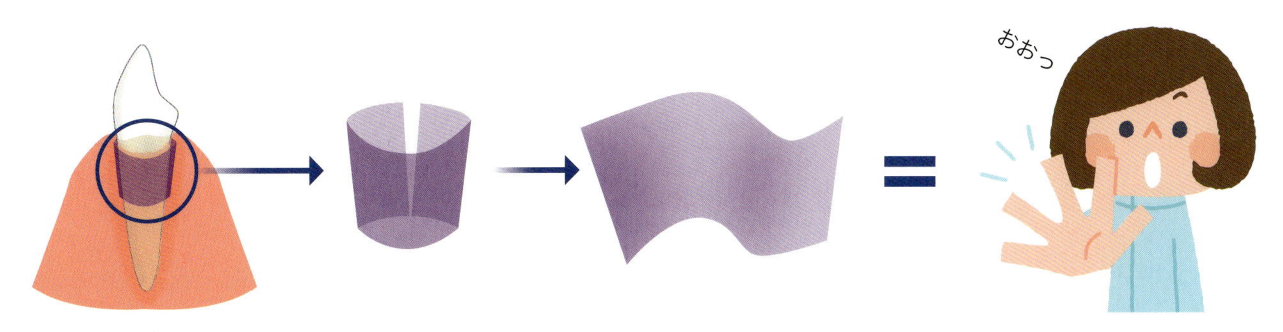

図2 中等度歯周炎患者でさえ、すべての歯の歯周ポケットの炎症面積を合計すると手のひら大にもなるのです。

まとめ｜これだけは覚えておこう！

- 糖尿病は歯周病のリスクのひとつです。
- 糖尿病が治ったら歯周病が治るというわけではありません。
- 歯周病は糖尿病のリスクである可能性はあります。
- 歯周病が治ったら糖尿病が治るかどうかは不明です。
- 歯周病と糖尿病の関連を患者さんに理解してもらうことは、患者教育のきっかけづくりにもなります。

参考文献

文献1 **Taylor GW. Bidirectional interrelationships between diabetes and periodontal diseases: an epidemiologic perspective. Ann Periodontol 2001;6(1):99-112.**

糖尿病が歯周病に与える影響と、歯周病が糖尿病に及ぼす影響についてまとめられた、過去の100件近い研究を集約した論文です。研究デザインによるエビデンスレベルごとに評価されています。糖尿病が歯周病を進行させるとする研究は48件中44件でしたが、歯周病の治療をすると血糖コントロールが改善したという研究は限られています。

文献2 **Grossi SG, Skrepcinski FB, DeCaro T, Robertson DC, Ho AW, Dunford RG, Genco RJ. Treatment of periodontal disease in diabetics reduces glycated hemoglobin. J Periodontol 1997;68(8):713-719.**

２型糖尿病の罹患率が40％と非常に高い米国の先住民（ピマ・インディアン）の糖尿病患者113名を対象として、SRPと抗菌薬投与を併用して歯周治療を行った結果、HbA1cが改善したとする研究です。歯周病の治療によって糖尿病が改善したとする代表的な研究です。

文献3 **Jones JA, Miller DR, Wehler CJ, Rich SE, Krall-Kaye EA, McCoy LC, Christiansen CL, Rothendler JA, Garcia RI. Does periodontal care improve glycemic control? The Department of Veterans Affairs Dental Diabetes Study. J Clin Periodontol 2007;34(1):46-52.**

米国退役軍人の被験者165名に対して、歯周治療を行った後にHbA1cが改善するかどうかを調べたランダム化比較試験です。治療後４ヵ月ではHbA1cの改善は見られず、歯周治療による血糖コントロールには若干否定的です。研究デザイン（試験の方法）がとてもしっかりした論文だと思います。

文献4 **Simpson TC, Weldon JC, Worthington HV, Needleman I, Wild SH, Moles DR, Stevenson B, Furness S, Iheozor-Ejiofor Z. Treatment of periodontal disease for glycaemic control in people with diabetes mellitus. Cochrane Database Syst Rev 2015;(11):CD004714.**

これまで行われた１型および２型糖尿病患者に対して歯周治療を行い、血糖値の改善を測定した研究を統合して分析した（メタアナリシス）報告の最新版です。これまでに35の研究が行われ、のべ2,565人の患者のデータを用いてデータの統合結果を示しています。３～４ヵ月の歯周治療によってHbA1cが平均0.29％改善するとなりましたが、その後にも効果が持続するかどうか不明であったり、個々の研究で患者の状態にばらつきが見られるなど、歯周治療で血糖値が改善すると結論するにはまだ不十分なデータとなっています。

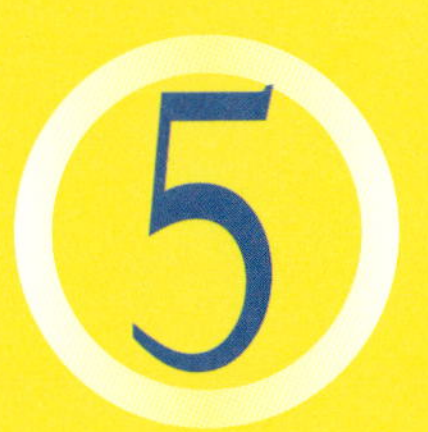

5 歯周病と全身疾患の関係について詳しく教えてください

解説 米田 雅裕 先生

現在わかっていること / 現在の考え方

▶ 糖尿病以外にもある、歯周病と全身疾患の関係

歯周病と関係のある全身疾患として、最近では糖尿病以外にも、早産・低体重児出産、心筋梗塞、脳梗塞、誤嚥性肺炎、関節リウマチ、非アルコール性脂肪肝炎などが注目されています（**図1**）。また、消化器疾患や慢性腎臓病と歯周病の関係についても研究が行われています。歯周病は口の中の問題と思いがちですが、実は全身の健康にも影響しているのです。

▶ 歯周病だと、早産・低体重児出産の頻度が増える？

1996年にOffenbacherら[1)]が、「歯周病は早産、低体重児出産と関連がある」ということを報告し、大きな反響がありました。その後、歯周病と早産および低体重児出産といった妊娠有害事象との関連性を示した研究結果が、

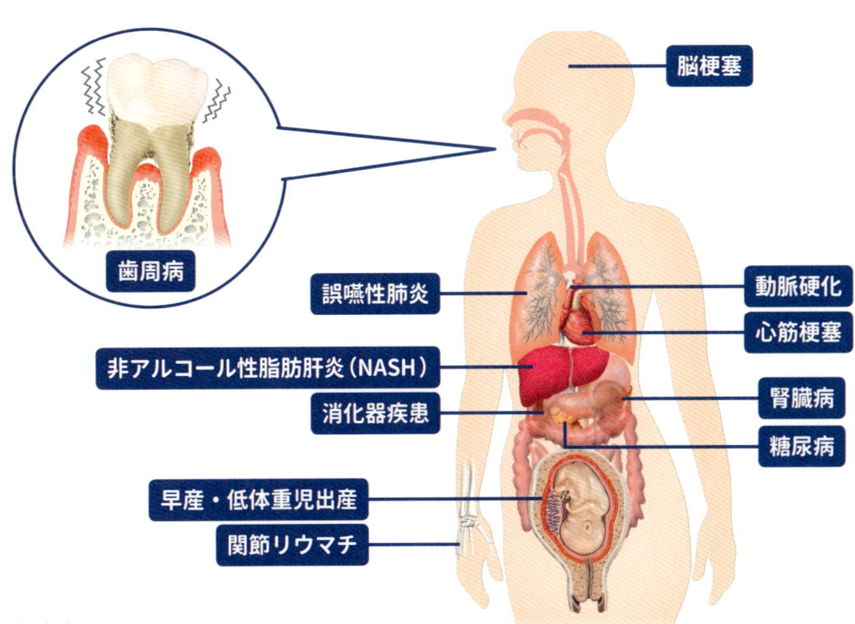

図1 歯周病と関連があるといわれる全身疾患。

数多く報告されています（**図 2**）[2]。相関メカニズムについては現在研究途中ですが、歯周病原細菌の関与、歯肉溝滲出液中炎症物質による作用、宿主の免疫応答の影響などが考えられています（**図 3**）。

ただ、こうした研究の多くは欧米人を対象にしたものであり、日本人についてはさらなるデータの蓄積が必要だと思われます。また妊娠有害事象に限らず、全身疾患と歯周病の発症にはさまざまな共通因子が影響しますので、その点に関する配慮も必要になります。

歯科衛生士のみなさんは、女性の患者さんから相談を受けることも多いと思います。妊娠が判明してからあわてて歯周治療を行うのではなく、妊娠前から健康な歯周環境を維持するよう、患者さんにうながしてください。

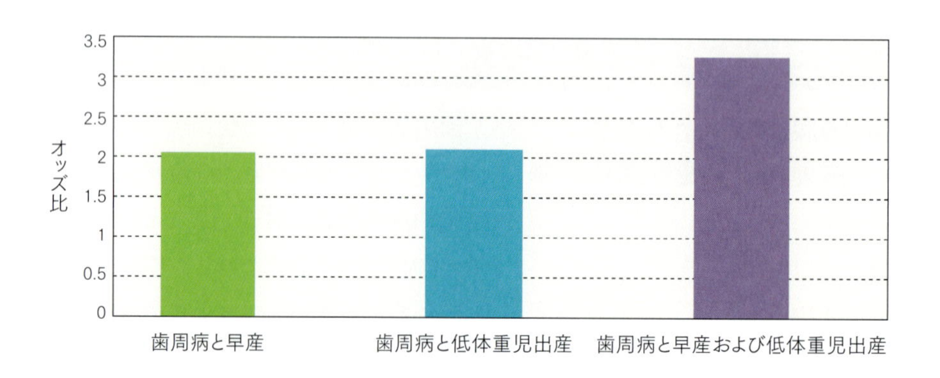

図 2　歯周病と妊娠有害事象との関係（参考文献 2 より引用改変）。

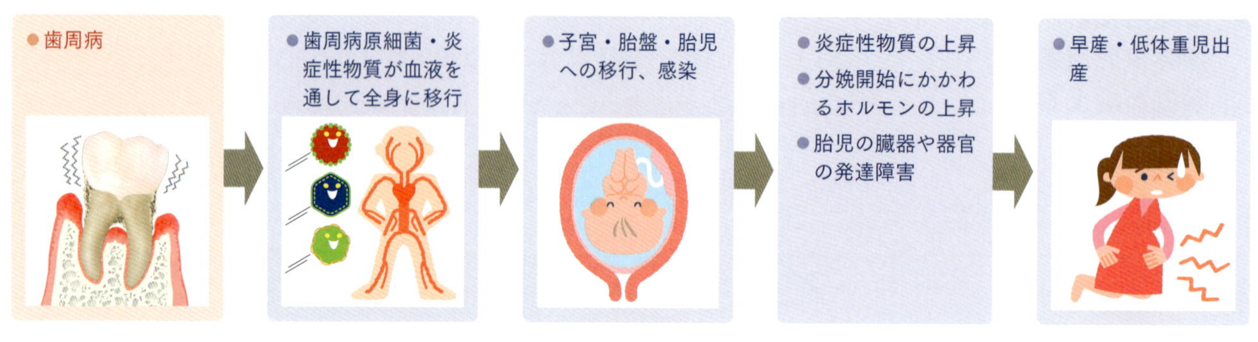

図 3　歯周病と早産・低体重児出産の関係で想定されるメカニズム。

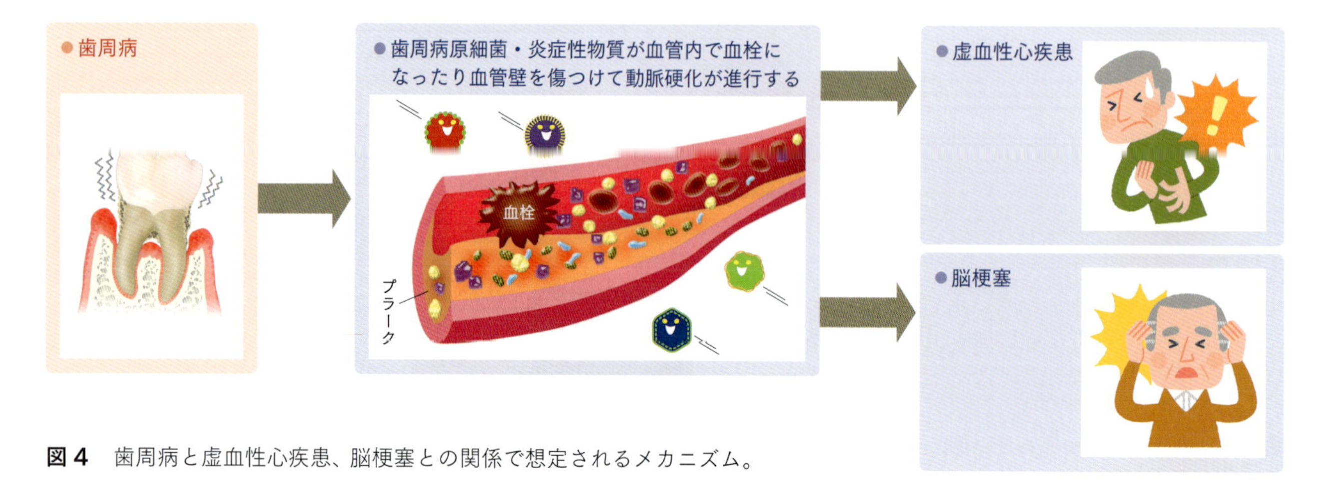

図 4　歯周病と虚血性心疾患、脳梗塞との関係で想定されるメカニズム。

▶ 心筋梗塞や脳梗塞などの血管系疾患に、歯周病は影響する？

歯周ポケット中の歯周病原細菌や炎症物質は、動脈硬化を引き起こすことが知られています（**図4**）。動脈硬化が心臓の血管で起きると、心筋梗塞や狭心症などの虚血性心疾患になります。

日本の企業労働者約3万人を対象に研究[3]を行ったところ、歯周病の有無と虚血性心疾患の有無に有意な相関があることがわかりました。一方、米国心臓協会（AHA）は、「歯周病と虚血性心疾患の間には共通のリスク因子が多いため、さらなる検討が必要」としています[4]。

動脈硬化が脳で起きると、脳梗塞になります。脳梗塞などの脳血管疾患は日本人の全死因のうち4番目に多く、一命を取りとめても後遺症で介護が必要になることが多くあります。実は、この脳梗塞などの虚血性脳血管疾患のリスクが、歯周炎罹患や歯の喪失で増すことが知られています[5]。また、歯周治療を受けていないグループは、歯周治療を受けたグループに比べて虚血性脳血管疾患の罹患が高かったことも報告されています。

歯周病が、こうした命にかかわる病気に影響しているかもしれないと思うと怖いですよね。

▶ 誤嚥性肺炎は、歯周病と関係がある？

誤嚥性肺炎は、唾液や胃液とともに細菌が肺に流れ込んで生じる肺炎で、高齢者がかかる肺炎の70%以上が、誤嚥に関係しているといわれています。

「口腔ケアが誤嚥性肺炎による発熱を減らす」という事実が1999年に日本から発信され、世界の注目を集めました。また後述しますが、歯科衛生士のみなさんの活躍で、誤嚥性肺炎の発症が減少したことも報告されています。

歯周病と誤嚥性肺炎の直接的な関係を調べた研究は多くありませんが、歯周ポケットのある歯が10本以上あると、肺炎で亡くなる危険性が3.9倍高くなることが知られています[6]。

▶ 関節リウマチは、歯周病と関係がある？

関節リウマチは、関節に炎症が起き、腫れや痛みを生じる疾患です。30～50歳代の女性に多く、進行すると関節の変形や手足の運動障害が起きてきます。不明な点が多いですが、その原因には、免疫異常、細菌・ウイルス感染、遺伝的要因などが考えられています。

歯周病と関節リウマチには相関関係があり[7]、最近は双方向性の因果関係が注目されています（次ページ**図5**）。歯周病が進行すると、歯周病原細菌 *Porphyromonas gingivalis*（*P.g.*）由来の酵素によってシトルリン化タンパクが増加し、関節炎を悪化させると考えられています。

一方、関節リウマチの治療に用いるステロイドや免疫抑制剤の影響で感染しやすくなり、歯周病が悪化することが考えられます。また、関節リウマチがあると手指の機能障害が起こるため口腔清掃が不十分になり、歯周病が進行したりもします。ですので、歯みがきが困難な患者さんに対しても、歯科衛生士のみなさんのサポートが重要になります。

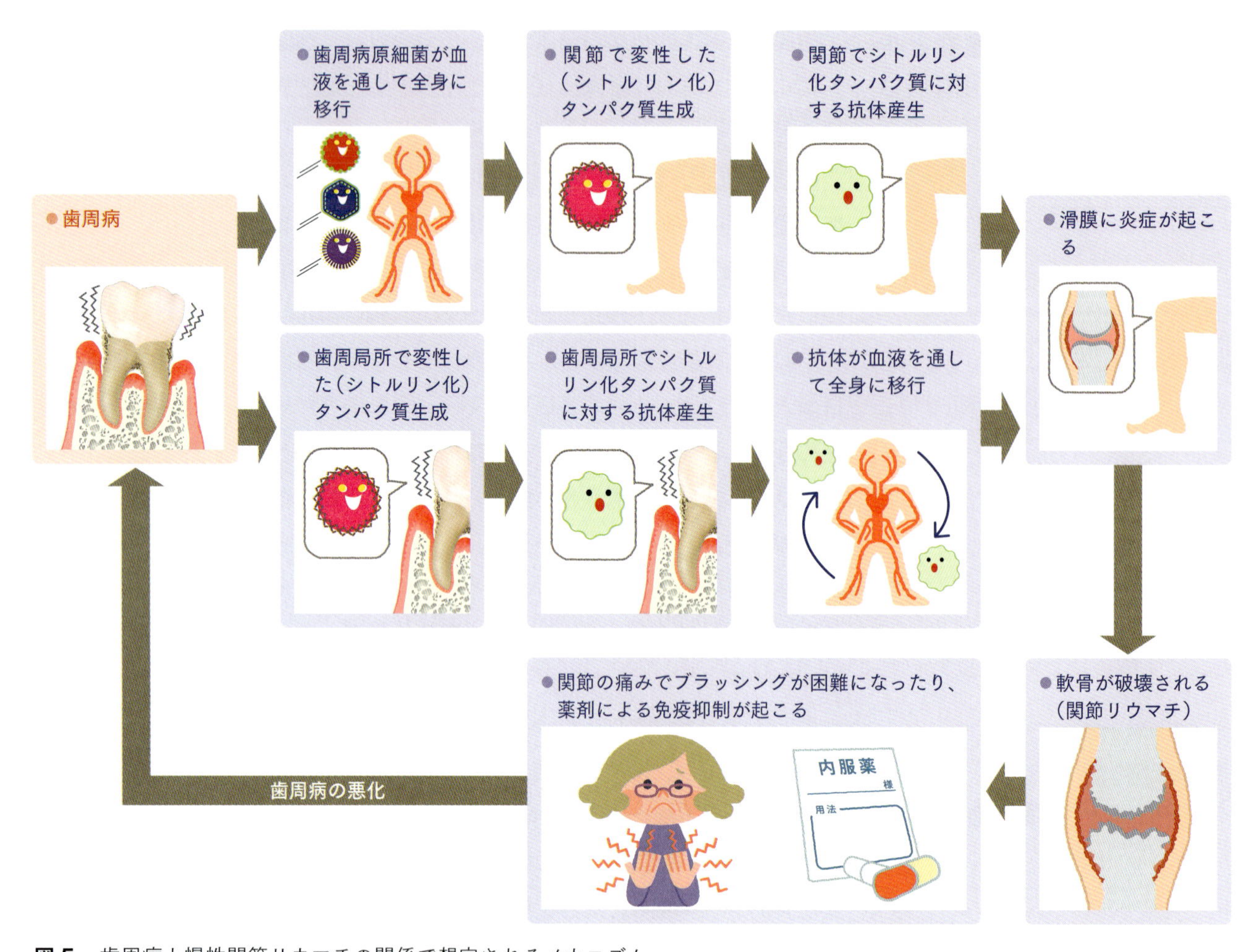

図 5　歯周病と慢性関節リウマチの関係で想定されるメカニズム。

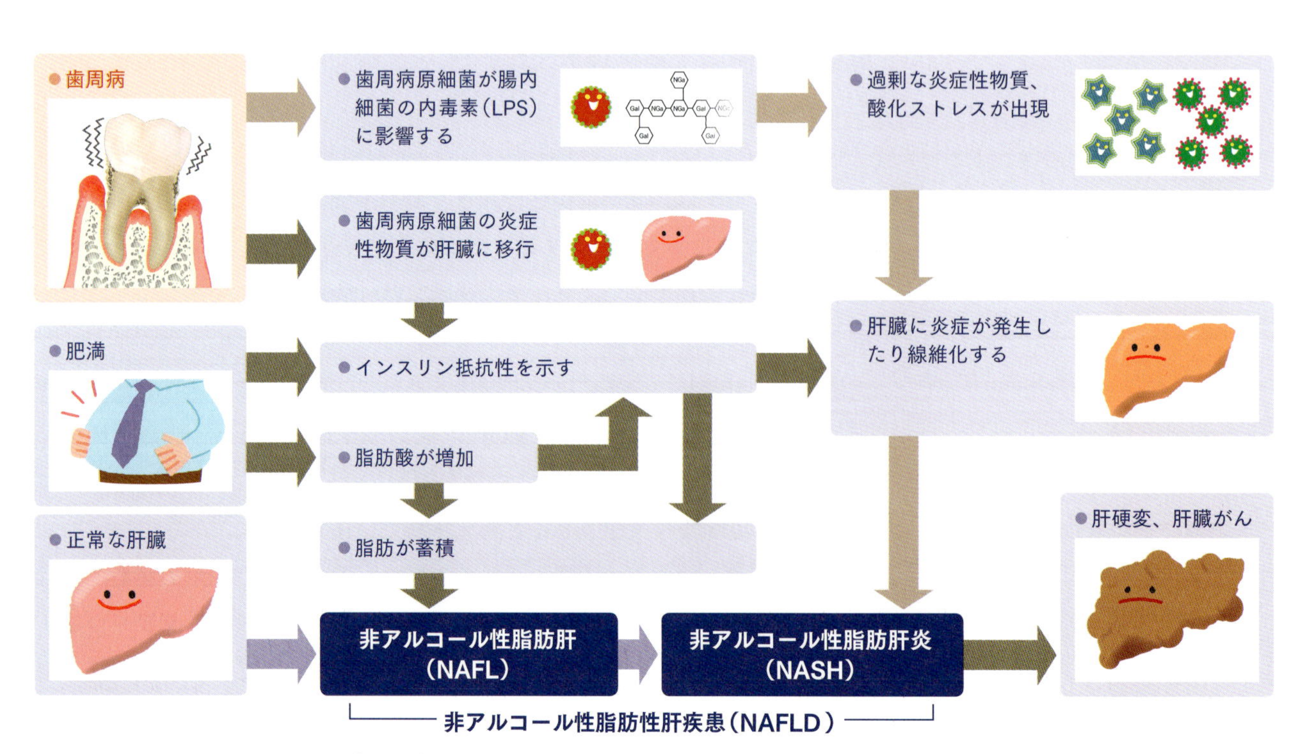

図 6　非アルコール性脂肪肝炎（NASH）との関係で想定されるメカニズム。

▶ 歯周病と内臓疾患は、関係がある？

内臓疾患については、歯周病と脂肪肝との関係が注目されています（**図6**）[8)]。脂肪肝のうち、アルコールが関係しないものを「非アルコール性脂肪性肝疾患（non-alcoholic fatty liver disease: NAFLD）」といい、日本人の約30%が罹患しているといわれています。さらにNAFLDのうち、炎症がないものを「非アルコール性脂肪肝（nonalcoholic fatty liver: NAFL）」、炎症があるものを「非アルコール性脂肪肝炎（non-alcoholic steatohepatitis: NASH）」といいます。NASHも歯周病関連疾患であることが動物実験によって明らかにされつつありますが、ヒトを対象にした臨床研究もあります。

また大規模な臨床研究は少ないですが、歯周病原細菌が大腸がんや炎症性腸疾患（クローン病、潰瘍性大腸炎）などの消化器疾患発症に関係しているという報告が増えつつあり[9)]、さらに、歯周病と慢性腎臓病の関連についても研究が進んでいます。このように歯周病がさまざまな病気とかかわっていることを考えると、歯や歯周組織は体の一部であることを再認識できますね。

この情報を臨床に活かしてみよう！

▶ 歯周治療や口腔清掃の先に、全身の健康があることを伝えよう

歯と歯周組織の健康のために重要な歯周治療によって、全身状態にいい影響が出たという実例がいろいろと報告されています。たとえば、日本国内の介護施設で歯科衛生士が専門的口腔ケアを週1回24ヵ月実施したところ、実施しない群と比べて、発熱患者が有意に減少したと報告されています[10)]。また専門的口腔ケアの実施により、カンジダ菌の数や口臭も有意に減少しています。

他にも、歯周治療によって関節リウマチや慢性腎臓病の病状が改善したという報告もあります。早産・低体重児出産の予防を目的として妊婦さんたちに歯周治療を行うことは推奨されていませんが、妊娠前から口腔衛生の重要性を指導し、歯周組織を健康にしておくことは重要だと考えられます。

患者さんのなかには、口腔清掃に対するモチベーションを上げるのに苦労する人もいます。そんな人も、全身の健康には興味があるかもしれません。「口の中をきれいにすることは、全身の健康にもつながります」と指導すると、モチベーションが上がるかもしれませんよ。

まとめ｜これだけは覚えておこう！

- 歯周病がさまざまな全身疾患と関連していると考えられます。
- 歯周環境を良くすることは全身の健康にもつながることを患者さんに伝えましょう。
- 歯周病と全身疾患の関係は、現在も研究が進行中です。新しい情報の収集に努めましょう。

参考文献

文献1 **Offenbacher S, Katz V, Fertik G, Collins J, Boyd D, Maynor G, McKaig R, Beck J. Periodontal infection as a possible risk factor for preterm low birth weight. J Periodontol 1996;67(10 Suppl):1103-1113.**

124人の妊産婦の出産状況や口腔内状況を調べた論文です。その結果、早産・低体重児出産を経験した人の歯周組織状態が悪かったということを初めて報告しています。

文献2 **Corbella S, Taschieri S, Francetti L, De Siena F, Del Fabbro M. Periodontal disease as a risk factor for adverse pregnancy outcomes: a systematic review and meta-analysis of case-control studies. Odontology 2012;100(2):232-240.**

歯周病が早産・低体重児出産のリスク因子となることを、17編の論文(合計10,148人対象)をもとに報告しています。

文献3 **Senba T, Kobayashi Y, Inoue K, Kaneto C, Inoue M, Toyokawa S, Suyama Y, Suzuki T, Miyano Y, Miyoshi Y. The association between self-reported periodontitis and coronary heart disease–from MY Health Up Study–. J Occup Health 2008;50(3):283-287.**

日本の企業労働者31,894人に、心臓病や歯周病の有無、年齢、性別、生活習慣等の自記式アンケート調査を実施したものです。分析の結果、虚血性心疾患と歯周病のそれぞれの有無の間に関連性が認められました。

文献4 **Lockhart PB, Bolger AF, Papapanou PN, Osinbowale O, Trevisan M, Levison ME, Taubert KA, Newburger JW, Gornik HL, Gewitz MH, Wilson WR, Smith SC Jr, Baddour LM; American Heart Association Rheumatic Fever, Endocarditis, and Kawasaki Disease Committee of the Council on Cardiovascular Disease in the Young, Council on Epidemiology and Prevention, Council on Peripheral Vascular Disease, and Council on Clinical Cardiology. Periodontal disease and atherosclerotic vascular disease: does the evidence support an independent association? : a scientific statement from the American Heart Association. Circulation 2012;125(20):2520-2544.**

米国心臓協会(AHA)が537の論文を検討し発表したコメントで、歯周疾患罹患と虚血性心疾患発症の間に直接的な関連性は認められないが、歯周治療によって血管機能が改善したり、全身の炎症が減少することを報告しています。

文献5 **Lafon A, Pereira B, Dufour T, Rigouby V, Giroud M, Béjot Y, Tubert-Jeannin S. Periodontal disease and stroke: a meta-analysis of cohort studies. Eur J Neurol 2014;21(9):1155-1161, e66-67.**

歯周炎の罹患や歯の喪失で、虚血性脳血管疾患のリスクが増加することを報告しています。

文献6 **Awano S, Ansai T, Takata Y, Soh I, Akifusa S, Hamasaki T, Yoshida A, Sonoki K, Fujisawa K, Takehara T. Oral health and mortality risk from pneumonia in the elderly. J Dent Res 2008;87(4):334-339.**

歯周ポケット4mm以上の歯を10本以上有する歯周病群では、肺炎による死亡が3.9倍高かったとする研究です。

文献7 **Mikuls TR, Payne JB, Yu F, Thiele GM, Reynolds RJ, Cannon GW, Markt J, McGowan D, Kerr GS, Redman RS, Reimold A, Griffiths G, Beatty M, Gonzalez SM, Bergman DA, Hamilton BC 3rd, Erickson AR, Sokolove J, Robinson WH, Walker C, Chandad F, O'Dell JR. Periodontitis and *Porphyromonas gingivalis* in patients with rheumatoid arthritis. Arthritis Rheumatol 2014;66(5):1090-1100.**

関節リウマチ患者と変形性関節症患者について歯周病との関連を調べた論文で、歯周病は関節リウマチと正の相関があることを報告しています。

文献8 **Saito T, Shimazaki Y, Koga T, Tsuzuki M, Ohshima A. Relationship between periodontitis and hepatic condition in Japanese women. J Int Acad Periodontol 2006;8(3):89-95.**

健康な日本人女性について、全身状態と口腔状態の関係を調べた論文です。血清AST、血清ALT、コリンエステラーゼの上昇にともない歯周炎の発症が増加したことから、日本人女性では脂肪肝と歯周炎の間に相関があることを示唆しています。

文献9 **Yoneda M, Suzuki N, Morita H, Hirofuji T. Oral bacteria and bowel diseases – mini review. J Gastrointest Dig Syst 2016;6(2):404.**

最近注目され始めた、口腔細菌と腸疾患の関係についての論文を紹介したミニレビューです。歯周病原細菌が腸疾患に関連していることを示しています。

文献10 **Adachi M, Ishihara K, Abe S, Okuda K, Ishikawa T. Effect of professional oral health care on the elderly living in nursing homes. Oral Surg Oral Med Oral Pathol Oral Radiol Endod 2002;94(2):191-195.**

歯科衛生士さんによる口腔ケアの効果を調べた論文です。日本国内の介護施設入所者141人に口腔ケアを行ったところ、誤嚥性肺炎の発症が有意に減少したことを示しています。

6 歯肉炎と歯周病の関係について詳しく教えてください

解説 内藤 徹 先生

現在わかっていること / 現在の考え方

▶ プラーク誘発性の歯肉炎はあるが、歯周炎は証明されていない

歯肉に起こる炎症性病変の多くには、プラークが関与しています。プラークと歯肉の炎症との関係を証明したのは、1965年のLöeらの報告[1)]です。彼らは、歯学部の5年生を含む12名の被験者に、10〜20日の間まったく口腔清掃を止めさせ、歯肉に炎症が発生するまでの過程をプラークに含まれる細菌の変化とともに観察しました。そして、プラークが蓄積すると歯肉に炎症が発生し、また逆に口腔清掃を再開すると歯肉炎指数(GI)が改善して、歯肉炎が回復することを実証しました。

これは、歯肉炎はプラークの蓄積で生じ、さらにその変化はプラークを取り去ることで可逆的となることを示しています。ただし、この研究はプラークの蓄積で歯肉炎を起こさせたものであり、決してプラーク誘発性の「歯周炎」を発生させた研究ではありません。

それでは、Löeらの実験をさらに延長し、プラークを除去しないままにしておいたら、プラークによって起こった歯肉炎は必ず歯周炎へと進むものでしょうか？ 答えは「ノー」です。多量のプラークや歯石が沈着しているにもかかわらず、病態が進行していない患者さんがいらっしゃることは、よくご存じでしょう。重度歯周炎にまで進行する可能性があるのは、日本人全体の10%程度と考えられています[2)]。プラークの蓄積を放置しておいても、必ず歯肉炎から引き続いて歯周炎になるわけではないようです。

▶ 歯肉炎から歯周炎への階段

歯肉炎と歯周炎を区別するポイントは、歯面からの結合組織性付着の喪失の有無、つまりアタッチメントロスの増加です。では、アタッチメントロスが何mmあると歯周病といえるのでしょうか？ 実はそこが大きな問題です。

米国の30歳以上の成人の歯周病検査のデータを見てみると、3mm以上のアタッチメントロスが1ヵ所でもある者を歯周病とすると、53%が歯周病と判定されました。また5mm以上のアタッチメントロスを区分点とすると、

20％が歯周病で、7 mm 以上のアタッチメントロスを区分点とすると、7％の人しか歯周病でないことになりました[3]。まず、歯周病はどの程度アタッチメントロスがあったときに歯周病と判定されるかという定義を決めなければならないのですが、残念なことに、世界共通のルールはありません。なお、長期間の観察結果では、治療を受けていない場合のアタッチメントロスは、年間平均0.1〜0.3mm 程度とされています[2]。

かつて歯周炎は、歯肉炎から引き続き徐々に進行すると考えられていました。これに反対する意見を出したのが1982年の Page & Schroeder で、その後、1982年に Goodson らによって「バースト説」が提唱されました[4]。

さらにその後、Socransky によって「ランダムバーストモデル」（**図 1**）が

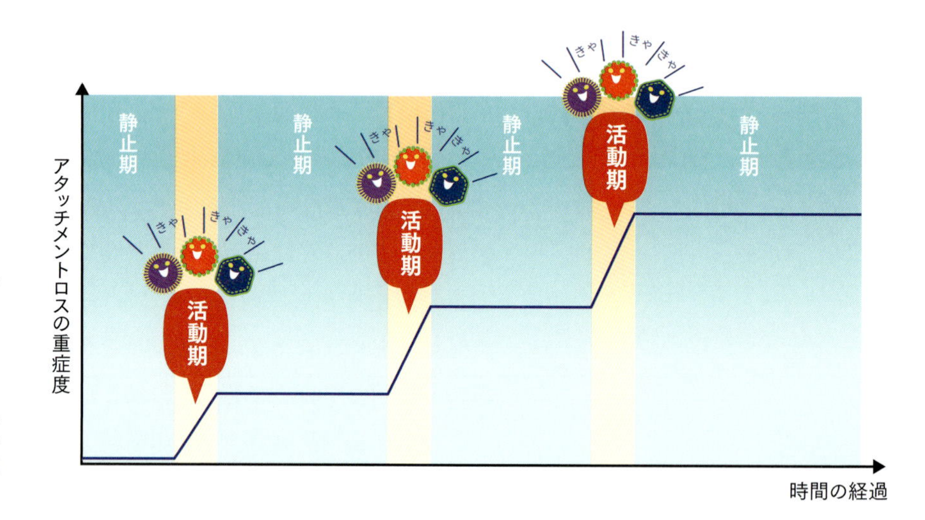

図 1　Socransky らによる歯周病のランダムバーストモデル。歯周病は、静止期と活動期を繰り返しながら進行する。

〔Socransky SS, Haffajee AD, Goodson JM, Lindhe J. New concepts of destructive periodontal disease. J Clin Periodontol 1984;11(1):21-32 より引用改変〕

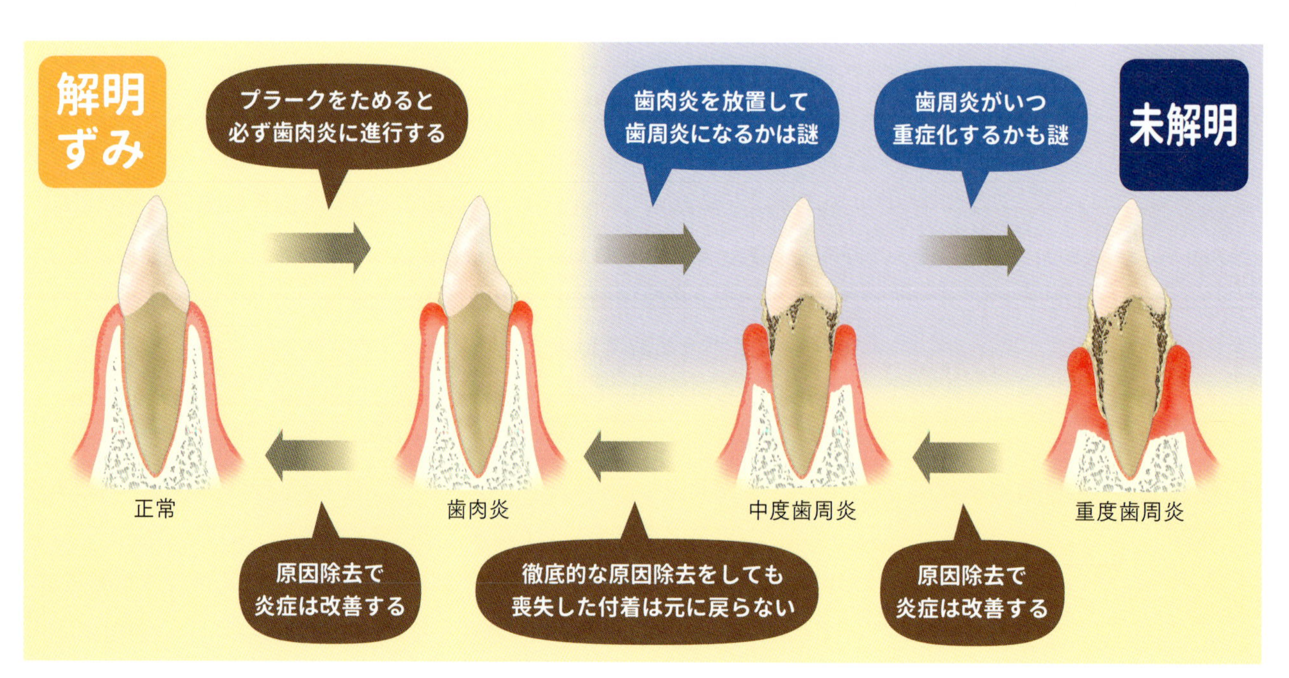

図 2　歯肉炎と歯周炎の関係で、すでに解明されていることといまだ謎であるもの。歯肉炎から歯周炎への移行は、まさにミッシングリンクです。

提唱されています。これは、歯周病は短期間で歯周組織破壊が進行する〝活動期〟と比較的長期の〝静止期〟が繰り返し起こって進行し、また破壊される部位も、口腔内でランダムに発生するという仮説です。

まだこの仮説が正しいかどうかは明らかではないのですが、お手入れの十分でない患者さんでは、ときどき思い出したように炎症が起こり、また歯周ポケットの深い部位も口腔内にバラバラに存在することから、臨床実感にピッタリ合うかと思います。

▶ ミッシングリンク（失われた鎖）

クジラはほ乳類で、数千年前その祖先は陸上に住んでいたと考えられています。近年の DNA 解析では、クジラはカバにもっとも近縁であるという説が提示されています。ところが、陸上にいたクジラの祖先にあたるほ乳類が、水中の生活に適応するようになった「中間的な形の古生物」の化石は発見されておらず、進化上のミッシングリンク（失われた鎖）といわれています。

実は、歯肉炎からどうやって歯周炎につながっていくのかということについては、この陸から海に戻ったクジラの祖先と同じようにミッシングリンクの状態なのです（**図 2**）。

プラークの蓄積を引き金として歯肉に何らかの変化が生じ、歯周組織破壊のスイッチがオンになることでアタッチメントロスが生じ、歯周炎に進行しているはずなのですが、いまだにその確定的なスイッチは見つかっていません。インターロイキン－1（IL-1）という炎症性の因子の遺伝子に鍵があるのか、Fc レセプター（Fc 受容体とも）という抗体部分の遺伝子に関連があるのか、同時に喫煙などの外部の因子がかかわるのか、まだまだ研究の途中です。

誰が（どんなリスク因子をもった人が）、どの部位が、いつごろ（何歳くらいに）、歯周炎に進行していくか、ということがわかれば、効果的な予防・治療法につながる可能性があるのですが……。

この情報を臨床に活かしてみよう！

▶ ハイリスク患者さんはスクリーニングで特に注意を払う

歯周病が進行する人を予測するのは非常に困難です。大きく考えると、口腔清掃習慣が悪い、喫煙者、糖尿病患者といった歯周病のリスク因子を保有している人を注意してこまめにチェックすることがひとつの方法でしょう。

臨床的にハイリスクな患者さんのスクリーニングでは、エックス線写真、細菌検査、プロービングが簡便かつ重要な検査といえるでしょう。なかでも診療室で実施でき、繰り返しの検査による侵襲が少ないという点で、プロービングのデータ活用が重要です。現在のところ、進行しそうな部位の発見にもっとも有効と思われる検査データは、プロービング時の出血（BoP）です。BoP があった部位は、将来アタッチメントロスが生じる部位となる可能性が高くなります[5)]。そんな部位を早く見つけて手を打つのが、プロフェッショナルの仕事です。

まとめ｜これだけは覚えておこう！

- 歯肉炎から歯周炎への移行はミッシングリンクの状態です。
- 重度歯周炎に進行する者は、全人口の１割程度しかいません。
- 進行する部位を早期に見つけることが、治療の近道となるでしょう。
- 細菌の量や細菌の病原性に対して宿主がどのように反応するかという点が、歯肉炎と歯周炎のミッシングリンクをつなぐカギになりそうです。

参考文献

文献１ Löe H, Theilade E, JensenSB. Experimental gingivitis in man. J Periodontol 1965;36:177-187.

これは歯周病学にとってランドマーク的な論文です。プラークが蓄積すると歯肉に炎症が発生し、口腔清掃を再開すると、歯肉炎指数（GI）も改善することを示し、「歯肉炎はプラークの蓄積で生じ、その変化が可逆的であること」を明らかにしました。ただし決して口腔清掃を止めて「歯周炎」を発生させた実験ではないため、誤解のないように。

文献２ Brown LJ, Löe H. Prevalence, extent, severity and progression of periodontal disease. Periodontol 2000 1993;2:57-71.

歯肉炎・歯周炎の疫学指標から、有病率、進行モデルについての詳細なデータ報告です。米国のデータがおもで、日本のデータは含まれていません。被験者のうち、10代の60％、成人の40～50％に歯肉炎があり、早期発症型歯周炎は0.1～0.2％程度と非常にまれで、5 mm 以上のアタッチメントロスのある成人性歯周炎は、10％を超える程度と推定されています。

文献３ Albandar JM, Brunelle JA, Kingman A. Destructive periodontal disease in adults 30 years of age and older in the United States, 1988-1994. J Periodontol 1999;70(1):13-29.

米国の「NHANES III」という健康調査のうち、歯周病関連の詳細なデータが入力されている１万人弱を対象にした分析の報告です。年齢別、人種別、男女別にさまざまな角度から、アタッチメントロスの情報が提供されています。

文献４ Goodson JM, Tanner AC, Haffajee AD, Sornberger GC, Socransky SS. Patterns of progression and regression of advanced destructive periodontal disease. J Clin Periodontol 1982;9(6):472-481.

歯周病は、時間をかけてゆっくりと進行するのではなく、静止期と活動期を繰り返して急激に進行するものだという仮説、「バーストモデル」を提唱した論文です。その後、「ランダムバーストモデル」「非同調多部位バーストモデル」など、短い期間で特定の部位の歯周組織の破壊が起こることを説明するためのモデルがいくつか提唱されることになりました。しかし、まだこのモデルがそのとおり起こるものであると証明されたわけではありません。

文献５ Lang NP, Joss A, Orsanic T, Gusberti FA, Siegrist BE. Bleeding on probing. A predictor for the progression of periodontal disease? J Clin Periodontol 1986;13(6):590-596.

BoP が、検査のたびに同じ部位で連続して４回認められた場合、その部位がアタッチメントロスを起こす可能性が非常に高くなるとする論文です。４回連続出血した箇所のアタッチメントロスに対する感度（アタッチメントロスがあるときに出血がある割合）は0.20、特異度（アタッチメントロスがない場合に出血がない割合）は0.97と、繰り返し出血がある場合には、アタッチメントロスが起きている可能性の高いことが示されました。

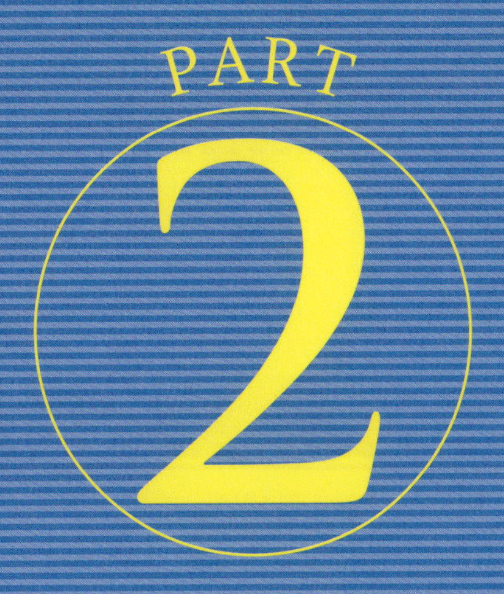

歯周組織検査について知っていると臨床に活かせる情報

歯周ポケットの成り立ちと対応法を教えてください

解説 稲垣 幸司 先生

現在わかっていること / 現在の考え方

▶ 歯肉縁下プラークに起因した歯周ポケット

歯周ポケットの形成は、歯肉縁下プラークに起因する歯肉溝の結合組織の炎症性変化から始まります（**図1 Ⓐ**）。炎症性細胞浸潤により、接合上皮の根尖側でコラーゲン線維や付着上皮細胞間の結合（デスモゾーム）が破壊されて亀裂を生じ、その結果、接合上皮が根尖側に移動し、歯周ポケットが形成されます[1]。

ひとたび歯周ポケットが形成されると、プラーク除去が困難となり、歯肉縁下プラークが慢性的に停滞・増殖し、歯周ポケットの根尖側と側壁への細菌侵入が見られるようになります。歯周病関連細菌は、乖離した上皮細胞下の細胞間隙に侵入するだけでなく、さらに奥深くの基底細胞層に蓄積したり、上皮下結合組織にまで入りこむことが確認されています。

一方、歯根面では、セメント質に埋入しているコラーゲン線維が破壊され、セメント質が歯周ポケット内の湿潤した環境にさらされるようになります。変性したコラーゲン線維だと、セメント質中に細菌の侵入を許すことになります。研究では、セメント象牙境に達するような深い位置からも、細菌が検出されています。

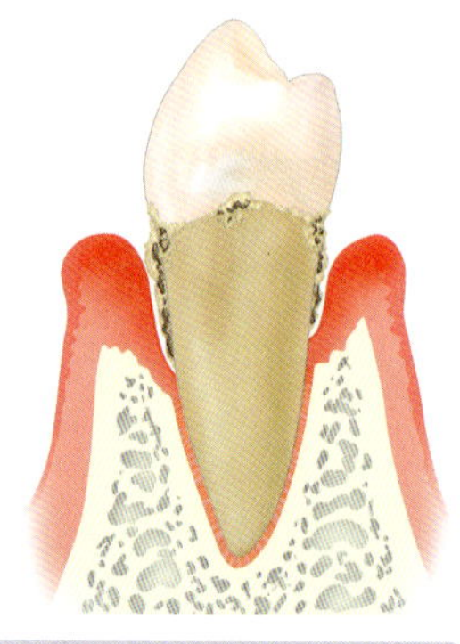

Ⓐ 歯肉縁下プラークに起因

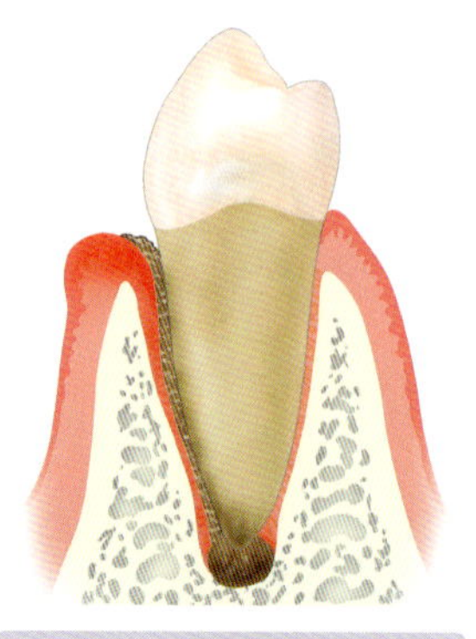

Ⓑ 歯内－歯周病変に起因

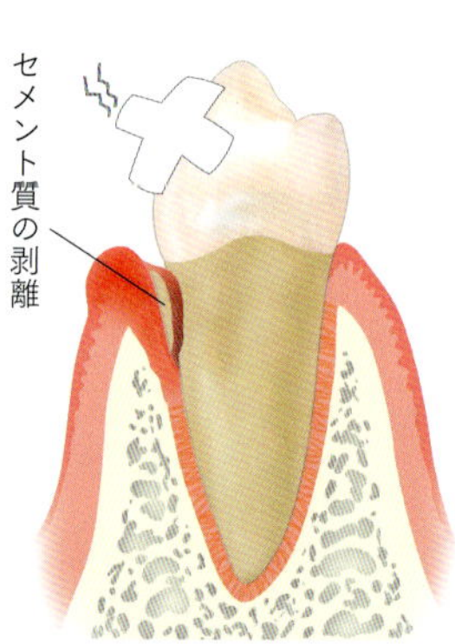

Ⓒ 咬合性外傷による歯の亀裂・破折やセメント質の剥離に起因

図1 歯周ポケットができる3つの原因。

▶ 歯内－歯周病変に起因した歯周ポケット

その他に注意すべきものとして、歯内－歯周病変に起因した歯周ポケットがあります。これは、歯髄が壊死したり、根尖病巣が再発し、悪化するなどで根尖由来の病変が拡大し、歯肉溝に波及した場合です（**図1Ⓑ**）。歯周炎にともなう歯周ポケットがなかった場合は、根尖病巣が波及した部位に限局した深い歯周ポケットとなります。

また歯周ポケットが進行し、副根管や側枝、根尖孔を介して歯髄疾患を誘発し、逆行性に失活する場合もあります。このような症例では、歯内由来か、歯周炎由来か、歯内－歯周病変の合併かを鑑別診断することが、その後の治療方針にとって重要となります。

▶ 咬合性外傷は歯周ポケット形成に関係する？

一連のヒトや動物における研究や実験から、一方向からであっても、ジグリングフォース（ゆさぶり型、64ページ参照）であっても、健康な歯周組織に対し加えられた力（咬合性外傷）は、歯周ポケットの形成や付着の喪失をもたらさないことがはっきりしています。

しかし、歯周組織が炎症をともなう場合は、力が歯周病変の促進因子としてはたらくため、注意が必要です。また、咬合性外傷による歯の亀裂・破折やセメント質の剥離（cemental tear）が生じると、該当部から歯肉溝に交通し、限局した歯周ポケットが形成されます（**図1Ⓒ**）。

※咬合性外傷と歯周病の関係についての詳細は、PART2-4（63ページ）を参照。

歯肉縁下プラークはどこにいる？

歯肉縁下プラーク（細菌性バイオフィルム）は、歯肉辺縁より下部の歯面と歯肉溝内、歯周ポケット上皮で囲まれた部位にあるプラークのことです。プラークの栄養源を含む歯肉溝滲出液で満たされた環境に存在する歯肉縁下プラークには、以下の４つがあります。

❶歯周ポケット上皮に付着したプラーク（上皮付着性プラーク）
❷歯肉溝滲出液中に浮遊したプラーク（非付着性プラーク）
❸歯面に付着したプラーク（歯面付着性プラーク）
❹上皮下結合組織内に侵入したプラーク（結合組織内侵入プラーク）

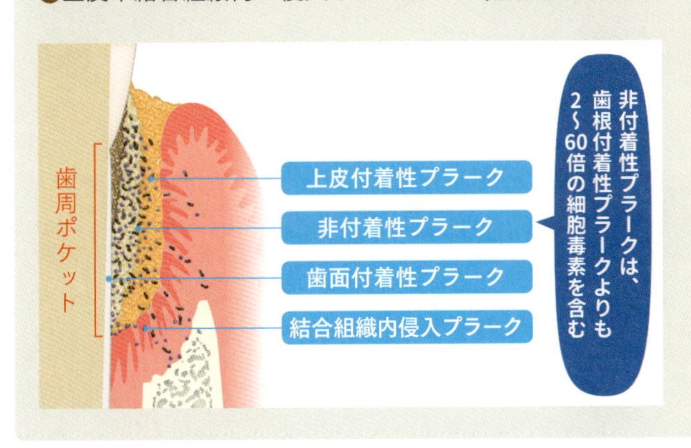

歯面付着性プラークは、グラム陽性の球菌や桿菌（かんきん：細胞の形状が細長い棒状または円筒状の細菌）が多く、根尖側に進むにつれて、グラム陰性桿菌の占める割合が増加します。一方、上皮付着性プラークには、糸状菌、スピロヘータや *Bacteroides forsythus*、*Prevotella intermedia*、*Capnocytophaga ochracea*、*Campylobacter rectus* などの歯周病関連細菌が確認されています[2]。

●全身の健康にも影響

歯周ポケット上皮には、*Tannerella forsythia* や *Treponema denticola* などが特に多く検出されることも報告されています[3]。こうした歯周病関連細菌が血液中に入り、循環障害を引き起こします。また、歯周病関連細菌の毒素や酵素は、直接侵入した臓器で細胞障害をもたらし、同時に生じた熱ショックタンパクは歯周組織に取り込まれ、免疫応答を介していろいろな臓器に悪影響を与え続けます。現在、歯周病は、動脈硬化症、心疾患、糖尿病、肺炎、肥満症、妊婦を介した早産や低体重児出産、骨粗鬆症などとの関連が指摘されています。

この情報を臨床に活かしてみよう！

▶ 歯肉縁下プラークに起因した歯周ポケットへの対応

歯肉縁下プラークに起因した慢性炎症により形成された歯周ポケットでは、プロービング時の出血（BoP）も多く、根面に付着したプラークなどが石灰化してできた歯石により、根面が粗造になっています。これは、プローブやエクスプローラーでの探知で確認できます。

炎症や歯石の原因である歯肉縁下プラークを除去するためには、まず歯肉縁上のプラークコントロールを行います。急性炎症をコントロールしたのち、残存する歯周ポケットに対して SRP を行うことで治癒に向かいます（**図 2**）[4]。これは、まさに歯科衛生士のテクニックの見せどころです。

Ⓐ 初診時（1989年6月。写真内の数字は4 mm 以上のプロービングポケットデプスと位置）

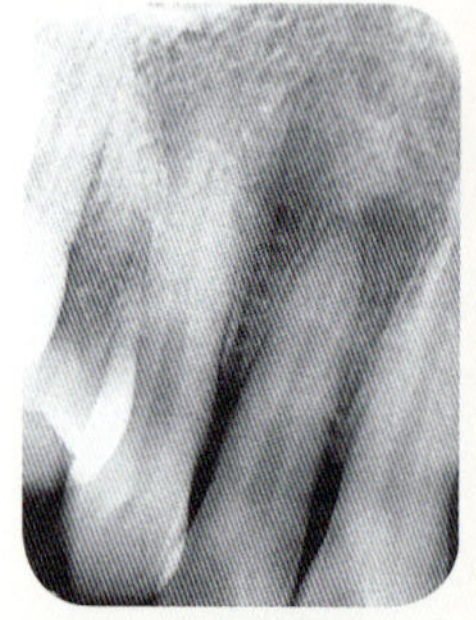

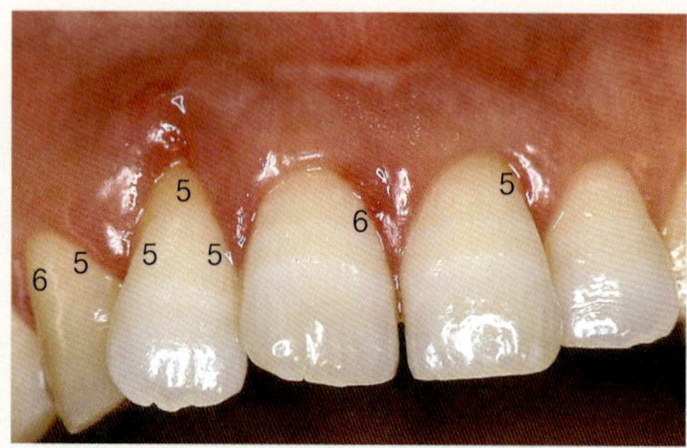

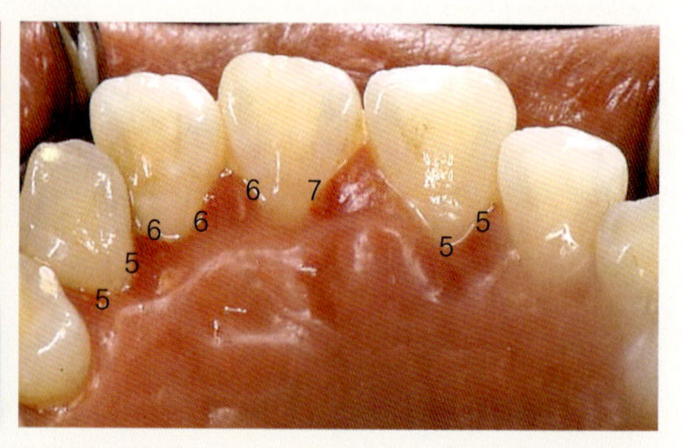

Ⓑ 初診から約17年後（2006年10月）

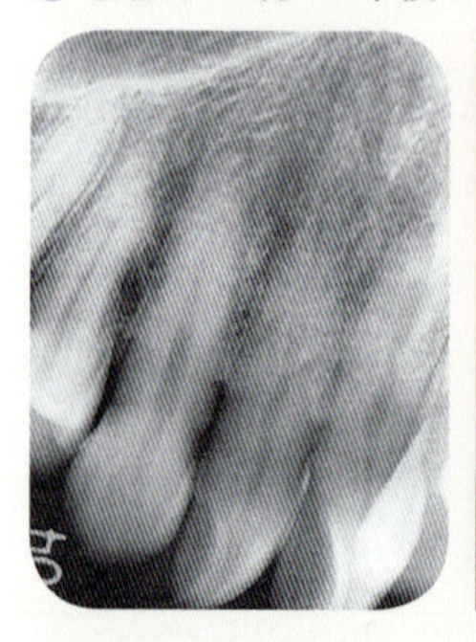

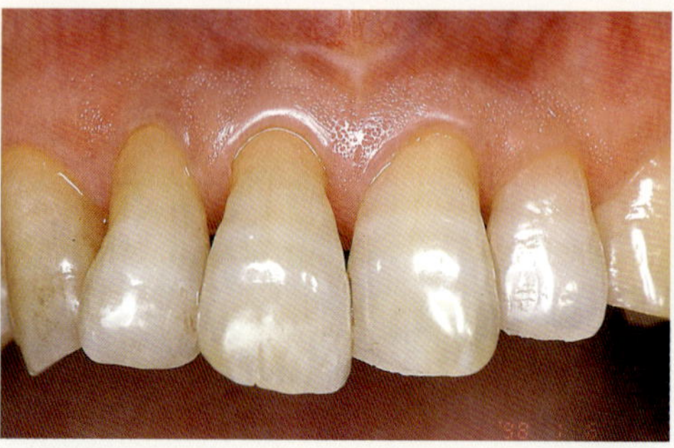

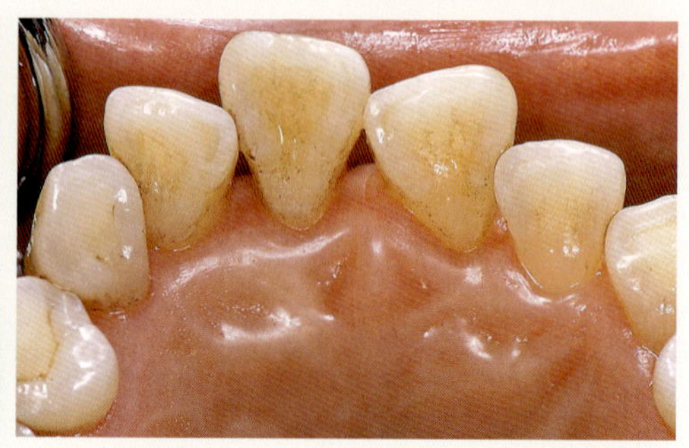

Ⓒ 初診から約27年後（2016年2月）

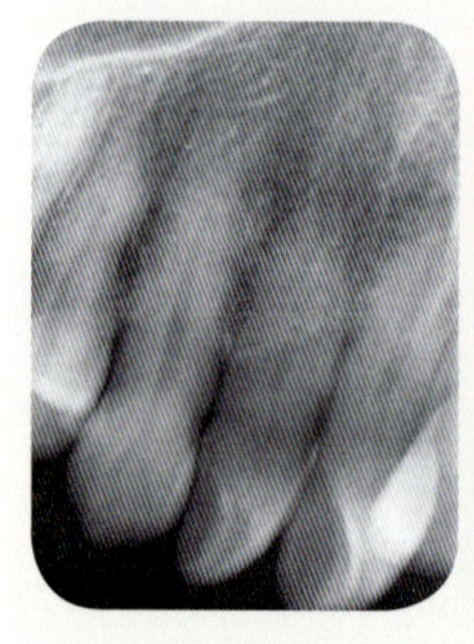

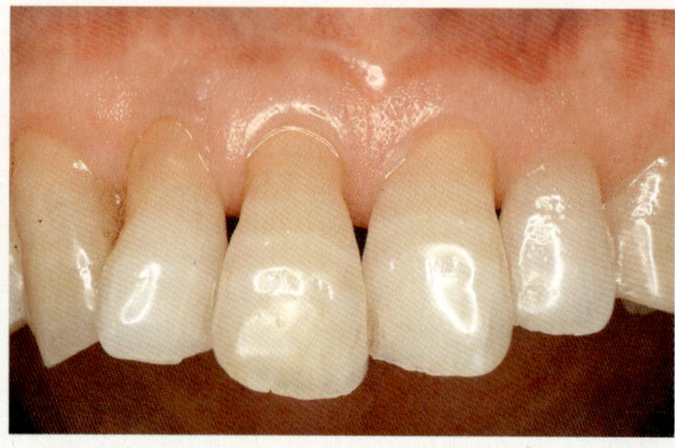

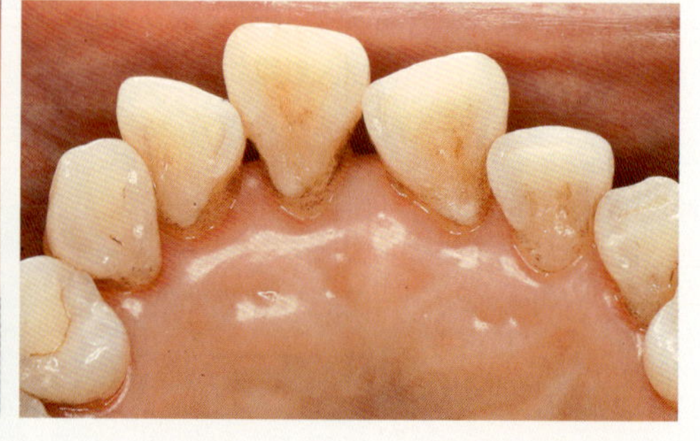

図 2　歯肉縁上・歯肉縁下へのプラークコントロールにより改善した症例（中等度慢性歯周炎）。
主訴は2|の歯周ポケット改善で、初診時（Ⓐ）から急性炎症のコントロールを行い、残存した歯周ポケットに SRP を実施しました。歯周炎の進行にともなう歯の病的移動で生じた正中離開も、炎症の消退とともに閉鎖しました。初診から約17年後（Ⓑ）、約27年後の所見（Ⓒ）では、口蓋側辺縁に軽度の炎症が見られるものの、歯周ポケットはすべて3 mm 以下で維持されています。

▶ その他の原因による歯周ポケットへの対応

プローブやエクスプローラーで根面の粗造感が触知できないような、限局した歯周ポケットは、歯内－歯周病変由来の歯周ポケットが疑われ、早期の歯内処置が必要になります。歯内－歯周病変の合併に由来する歯周ポケットにおいても、まず早期の歯内処置を優先させます。

また、咬合性外傷による歯の亀裂・破折や、セメント質の剥離による歯周ポケットでは、歯の亀裂に対しては歯肉弁を形成し、初期の段階であれば亀裂部分の接着修復処置で対応します。歯の破折の場合は、どのようなタイプの破折かによりますが、接着修復処置から破折部分の除去、抜歯に至るまで

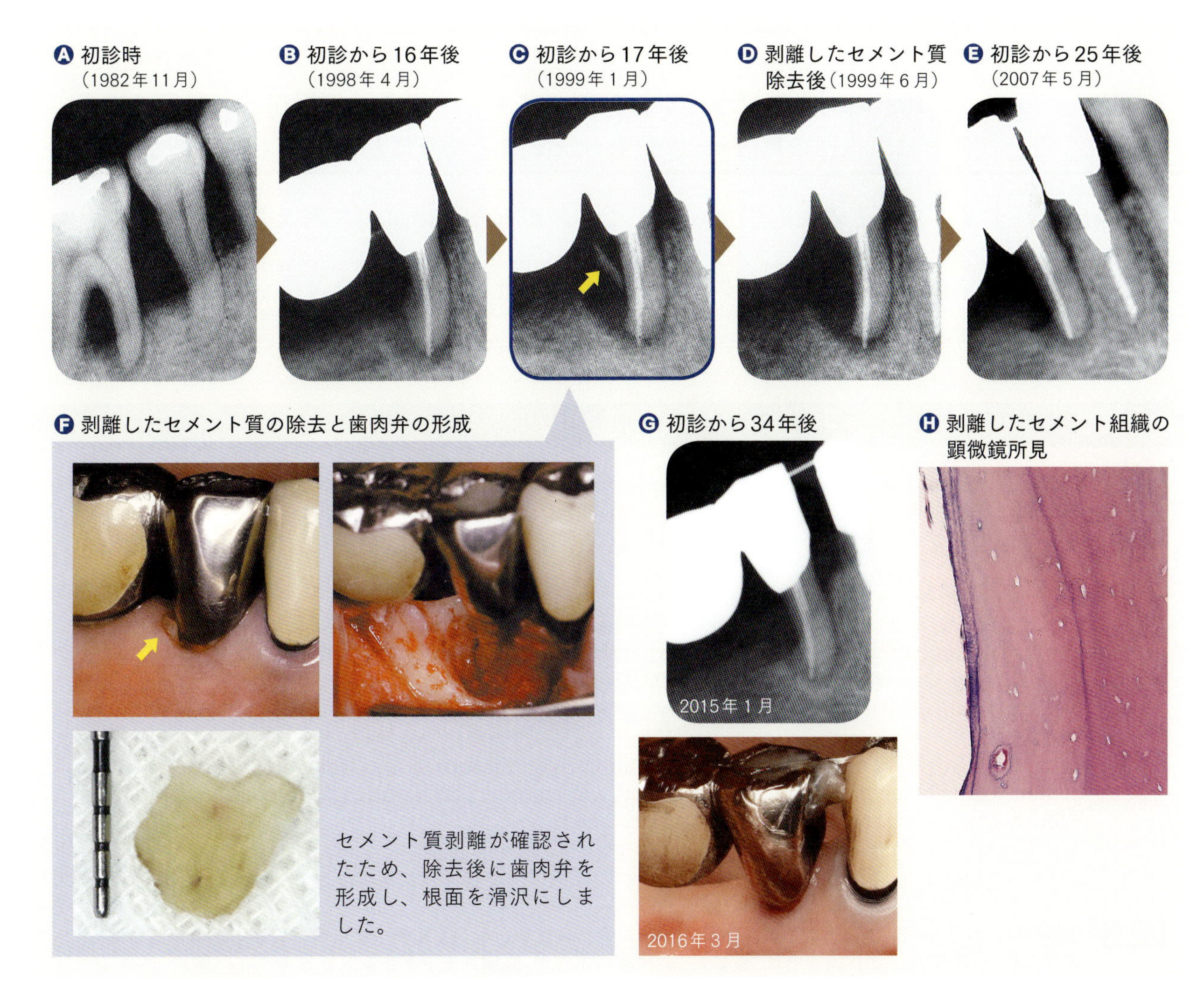

図3　セメント質剥離に対応した症例（重度慢性歯周炎）。
初診（Ⓐ）から約16年後（Ⓑ）に5┐が失活し、歯内病変に起因する歯周ポケットが形成されました。歯内処置を優先し経過を観察していましたが、遠心部のセメント質の肥厚所見が見られ、その1年後にセメント質剥離が疑われるエックス線像が現れました（Ⓒ）。また、同部には、7～8 mmの限局した歯周ポケットが確認できました。剥離したセメント片は歯周ポケットから自然に露出したため、器具で把持して除去しました（ⒹⒻ）。直後に歯肉弁を形成し、根面の郭清を図ったのちに経過を観察したところ、結果は良好で、初診から約25年後（Ⓔ）、約34年後（Ⓖ）ともに、非活動状態の3～4 mmの歯周ポケットを維持しています。また、摘出したセメント質片を病理検査してみると、表面に少数の線維性細胞がみられ、その直下に無細胞性の原生セメント質と思われる層、さらにその下層にはセメント小腔をともなう第二セメント質がみられました（Ⓗ）。これはセメント質細胞やセメント芽細胞が壊死脱落したものであり、本症例のセメント質の剥離は、大臼歯部が早期に喪失してブリッジの支台歯に過剰な負担がかかったことが一因と考えられます。

を検討する必要があります。さらに、セメント質の剥離が起こった場合は、前ページ**図3**のように剥離したセメント質片を除去し、根面の郭清を行ってから経過観察に移ります。

○　○　○　○

臨床では、なぜその歯周ポケットができあがったかについて、これらのような考え方をもとにとらえていくようにしてください。そこに、歯周ポケットを改善する近道がみえてきます。

まとめ｜これだけは覚えておこう！

- 歯周ポケットには、歯肉縁下プラークに起因するもの／歯内－歯周病変に起因するもの／咬合性外傷による歯の亀裂・破折やセメント質の剥離に起因するものがあります。
- 臨床ではまず、なぜその歯周ポケットができあがったかについて考えてみましょう。
- 原因を理解することで、歯周ポケットの改善への近道がみえてきます。

参考文献

文献1 **Abiko Y, Shimono M. An ultrastructural study of the pocket epithelium in rats. Bull Tokyo Dent Coll 1991;32(1):27-34.**
歯周ポケットの形成機序で、付着上皮が歯面から剥がれるのではなく、付着上皮の細胞間結合が断裂して、亀裂が生じることを示した論文です。電子顕微鏡写真で、普段見ることのできない亀裂を確認することができます。

文献2 **Dibart S, Skobe Z, Snapp KR, Socransky SS, Smith CM, Kent R. Identification of bacterial species on or in crevicular epithelial cells from healthy and periodontally diseased patients using DNA-DNA hybridization. Oral Microbiol Immunol 1998;13(1):30-35.**
DNA プローブ法を用いて、歯周ポケット上皮内に存在する15種類の細菌についてを調べた報告です。

文献3 **Colombo AV, da Silva CM, Haffajee A, Colombo AP. Identification of intracellular oral species within human crevicular epithelial cells from subjects with chronic periodontitis by fluorescence in situ hybridization. J Periodontal Res 2007;42(3):236-243.**
蛍光 *in situ* ハイブリダイゼーション法（Fluorescence *in situ* hybridization：FISH 法。目的のタンパクや遺伝子を蛍光顕微鏡で検出する方法）を用いて、歯周ポケット上皮内の細菌を調べた研究です。

文献4 **安藤和枝，稲垣幸司，野口俊英，長谷川茂人．歯周病リスクをともなう症例．水平性骨欠損のある患者さんとのおつきあい（非外科）．In: 山本浩正（監修）．別冊歯科衛生士，長期メインテナンスに挑もう！．東京：クインテッセンス出版，2008;35-43.**
歯科衛生士と行った症例の長期臨床経過です。初診時、最大 8 mm の深い歯周ポケットがありましたが、非外科的療法で改善され、現在も良好に維持されています。5 mm 以上の深い歯周ポケットであっても、炎症のコントロールと適切な歯肉縁下の SRP で歯周ポケットが改善された典型症例です。

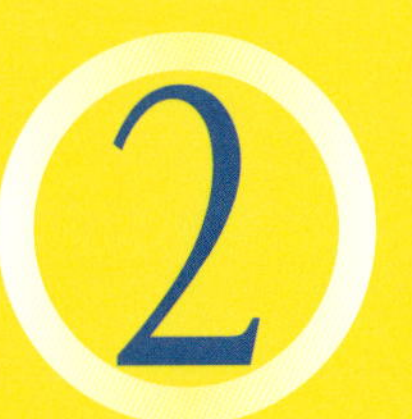

非外科的療法は、どこまで歯周ポケットを改善できるでしょうか？

解説 稲垣 幸司 先生

現在わかっていること / 現在の考え方

▶ 手用キュレットはどこまで到達できるか

「どれくらいの深さまでの歯周ポケットなら、非外科的療法が有効か」について調査した、複数の研究があります。

Rabbani ら[1)]は、62歯（57歯は未処置・未プラークコントロール）における手用キュレットでの歯石除去と歯周ポケットとの関係を調査しました。この研究では、歯周ポケットの深さと残存歯石との間に高い相関を認め、プロービングポケットデプス（PPD）が3 mm以下であれば確実な歯石除去ができましたが、5 mm以上になると不確実になっていったことを報告しています。

Stambaugh ら[2)]も、7歯42部位、PPDが平均6.9mmの歯周ポケットに対して、キュレット操作による歯肉縁下の歯石除去効果を調査しました。その結果、キュレットの除去領域はPPD平均3.7mmで、限界域はPPD平均6.2mmでした。また遠心面と近心面は、頬側面や舌側面に比べて器具操作が確実であることが示されました。

また村木ら[3)]は、3種の代表的なグレーシーキュレット（**図1**）と人工歯の

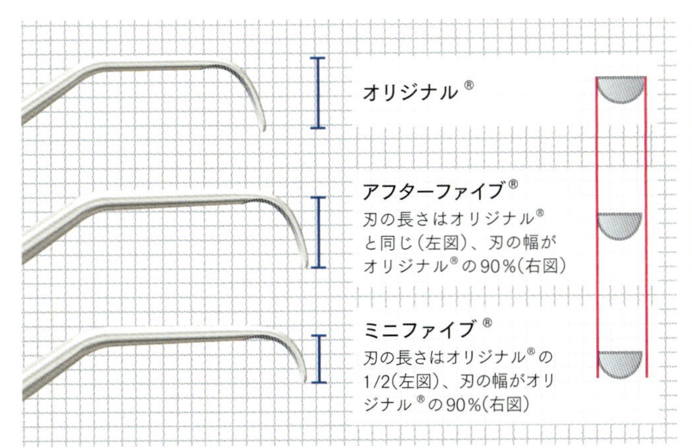

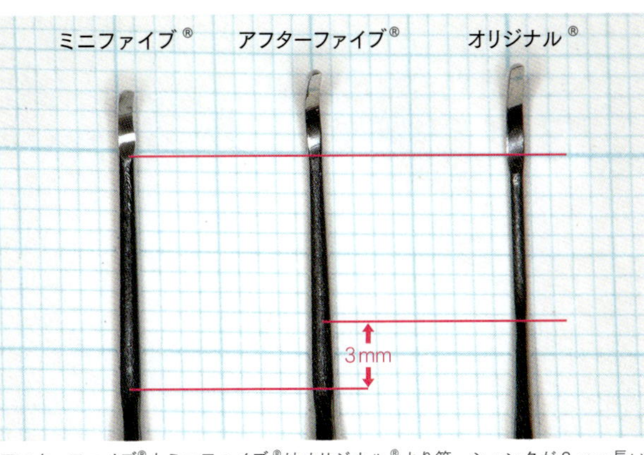

アフターファイブ®とミニファイブ®はオリジナル®より第一シャンクが3mm長い

図1 村木らの研究で比較検討された3種のグレーシーキュレット（Hu-Friedy社製）。

模型を用いて、手用キュレットの有効性について比較検討しています。その結果、ミニファイブ®が到達度・除去率において有効であることが確認されました。なお、本研究で使用した人工歯模型の下顎前歯部には、平均7.4mmの歯周ポケットが設定されており、オリジナル®では平均4.7mm、アフターファイブ®とミニファイブ®では平均5.1mmの到達度という結果になりました。

▶ 臨床経験や専門度で歯石除去率が変わる

また、村木ら[3]は、前述の論文と同じ3種のキュレットを使用した際に、臨床経験によってキュレットの歯石への到達度と歯石除去率に差異が生まれるかを検討するため、臨床経験年数が2年未満の初心者群と6年以上の経験者群にわけてデータを比較しています。下顎前歯部において、経験者群ではキュレット別の歯石除去率に差異はなかったのですが、初心者群ではミニファイブ®＞アフターファイブ®＞オリジナル®の順に低下しました。また、下顎臼歯部において、経験者群ではオリジナル®よりもアフターファイブ®とミニファイブ®で歯石除去率が高くなりました。

さらに、単根歯や複根歯の歯石除去率を歯周病専門医と一般開業医で比較した研究[4]によると、技術を磨いている歯周病専門医のほうが、歯種や歯肉弁を形成する・しないにかかわらず結果がすぐれていたと報告されています。

他にも、SRPに内視鏡を併用して、明視下でより確実に歯石を除去できないかという試みも検討されました[5]。24名70歯（対象歯は歯根が癒合していない根分岐部をもつ大臼歯で、予後不良で抜歯予定の歯）に対し、従来どおりのSRPと内視鏡を併用したSRPとの効果を比較しました。その結果、SRPへの内視鏡併用群は6mm以下の歯周ポケットの隣接面部で残存歯石率が有意に低くなりましたが、7mm以上の深い歯周ポケットや根分岐部病変部では両群に有意な差異はなく、また術者の経験による差異も見られませんでした。したがって現時点では、SRPへの内視鏡の併用効果はそれほど期待できないようです。

▶ 病変が進行した根分岐部への非外科的療法によるアプローチは困難

歯根部は**図2**のような複雑な形態となっており、患者さんによってはさらに複雑な形態もあるため、キュレットの到達度が低くなります。

また、日本人の歯根の内側は、上顎大臼歯の口蓋根を除いて陥凹がみられます（**図3**）。論文では、日本人の根分岐部直下2mmの歯根の内側に陥凹が存在する割合は、上顎第一大臼歯の近心頬側根で92.6%、遠心頬側根で18.5%、上顎第二大臼歯の近心頬側根で93.8%、遠心頬側根で43.8%、下顎第一・第二大臼歯で近心根・遠心根ともに100%と報告されています[6]。

こうした複雑な形態をもち、ただでさえキュレットが届きにくい根分岐部における病変は、進行すればするほど解剖学的に不利な状況になり、SRPが困難となります。したがって、多根歯に対しては早期の対応が重要です。

Ⓐ 歯根の基本形態

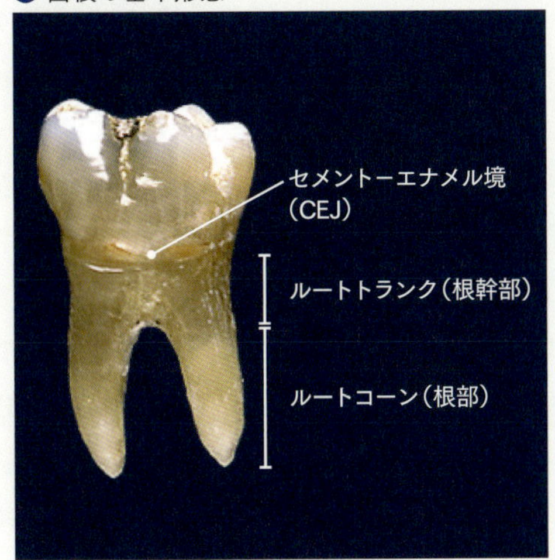

歯根部は、セメント－エナメル境(CEJ)から根尖側で分離するまでのルートトランク(root trunk：根幹部)と、分離した先のルートコーン(root cone：根部)に分けられます。

Ⓑ ルートトランクの距離の違い(下顎大臼歯)

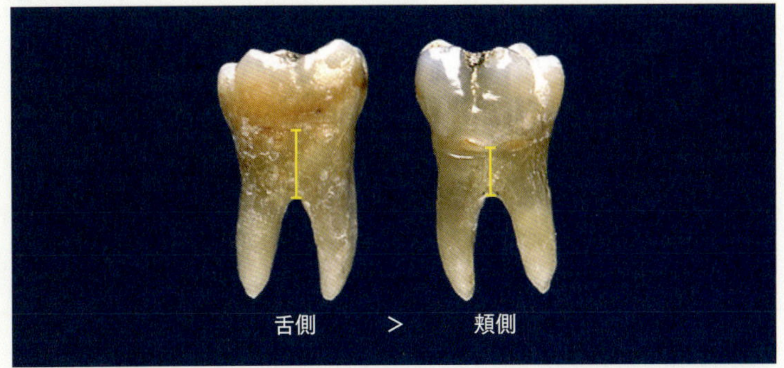

Ⓒ ルートトランクの距離の違い(上顎大臼歯)

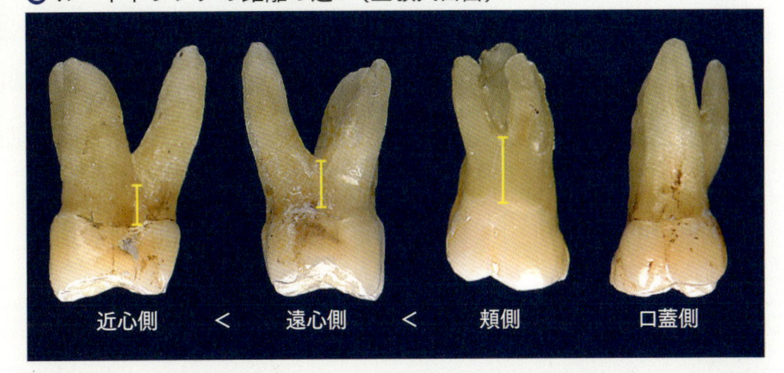

ルートトランクの長さやルートコーン間の角度(離開度：divergence)は、歯面、歯種や部位ごとに異なります。たとえば、下顎大臼歯では頬側に比べて舌側が(Ⓑ)、上顎大臼歯では近心＜遠心＜頬側の順にルートトランクが長くなります(Ⓒ)。
したがって、下顎では頬側部、上顎では近心部の根分岐部病変が発症しやすくなります。
また離開度は後方大臼歯になるほど小さくなり、歯根の癒合化が進みます(Ⓓ)。
また、ルートトランクは突然ルートコーンに分離するわけではなく、CEJの直下から分岐するための陥凹が始まります。

Ⓓ ルートコーンの離開度

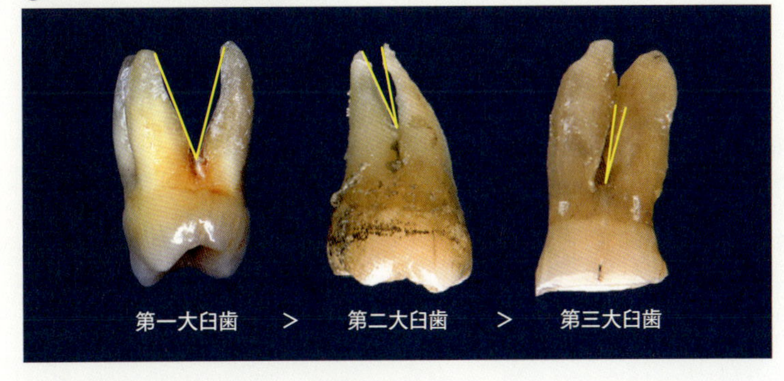

図2 把握しておくべき歯根・根分岐部の形態。

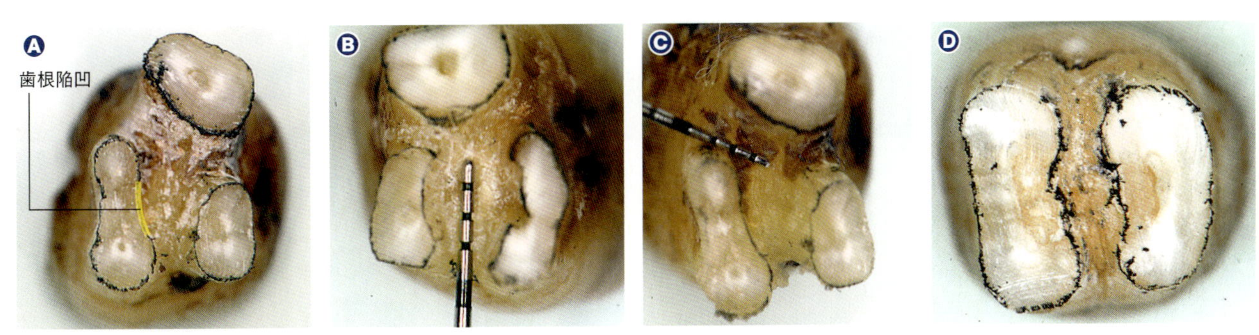

図3 根分岐部内側の歯根形態例(Ⓐ～Ⓒ：上顎第一大臼歯、Ⓓ：下顎第一大臼歯、ⒷⒸにはプローブを水平的に挿入)。
上顎大臼歯では、水平的なアタッチメントロスが4～5mmあると、根分岐部病変2度・3度*の判定が臨床上困難となる。

＊Lindhe と Nyman の分類。

さらに、セメント－エナメル境（CEJ）から根分岐部に向かって延びるエナメル突起（エナメルプロジェクション：enamel projection、**図 4**）も留意すべき根分岐部の臨床解剖です[7]。日本人におけるエナメル突起は、上顎だと頬側だけに約30～40%の割合で認められ、一方、下顎では、頬側で約40～50%の割合で認められますが、舌側でも5%ほどの頻度でⅠ級のものがみられると報告されています[6]。

さらに、下顎大臼歯部にみられる樋状根も、根分岐部の解剖として留意すべきです（**図 5**）。特に下顎第二大臼歯は、退化や癒合傾向（ルートコーン間の角度が小さくなる）にあり、樋状根となることがあります。樋状根は、日本人では下顎第一大臼歯にはみられず、第二大臼歯で20～30%、第三大臼歯で10%前後と報告されています[6]。また舌側癒合は少なく、ほとんど頬側癒合のようです。臨床上では、デンタルエックス線写真において歯根が分岐しているようにみえることが多いため、注意が必要です。一般的には、下

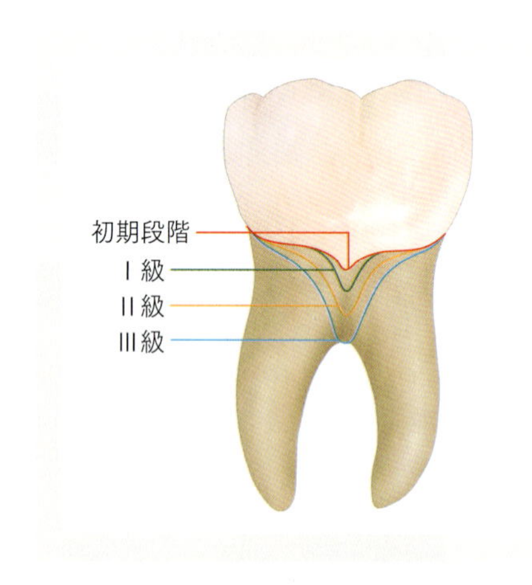

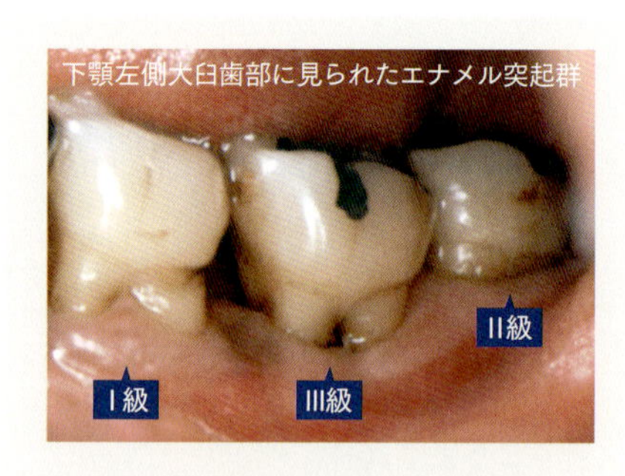

Ⅰ級：軽度の突出
Ⅱ級：根分岐部に至るまでの突出
Ⅲ級：根分岐部に到達

図 4　エナメル突起の分類。根分岐部への突出程度により分類されています（図は参考文献 7 より引用改変）。

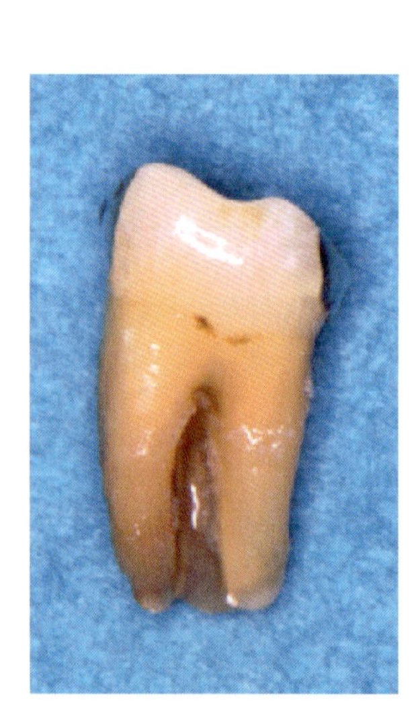

図 5　下顎大臼歯の樋状根。

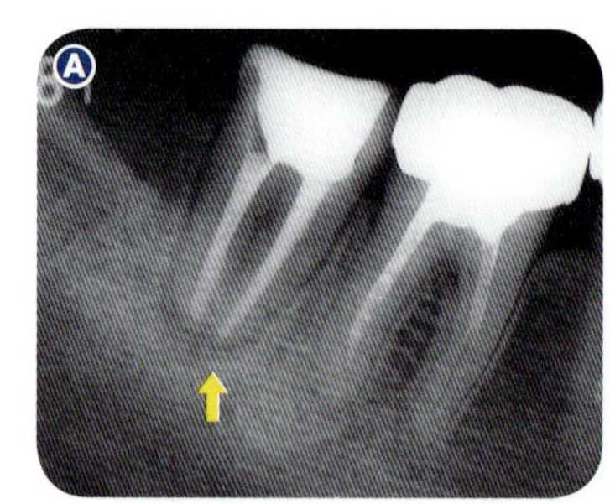

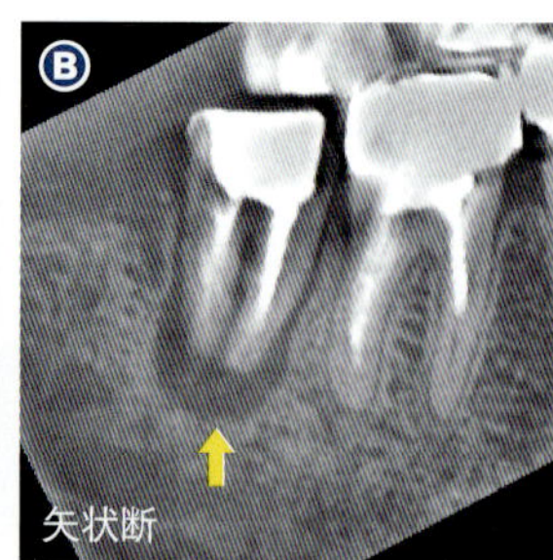

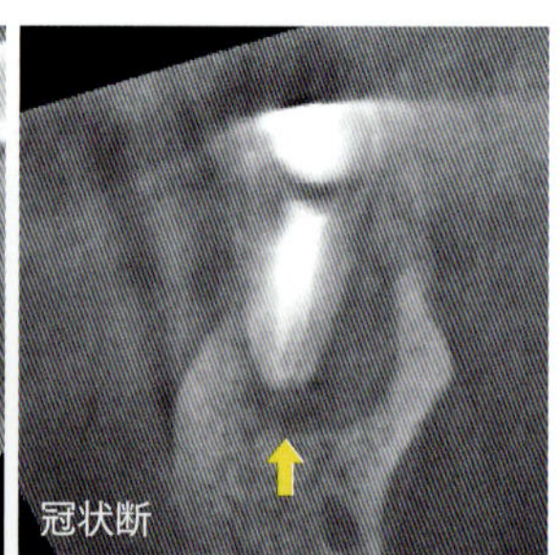

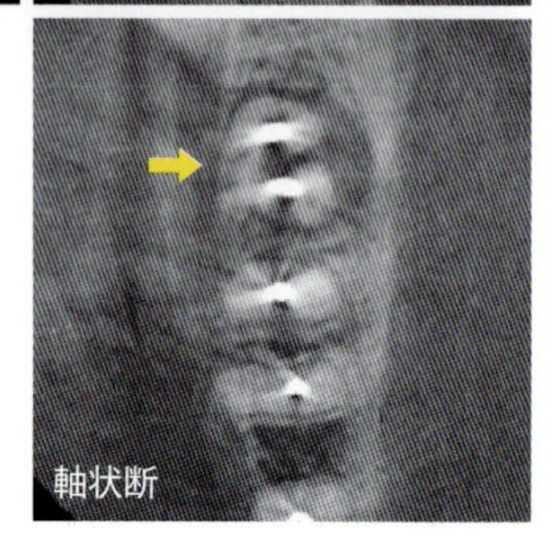

図 6　デンタルエックス線写真では、樋状根を写しても歯根が分岐しているように見えて判断するのが難しいため（A）、三次元 CT 画像での確認が必要となる（B）。

顎第二大臼歯部の歯根分割については、ルートコーン間の角度や樋状根の関係からも、三次元 CT 画像で確認することが望ましいです（**図 6**）。

また、SRP との併用療法（抗菌剤全身投与、局所薬物配送療法（local drug delivery system：LDDS）、レーザーを用いた抗菌的光線力学療法（antimicrobial photodynamic therapy：a-PDT）の方が、SRP 単独よりもすぐれているという報告もありますが、現時点では確固としたエビデンスはありません[8,9]。

この情報を臨床に活かしてみよう！

▶ 患者側／術者側因子から治療リスクを図る

紹介した研究をまとめてみると、歯科衛生士による SRP では、およそ PPD5 〜 6 mm までの歯周ポケットの改善が期待できます。しかし実際の臨床では、急性炎症をコントロールしたうえで**表 1** に示した因子を考慮しなければならず、PPD5 〜 6 mm であったとしても注意が必要です。

歯科衛生士の臨床では、**表 1** に示したような患者側／術者側の因子をひとつひとつ確認し、勘案したうえで SRP を行っていくことが問題解決につながります。臨床に取り入れる他、書籍や雑誌に載っている症例を利用して、数多くシミュレーションしてみるのもいいでしょう（次ページ**図 7**）。

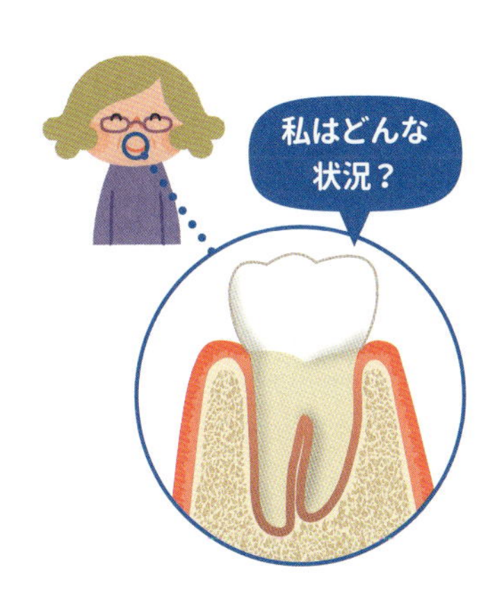

表 1　歯周基本治療における患者側の因子と術者側の因子

患者側の因子（対象歯の状況）

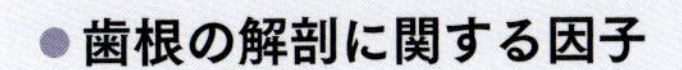

● **歯根の解剖に関する因子**
- 歯根の形態：単根歯／複根歯
- 歯根の離開度（ルートコーンの角度の大小）
- エナメル突起の有無
- 根面溝の状態
- ルートトランクの長さ
- 歯根陥凹の度合い
- 樋状根の有無

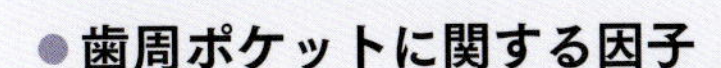

● **歯周ポケットに関する因子**
- 歯周ポケットの深さ
- 歯周ポケットの部位

● **歯肉・歯槽粘膜の状態に関する因子**
- 角化歯肉の厚さ
- 付着歯肉の幅
- 口腔前庭の深さ

● **歯周基本治療に対する反応性**

術者側の因子

● **術者の熟達度**

● **使用する器具**

歯周ポケットへ対応するために、これらの因子を検査で得られた数値と一緒に検討しながら治療を進めていきます。

まだ手技がこなれていないから、深い歯周ポケットを治すのに時間がかかるかもしれないな……。

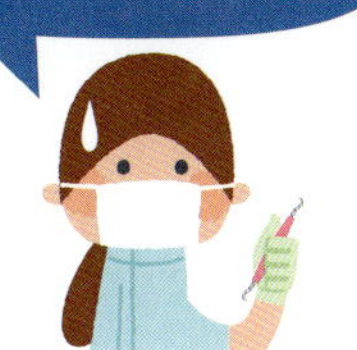

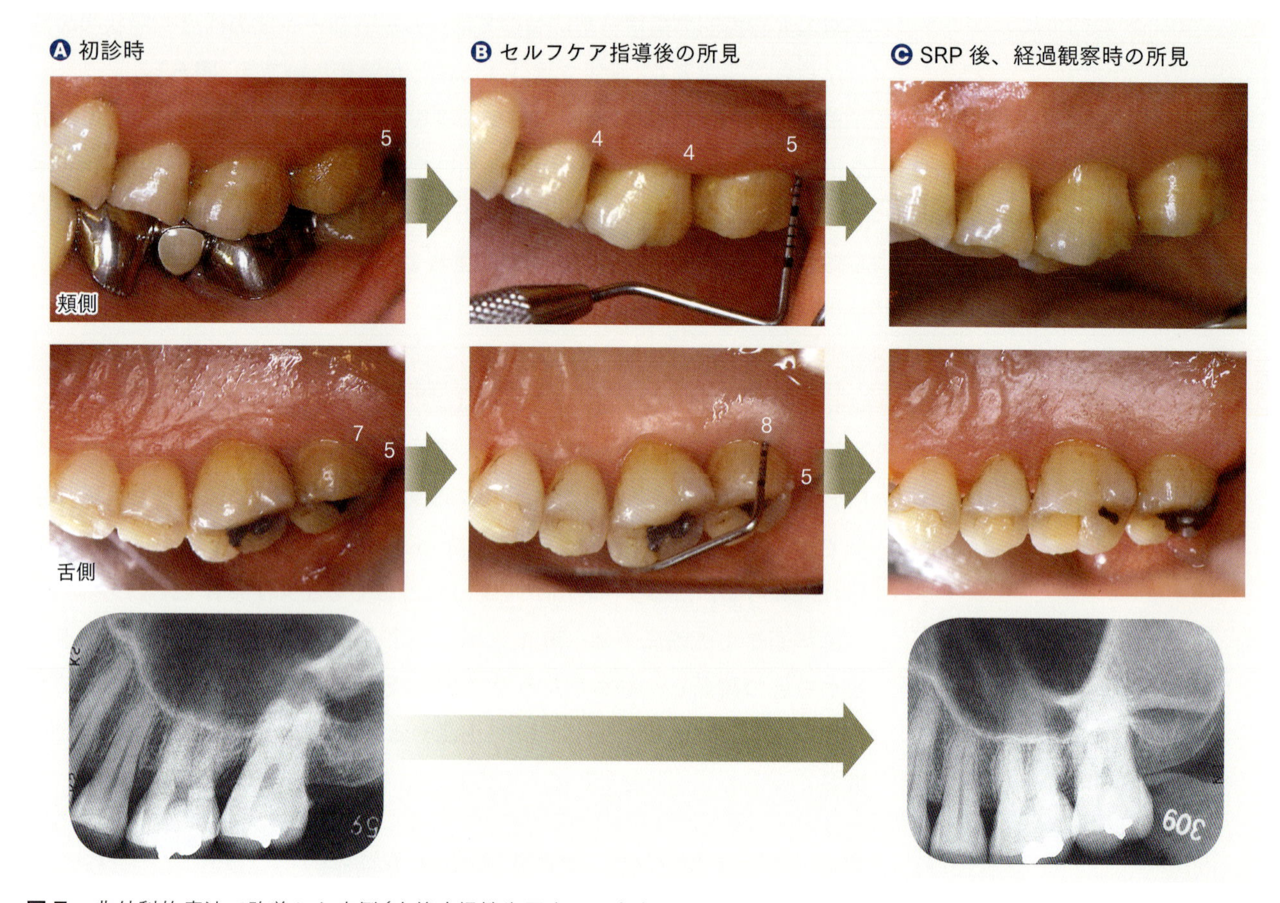

図 7　非外科的療法で改善した症例（中等度慢性歯周炎、写真内の数字は 4 mm 以上のプロービングポケットデプスと位置）。

A：初診時、|7 には 5 ～ 7 mm の歯周ポケットが認められました。

B：口腔清掃等のセルフケア指導や咬合調整により急性炎症は消退しましたが、BoP をともなう 4 ～ 8 mm の歯周ポケットが残存したため、SRP を行うこととなりました。その前に、前ページ表 1 にある患者側／術者側の因子を確認します。

患者側の因子
- 歯根の解剖に関する因子：第二大臼歯遠心部にある 5 mm の歯周ポケットは、根分岐部に至る形態と根分岐部病変に留意する必要がある。遠心部のルートトランクは長く、根分岐部に至る根面は陥凹していた。
- 歯肉・歯槽粘膜の状態に関する因子：口腔前庭は深く厚い角化歯肉に覆われていた。患者さんにとっては口腔清掃が行いやすく、術者にとっては SRP が安全かつ操作しやすい歯肉であることから、処置後の歯肉退縮も最小限に抑えられそうである（薄い歯肉で口腔前庭が狭いと口腔清掃・SRP ともに難しく、歯肉退縮が起こりやすいため、より細心の注意が必要）。

術者側の因子
- 術者の熟達度：経験を積んだ術者が行う。
- 使用する器具：ミニファイブ® とアフターファイブ® の遠心用 #13/14 を選択する。

C：これらを考慮して SRP を行った結果、BoP のない 3 mm 以下の PPD に長期間（初診から27年間、SPT から25年間）維持されています。

まとめ｜これだけは覚えておこう！

- 単根歯でPPD約 5 ～ 6 mm程度の歯周ポケットまではSRPの効果が期待できそうです。
- しかし歯根陥凹や根分岐部のある歯では、同じ PPD5 ～ 6 mm でも注意が必要です。
- 治療対象歯について、患者側の因子・術者側の因子ともできるだけ多くの情報をつかんでおきましょう。

参考文献

文献1 **Rabbani GM, Ash MM Jr., Caffesse RG. The effectiveness of subgingival scaling and root planing in calculus removal. J Periodontol 1981;52(3):119-123.**

歯周ポケットに対する器具操作の限界について検討した研究です。SRP 後に抜歯し、歯石除去率と歯周ポケットの深さとの関係を評価しています。

文献2 **Stambaugh RV, Dragoo M, Smith DM, Carasali L. The limits of subgingival scaling. Int J Periodontics Restorative Dent 1981;1(5):30-41.**

歯周ポケットに対する器具操作の限界について検討した研究です。SRP 後に抜歯し、キュレットの除去領域（確実にきれいにできる PPD の深さ）と限界域（到達できる可能性のある PPD の深さ）を示しました。

文献3 **村木 緑，伊藤正満，近藤富貴子，向井順子，松岡成範，大口祐子，吉成伸夫，稲垣幸司，加藤一夫，中垣晴男，野口俊英．3 種のグレーシータイプのキュレットスケーラーの模型上での有効性に関する研究．日歯周誌 2001;43(4):361-373.**

3 種のグレーシーキュレット（Hu-Friedy 社のオリジナル®、アフターファイブ®、ミニファイブ®）の到達性を、模型を使い、キュレットによって除去された色素の面積を比較することで示した研究です。さらに術者の経験の差異についても検討しています。

文献4 **Fleischer HC, Mellonig JT, Brayer WK, Gray JL, Barnett JD. Scaling and root planing efficacy in multi-rooted teeth. J Periodontol 1989;60(7):402-409.**

経験を積んだ歯周病専門医と経験に乏しい歯科医師の SRP の歯石除去率を比較した研究です。結果は経験を積んだ歯周病専門医の方が歯石除去率が優っており、練習することの重要性を示しています。

文献5 **Michaud RM, Schoolfield J, Mellonig JT, Mealey BL. The efficacy of subgingival calculus removal with endoscopy-aided scaling and root planing: a study on multirooted teeth. J Periodontol 2007;78(12):2238-2245.**

SRP に内視鏡を併用し、従来の SRP と比較した研究です。内視鏡併用の SRP による歯間部の残存歯石率がやや低くなりましたが、臨床的にはまだまだ有効性が期待できないそうです。

文献6 **江澤康博．歯根と歯槽骨の形態を診断する．In：吉江弘正，宮田 隆（編著）．歯周病診断のストラテジー．東京：医歯薬出版，1999:26-33.**

臨床に役立つ、日本人の根分岐部の臨床解剖について学ぶことができます。

文献7 **Masters DH, Hoskins SW Jr. Projection of cervical enamel into molar furcations. J Periodontol 1964;35:49-53.**

大臼歯のエナメル突起を臨床的に 3 つに分類し、その頻度や部位を報告しています。その後の多くの研究でこの分類が用いられています。

文献8 **Smiley CJ, Tracy SL, Abt E, Michalowicz BS, John MT, Gunsolley J, Cobb CM, Rossmann J, Harrel SK, Forrest JL, Hujoel PP, Noraian KW, Greenwell H, Frantsve-Hawley J, Estrich C, Hanson N. Systematic review and meta-analysis on the nonsurgical treatment of chronic periodontitis by means of scaling and root planing with or without adjuncts. J Am Dent Assoc 2015;146(7):508-524.**

文献9 **Smiley CJ, Tracy SL, Abt E, Michalowicz BS, John MT, Gunsolley J, Cobb CM, Rossmann J, Harrel SK, Forrest JL, Hujoel PP, Noraian KW, Greenwell H, Frantsve-Hawley J, Estrich C, Hanson N. Evidence-based clinical practice guideline on the nonsurgical treatment of chronic periodontitis by means of scaling and root planing with or without adjuncts. J Am Dent Assoc 2015;146(7):525-535.**

どちらも、SRP とその併用療法（抗菌剤全身投与、局所薬物配送療法〔local drug delivery system：LDDS〕、レーザーを用いた抗菌的光線力学療法〔antimicrobial photodynamic therapy：a-PDT〕）の効果に関するこれまでの研究をまとめて検討し、見解を示した論文です。

3 BoPが、なぜ歯周病の進行を知るバロメーターになるのでしょうか？

解説 稲垣 幸司 先生

現在わかっていること / 現在の考え方

▶ BoP は、何を意味している？

プロービング時の出血（BoP）は、歯周ポケット内に炎症があることを示唆する重要な臨床パラメータです。

辺縁歯肉が発赤・腫脹していれば、BoP が見られます。この状態の歯肉は、プロでなくても見るとすぐわかります。しかし、肉眼的に辺縁歯肉に急性炎症がないように見えても、歯周ポケット内に炎症があるとプロービング時に出血します。この炎症の存在の見きわめが、プロフェッショナルである歯科衛生士には重要となります（**図 1**）。発赤・腫脹していた歯肉が口腔清掃で改善したにもかかわらず BoP があるようなら、歯周ポケット内に炎症が残っている証拠であり、SRP が必要になります。

また、メインテナンスにおいて歯肉には特に問題がなく、BoP もなかった部位からの出血が出現した場合は、その原因を見きわめ、原因除去と改善を図ることが重要です。適切な対応をしたにもかかわらず BoP が改善しない場合は、全身状態も含めてその原因を再検討する必要があります。

▶ BoP の変化は、歯肉縁下の細菌叢の変化のきざしでもある

歯肉縁下にある細菌叢が健康な細菌叢なのか、逆に、歯周病関連細菌に占有されているのかを把握する目的において、BoP の有無がパラメータとなるかを検討するために、55歳以上の706名（男性40％、年齢69±9歳、欠損歯数14±8本）の BoP、プロービングポケットデプス（PPD）および歯肉縁下の細菌叢（11菌種）が調査されました[1]。その結果、BoP が45％になると歯周病関連細菌（*A.a.*、*P.g.*、*T.d.*、*T.f.*）が優位になり、BoP が13％に低下すると健全な歯肉溝に見られる細菌（*Actinomyces naeslundii*、*Veillonella parvula*）が優位になると報告されています。

つまりこの研究は、BoP の有無から歯肉縁下の細菌叢が予測できる可能性を示唆するものです。

▶ BoPは歯周病進行の警告か？❶ Langらの研究

Langら[2,3]は、3～5ヵ月間隔で4年以上4度のリコールに応じた重度歯周炎患者55名のメインテナンス患者に対して、1歯4点計測1,054部位のBoPと2mm以上のアタッチメントロスが見られた場合との関係を検討しています。つまり、リコール4回中のBoPの頻度を、4回ともBoPの見られた部位（4/4）、4回中3回（3/4）、4回中2回（2/4）、4回中1回（1/4）、1回もなし（0/4）に分けて、アタッチメントロスとの関係を検討したのです[2]。

その結果を要約すると、以下のとおりになります。

❶ 5mm以上の歯周ポケットになると、BoPの見られる頻度が高くなった

❷ BoPの部位が16％以上になると、その個人のアタッチメントロスのリスクが高くなった

❸ BoPの頻度が高くなると、その部位のアタッチメントロスのリスクが高くなった。BoPの頻度別のアタッチメントロスのリスクは、4/4で30％、3/4で14％、2/4で6％、1/4で3％、0/4で1.5％であった

ここで注目したいのは、4回ともBoPの見られた部位は、一度もBoPの見られなかった部位に比べると、アタッチメントロスのリスクはおよそ20倍（30％÷1.5％）となることです。つまり、4回ともBoPがあった部位はかなり危険な部位だといえます。逆にいつもBoPが見られないのは、歯周組織が安定していることの、信頼度の高い予測因子となるわけです。

歯肉炎症がある

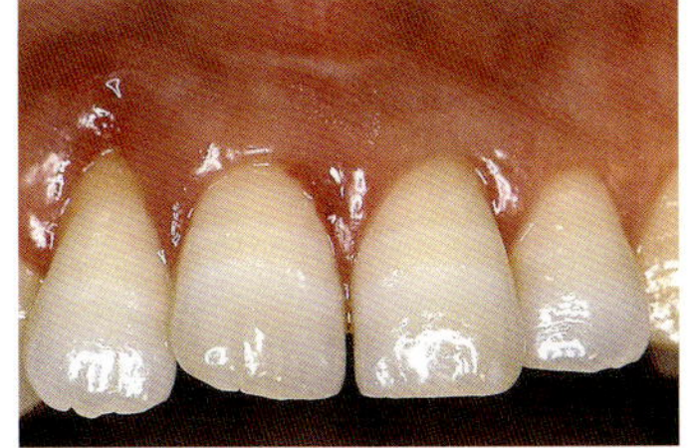

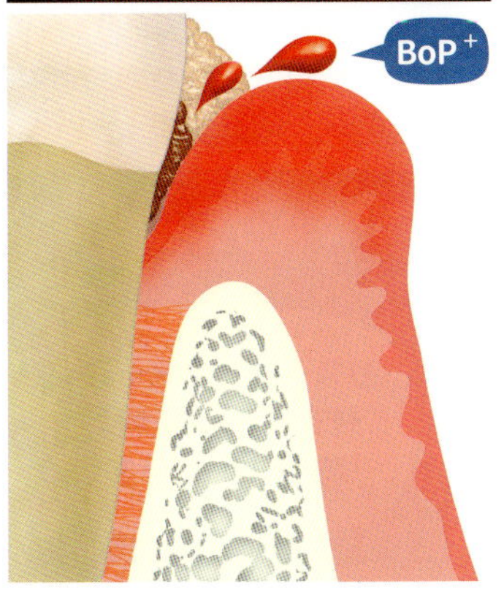

肉眼的に確認できる歯肉の炎症は、ブラッシングで改善できる。

歯肉炎症は見えないが……

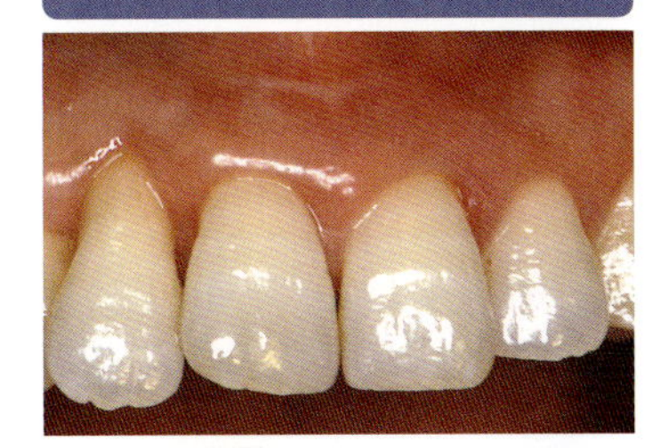

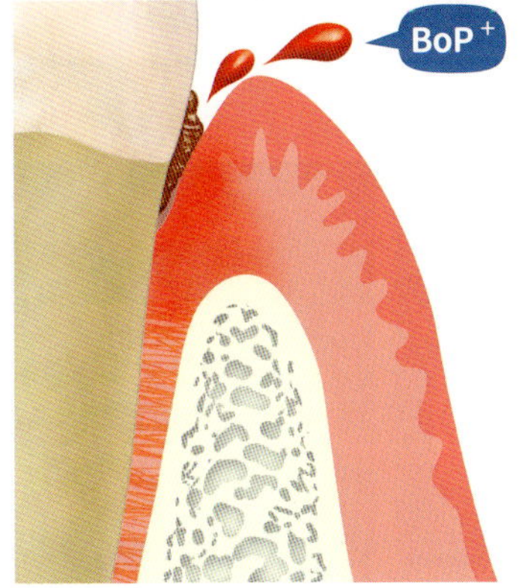

肉眼的には歯肉の炎症がないように見えるが、歯周ポケット内側に炎症が存在する。

SRPで歯周ポケット内の炎症を除去

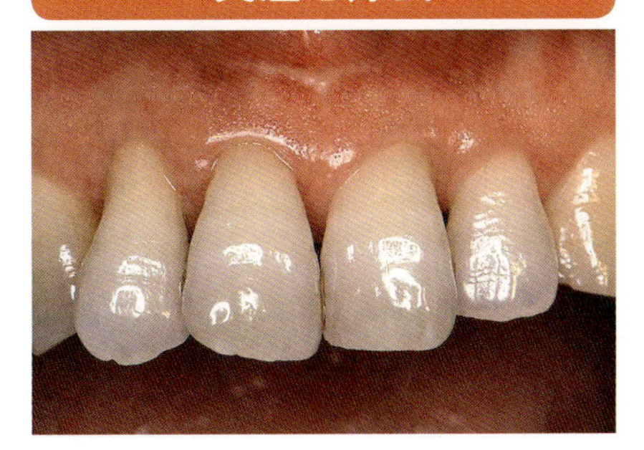

ブラッシングとSRPで、歯周ポケットの内側も外側も歯肉の炎症が消失した。

図1 歯周ポケットの外側に存在する炎症と内側に存在する炎症。歯周ポケット内の炎症の改善にはSRPが必要となります。

▶ BoP は歯周病進行の警告か？❷ Jossらの研究

Joss ら[4]によると、動的歯周治療後、2～8ヵ月間隔で4年以上のリコールに応じた39名のメインテナンス患者を調べたところ、4.2％の部位で2mm以上のアタッチメントロス（歯肉上皮とセメント質の付着の喪失）が見られました。そのアタッチメントロスが生じた患者を調べてみると、全体の2/3がBoP30％以上の患者で占められており、BoP20％以下の患者は1/5だったと報告しています。

この論文は、BoPを20％以下にコントロールしておくことが、将来的なアタッチメントロスのリスク抑制につながることを示唆しています。

▶ BoP は歯周病進行の警告か？❸ Matulieneらの研究

Matuliene ら[5]は、平均して11年間サポーティブペリオドンタルセラピー（SPT）を行っている172名の歯周炎患者に対して、5mm以上の歯周ポケットが残存することやBoPの見られることが、歯周炎の進行や歯の喪失にどのような影響を及ぼすかについて検討しました。

その結果、歯周ポケットの深さが6mm以上でBoPの部位が30％以上になると、歯周炎の進行や歯の喪失のリスクが高くなると報告しています。

歯周ポケット部位数＊1	4ヵ所以下	5～7ヵ所以下	8ヵ所以上
BoP＊2	9％以下	10～24％	25％以上
骨吸収年齢比＊3	0.5以下	0.6～0.9	1.0以上
喪失歯数	4歯以下	5～7歯	8歯以上
全身疾患・遺伝素因の有無	なし	あり	あり
喫煙（1日あたり）	なし	あり	あり
	上記6項目のうち5項目以上該当	上記6項目のうち2項目以上該当	上記6項目のうち2項目以上該当

低リスク
リスクファクターに対する管理指導は適宜行う
中等度リスク
リスクファクターに対する管理指導は通常どおり行う
高リスク
リスクファクターに対する管理指導は強化して行う

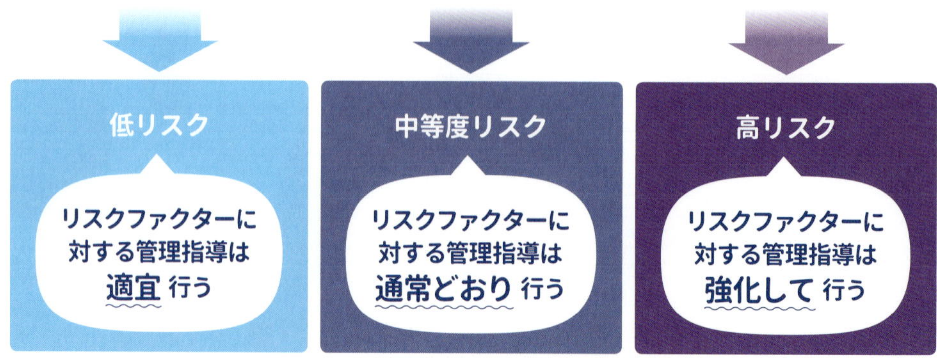

図2 SPT時のリスク評価（参考文献8より引用改変）。
＊1：5mm以上の歯周ポケット部位数　＊2：出血（＋）部位数の割合／口腔　＊3：臼歯部最大骨吸収（％）÷年齢

▶ BoP は歯周病進行の警告か？4 Janssonらの研究

一方で、BoP のみを歯周病進行の指標とすることに対して警告している Jansson らの研究[6]もあります。

この研究では、5 年以上 SPT を行っている 22 名の歯周炎患者の歯周病リスクを総合評価したところ、13 名がハイリスクと判定されたそうです。ところが BoP だけを指標として、BoP 20% をカットオフ値（本来は検査の陽性・陰性を分ける値のことですが、本研究では歯周病のリスクを効果的に分類できる BoP の値を検討しています）とすると、ハイリスクなのは 5 名になりました。Jansson らは、「13 − 5 ＝ 8 名はハイリスクではないといえるのだろうか？」という疑問を投げかけています。

▶ BoP は歯周病進行の警告か？5 日本歯周病学会による総合的な判断

これらの研究を並べて考えてみると、BoP だけではなく、総合的な評価[7]が必要なことがわかります。

そこで、日本歯周病学会が刊行した『歯周治療の指針 2015』[8]では、SPT 時の歯周病リスク評価として、Lang & Tonetti ら[9]の提示した 6 つのパラメータにより、歯周病リスクを評価・判定することと定めています（**図 2**）。

この情報を臨床に活かしてみよう！

▶ BoP の有無を確実に把握しよう

ここまで述べてきたように、BoP の見きわめが、プロフェッショナルの歯科衛生士が行う臨床にとって重要なポイントです。

次ページ**図 3** に、BoP を継続して測定した症例を示します[10]。こうしたモニタリングによって、歯周病の発症や再発を早期に食い止めることができるはずです。

まとめ｜これだけは覚えておこう！

- BoP の意味を読み取ることが重要です。
- BoP は、歯周ポケット内の炎症を早期に示唆します。
- BoP が繰り返して出現することは、将来のアタッチメントロスを示唆します。
- BoP の存在は、歯周病原細菌の存在を示唆します。
- BoP が繰り返して出現しないことは、歯周組織の安定を示唆します。

Ⓐ 初診時の所見

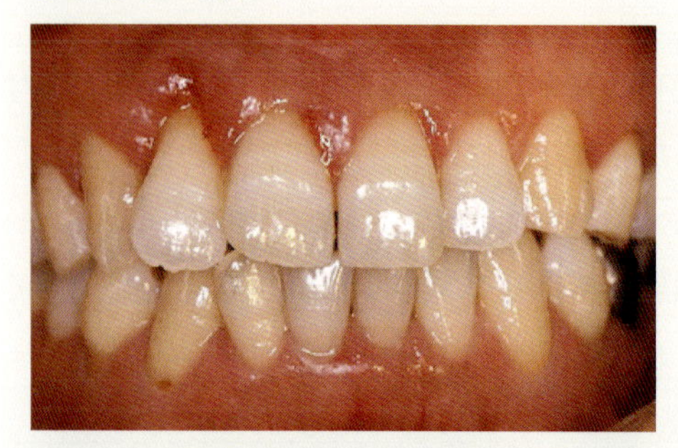

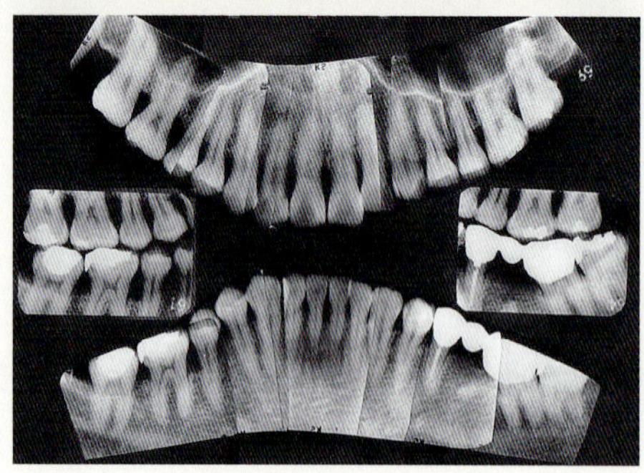

- BoP：36部位（21.4%）
- プロービングポケットデプス（PPD、6点計測）：平均2.9mm ＝ 168部位中、4mm以上は37部位（22.0%）、7mm以上は3部位（1.8%）
- アタッチメントレベル（AL）：平均3.0mm
- 歯槽骨吸収率：平均17.2%

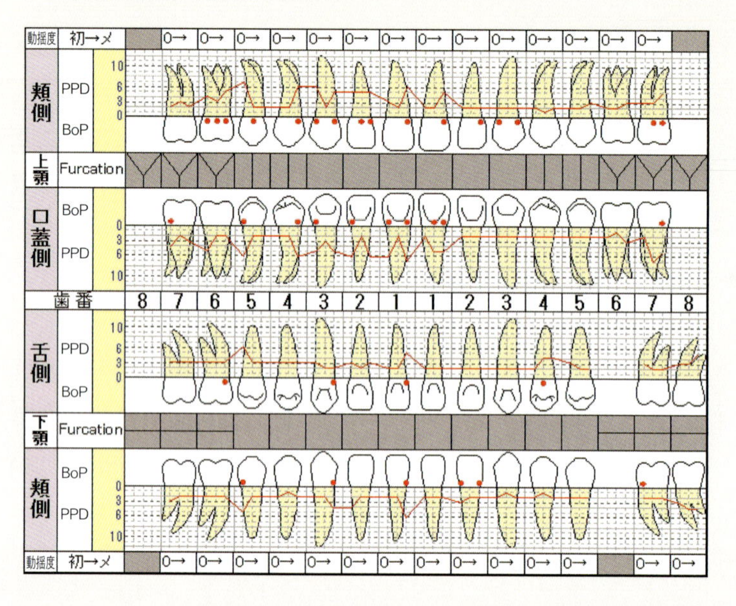

Ⓑ 初診から17年後の所見

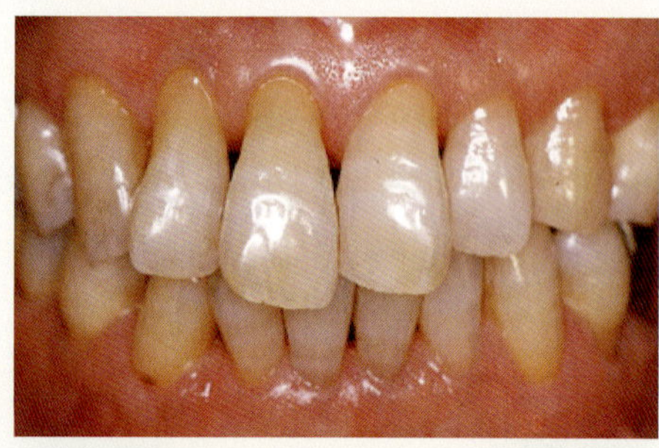

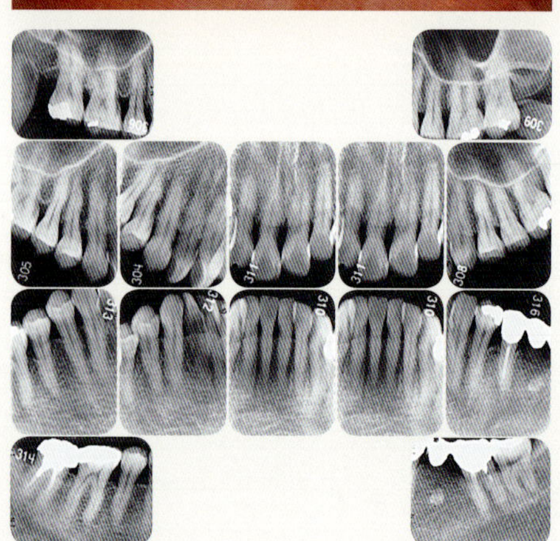

- BoP：20部位（11.9%）
- プロービングポケットデプス（PPD、6点計測）：平均2.3mm ＝ 168部位中、4mm以上の部位はなし
- アタッチメントレベル（AL）：平均2.7mm
- 歯槽骨吸収率：平均16.1%

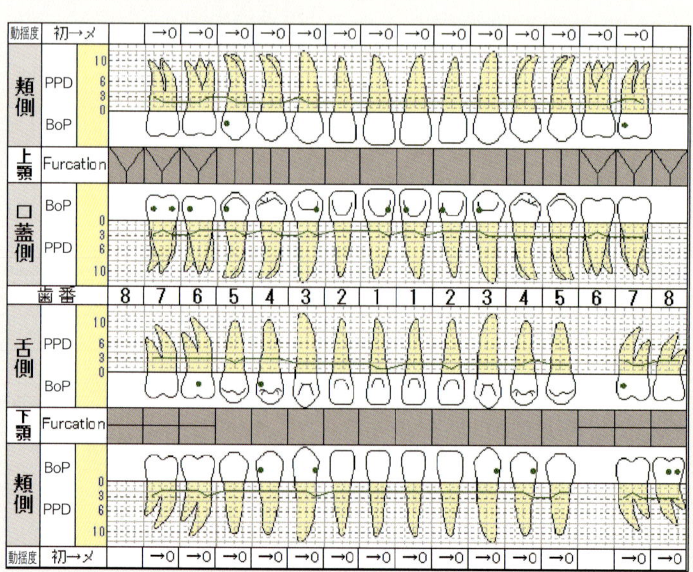

図3 BoPを継続的に測定し、良好な経過を得た症例（中等度慢性歯周炎）。
セルフケア指導で急性炎症をコントロールした後、再評価後に残存する歯周ポケットの改善を目的に歯肉縁下のSRPを行いました。歯周基本治療終了後、歯周組織の再評価検査を毎年行っていますが、プラークコントロールは良好、BoPも20%以下に維持され、2mm以上のアタッチメントロスを示した歯はなく、約27年間1歯も喪失することなく経過しています。

C 初診から27年後の所見

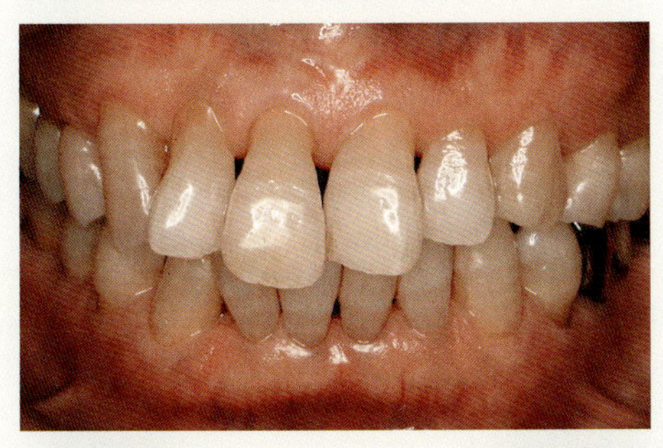

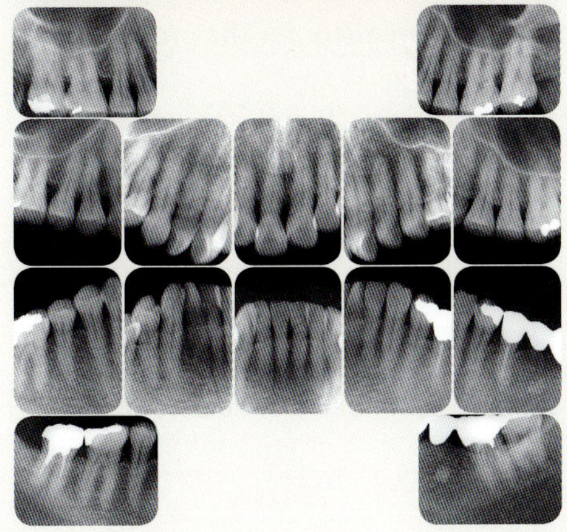

- BoP：26部位（15.5%）
- プロービングポケットデプス（PPD、6点計測）：平均2.3mm = 168部位中、4mm以上は1部位（0.6%）、7mm以上の部位はなし
- アタッチメントレベル（AL）：平均2.7mm
- 歯槽骨吸収率：平均15.7%

動揺度	0	0	0	0	0	0	0	0	0	0	0	0	0	0	
AL	443 333	656 333	533 433	333 323	444 323	445 323	455 435	334 334	223 223	223 333	334 322	334 333	333 444	333 434	
PPD	322 333	333 232	322 322	223 223	322 222	223 222	222 222	222 222	222 222	222 223	222 322	322 322	222 223	323 333	
プラークの付着状況	7	6	5	4	3	2	1	1	2	3	4	5	6	7	8
	7	6	5	4	3	2	1	1	2	3	4	5	6	7	8
PPD	333 322	322 223	223 323	222 223	222 222	222 322	222 223	222 222	222 222	222 322	324 322	322 322		323 222	333 333
AL	333 433	345 544	445 533	433 433	334 333	434 422	334 223	433 222	343 222	343 333	324 334	433 322		423 323	344 333
動揺度	0	0	0	0	0	0	0	0	0	0	0	0		0	0

D 本症例のBoPの推移（1989～2016年）

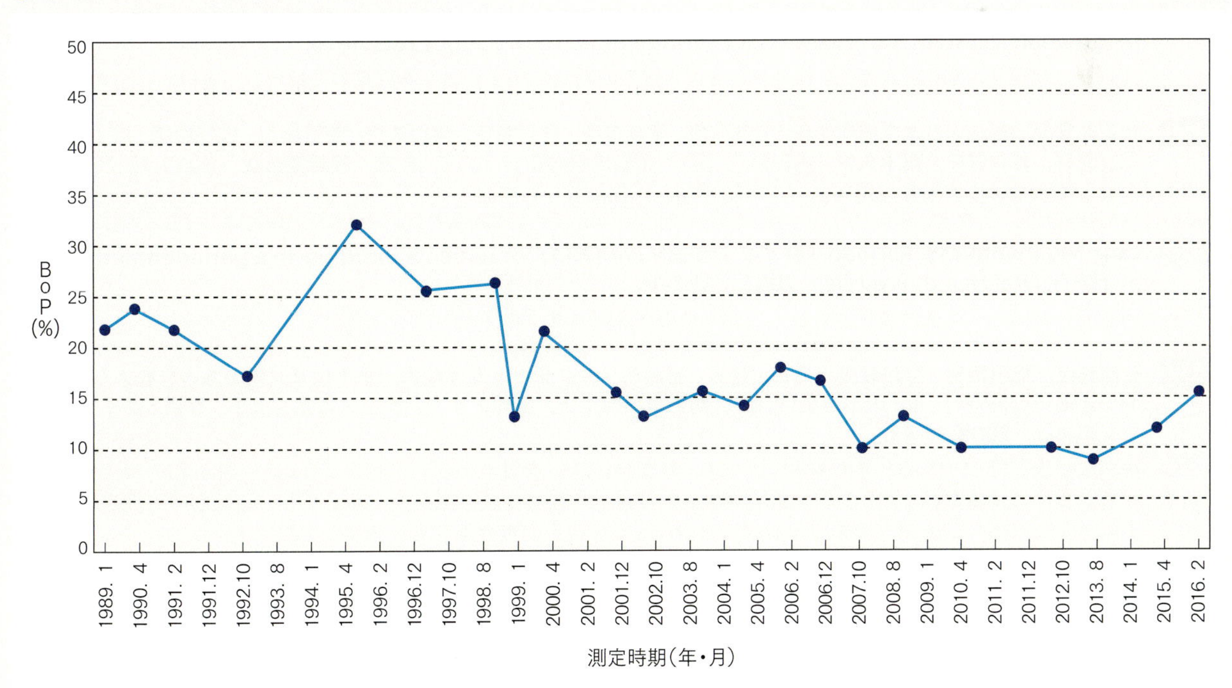

参考文献

文献1 **Demmer RT, Papapanou PN, Jacobs DR Jr, Desvarieux M. Bleeding on probing differentially relates to bacterial profiles: the Oral Infections and Vascular Disease Epidemiology Study. J Clin Periodontol 2008;35(6):479-486.**

BoP の有無が、歯肉縁下の細菌叢を規定することを示した研究です。4 種の代表的な歯周病関連細菌と BoP との関係を検討しています。

文献2 **Lang NP, Adler R, Joss A, Nyman S. Absence of bleeding on probing. An indicator of periodontal stability. J Clin Periodontol 1990;17(10):714-721.**

何度診査しても BoP のない部位が、歯周組織が安定した部位であるという研究です。

文献3 **Lang NP, Joss A, Orsanic T, Gusberti FA, Siegrist BE. Bleeding on probing. A predictor for the progression of periodontal disease? J Clin Periodontol 1986;13(6):590-596.**

BoP の繰り返し部位が、歯周炎進行のリスク部位であるという研究です。4 年以上にわたり、4 度のリコールに応じた重度の歯周炎患者が対象になっています。

文献4 **Joss A, Adler R, Lang NP. Bleeding on probing. A parameter for monitoring periodontal conditions in clinical practice. J Clin Periodontol 1994;21(6):402-408.**

BoP が20％以下であることが、歯周病進行のリスクが少ないという研究です。

文献5 **Matuliene G, Pjetursson BE, Salvi GE, Schmidlin K, Brägger U, Zwahlen M, Lang NP. Influence of residual pockets on progression of periodontitis and tooth loss: Results after 11 years of maintenance. J Clin Periodontol 2008;35(8):685-695.**

歯周ポケットの深さ（PPD）と BoP が、歯周炎の進行や歯の喪失のリスクに関連するという研究です。

文献6 **Jansson H, Norderyd O. Evaluation of a periodontal risk assessment model in subjects with severe periodontitis. A 5-year retrospective study. Swed Dent J 2008;32(1):1-7.**

BoP だけを指標することに対する警告を示した研究です。

文献7 **Lang NP, Suvan JE, Tonetti MS. Risk factor assessment tools for the prevention of periodontitis progression a systematic review. J Clin Periodontol 2015;42 Suppl 16:S59-70.**

文献 9 と関連し、歯周病の進行を抑制するリスク因子の指標に関する論文を網羅的に抽出して検討したものです。

文献8 **特定非営利活動法人日本歯周病学会，五味一博，栗原英見，吉江弘正，河口浩之，菅野直之，吉野敏明，坂上竜資，児玉利朗，若林健史，荒木久生，内田剛也（編）．歯周治療の指針 2015．東京：医歯薬出版，2015;72-75.**

文献 9 を参考に、日本歯周病学会として SPT 時の歯周病リスク評価を示しています。

文献9 **Lang NP, Tonetti MS. Periodontal risk assessment (PRA) for patients in supportive periodontal therapy (SPT). Oral Health Prev Dent 2003;1(1):7-16.**

患者側の 6 つのリスク因子を検討して、SPT 時の歯周病リスクの評価を行った研究です。

文献10 **安藤和枝，稲垣幸司，野口俊英，長谷川茂人．歯周病リスクをともなう症例．水平性骨欠損のある患者さんとのおつきあい（非外科）．In: 山本浩正（監修）．別冊歯科衛生士．長期メインテナンスに挑もう！．東京：クインテッセンス出版，2008;35-43.**

歯科衛生士と行った症例とその長期経過です。初診時に深い歯周ポケットがありましたが、非外科的療法で改善され、良好に維持されました。深い歯周ポケットに対して歯周外科治療を行わなくても、辺縁歯肉の炎症のコントロールと的確な SRP ができれば、歯科衛生士にも十分対応が可能なことを物語る文献です。

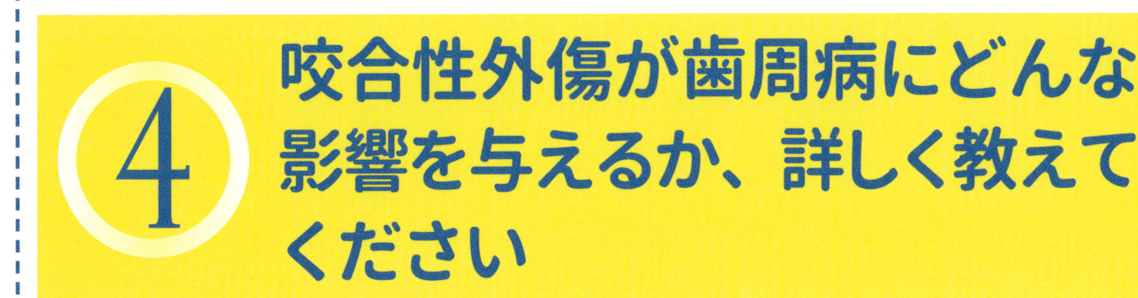

4 咬合性外傷が歯周病にどんな影響を与えるか、詳しく教えてください

解説 村上 慶 先生

現在わかっていること / 現在の考え方

▶ 咬合性外傷ってなに？

歯周病の原因はプラークですが、咬合性外傷はいったいどのように歯周病と関係しているのでしょうか？ この疑問に答えるため、さまざまな仮説が立てられ、研究も行われてきました。これらを紹介する前に、まず咬合性外傷とはいったいどういうものか、整理してみましょう。

咬合性外傷とは、『歯周病用語集』（アメリカ歯周病学会、1986年）によると、「過度の咬合力によって引き起こされる付属器官の損傷」とあります。すなわち、外傷を与える過度な咬合（外傷性咬合）により、歯や歯周組織に損傷を与えることをいいます。外傷性咬合といえば、具体的には歯ぎしり・食いしばりなどのブラキシズムや、咬み合わせのずれや異常咀嚼運動による咬合干渉（早期接触、咬頭干渉など）が該当すると考えられます（**図 1**）。

さらに咬合性外傷は、正常な歯周組織にもたらされる「一次性咬合性外傷」と、歯周組織の高さが減少した歯周組織に対して傷害を及ぼす「二次性咬合性外傷」に分類されます。一次性も二次性も起こる組織反応は同じなので、両者を強く意識する必要はあまりありませんが、二次性咬合性外傷では歯周組織の高さが減少するので、比較的弱い力でも咬合性外傷となりえます。

睡眠時の歯ぎしり

ストレスによる食いしばり

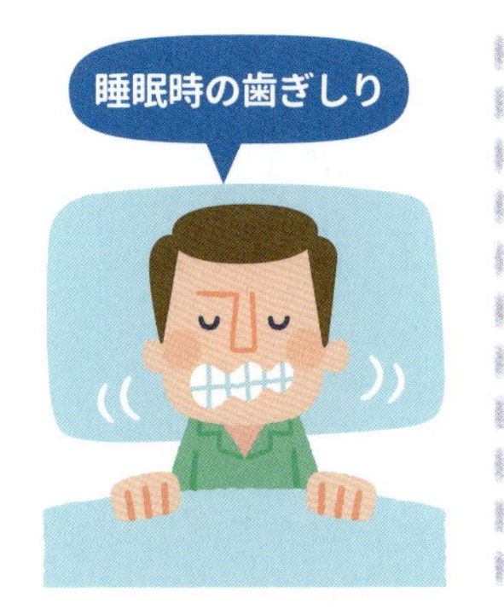

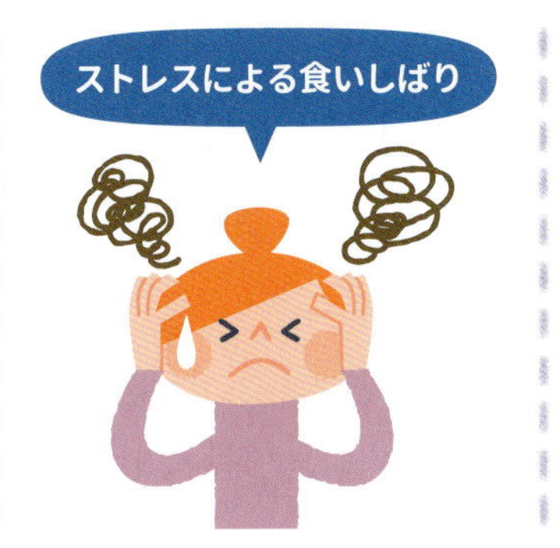

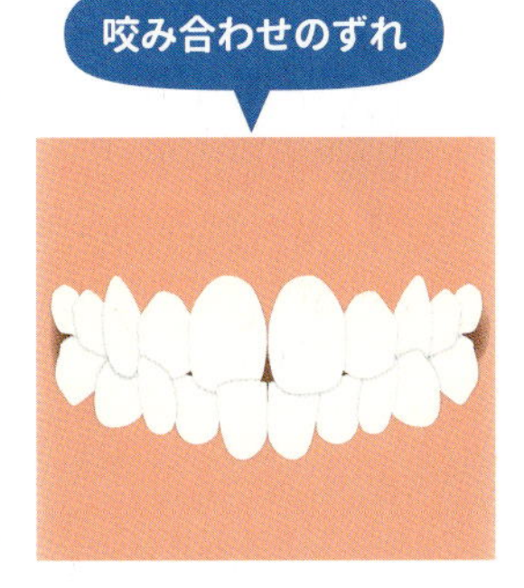

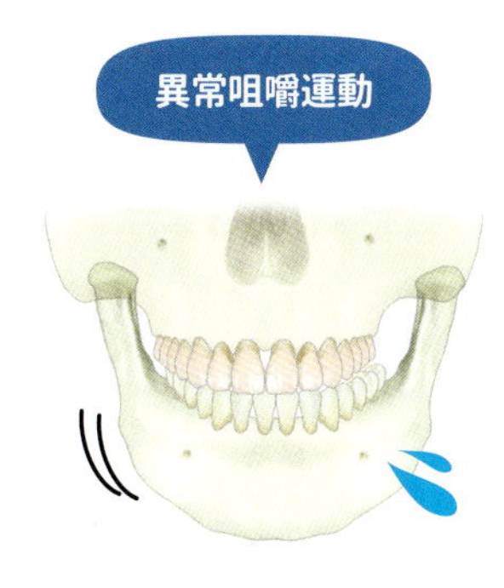

図 1　外傷性咬合の原因例。

▶ 異常な力が加わると、歯にはどんな変化が現れる？

歯に異常な力が加わると、どのような変化が起きるのでしょうか？

力が歯に１方向から持続的に加わると、歯根膜は、力により圧迫される圧迫側と引っ張られる緊張側に分かれます。そして圧迫側では歯槽骨の吸収が生じ、緊張側では歯根膜の幅を一定に保つため骨の添加が起こります。その両者の組織反応の結果、歯は動揺します。歯が移動して力が加わらなくなると、歯根膜と歯槽骨は正常な状態に戻り、歯の動揺はおさまります（**図２**）。

それでは、歯を揺さぶるような２方向からの力（ジグリングフォース：jiggling force）が加わるとどうなるでしょうか？　２方向から力が加わると、歯根膜では圧迫側と緊張側が混在するようになります。そして両側において活発な骨吸収が起き、歯根膜腔の拡大が生じます。その後、歯根膜は拡大されたまま正常な組織に落ち着きます。つまり、歯周組織は歯根膜が拡大することで、加えられた過度の咬合力に適応した状態になるのです。歯根膜が拡大しているため、当然歯は動揺します（**図３**）。

ただし、これらの咬合性外傷のみでアタッチメントロスが生じることはないため、歯周病は発症しません[1)]。

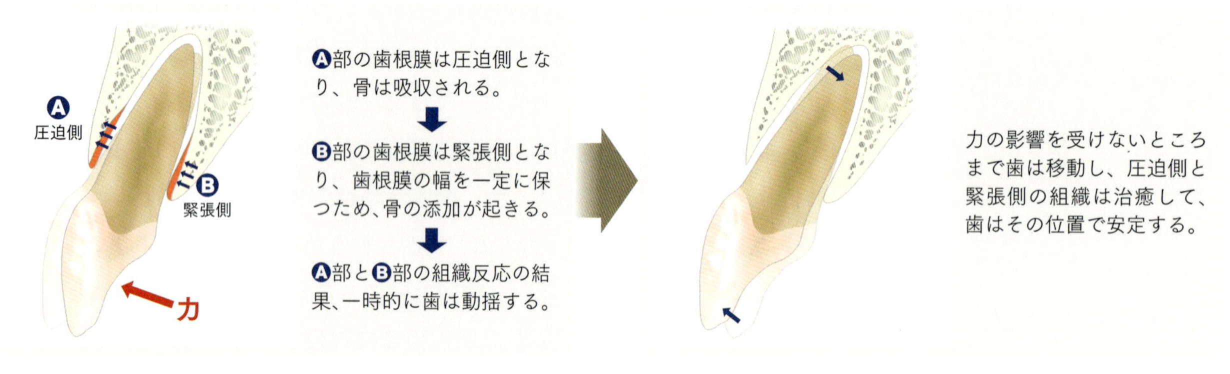

図２　１方向から力が加わった場合のイメージ。

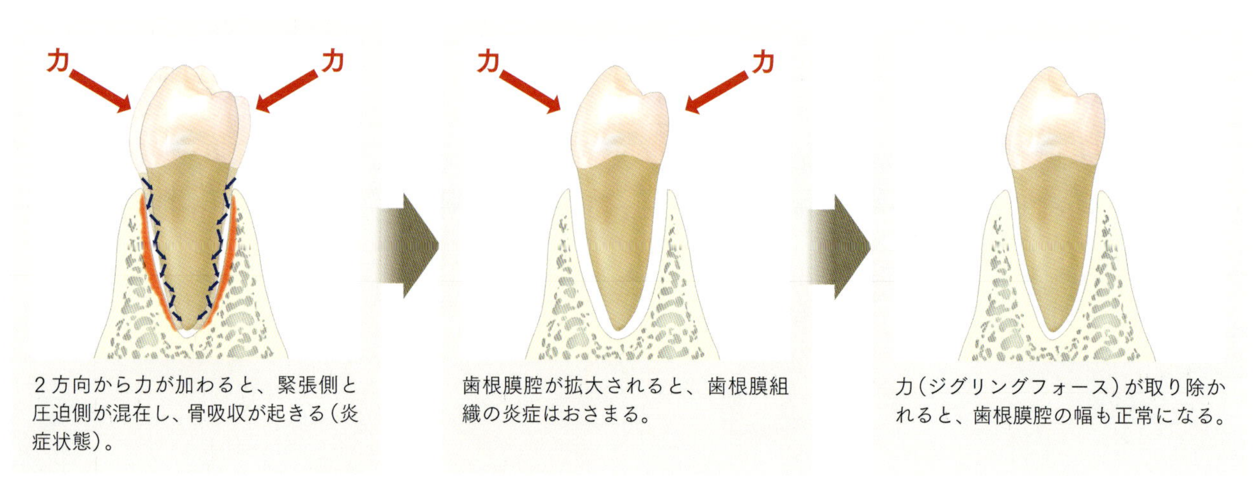

図３　２方向からの力（ジグリングフォース）が加わった場合のイメージ。

▶ 歯周病の直接原因ではない咬合性外傷、増悪因子にはなる？

これまでの解説で、「咬合性外傷のみでは歯周病はまず生じない」ということをご理解いただけましたでしょうか。

では咬合性外傷は、歯周病の増悪因子になるのでしょうか？ この点については、Glickman ら[2)]の「咬合性外傷が炎症に合併した場合は、炎症は直接歯根膜に波及し、くさび状骨欠損や骨縁下ポケットを形成する」という仮説が有名です。これは、炎症が起こっている箇所に咬合性外傷が加わると、プラークのみの場合と異なり、歯根膜に炎症がより早く伝わるというものです。

これに対し Waerhaug ら[3)]は、「垂直性骨吸収は、2 つの隣接する歯のセメント－エナメル境（CEJ）の位置の高さや歯肉縁下プラークの位置により生じる」とし、垂直性骨吸収への咬合性外傷の関与を否定する意見も存在します。

このように、咬合性外傷を炎症に合併させる実験では、咬合性外傷の強さ、期間、炎症の程度に問題があり、完全に一致した見解はありません（**図 4**）。ただ、咬合性外傷と炎症の合併により、歯周組織の破壊が促進される報告が多いようです。特に咬合性外傷は、歯槽骨の破壊の面で大きな影響を与えていると考えられています[4, 5)]。

みなさんも実際の臨床で、咬合性外傷と炎症が合併していると、歯の動揺度が大きく骨吸収が進んでいることが多いと感じませんか？ このような臨床実感も、たとえば「第二大臼歯は不潔になりやすく、咬合力が強くかかり、咬合干渉を起こしやすいため、一番早く歯周病が進行してしまう……」などと考えると、症状の背景がイメージできると思います。

咬合性外傷が加わると
炎症がより早く伝わるッ!!
垂直性骨吸収には
咬合性外傷は
関係しない!!
のこったのこった、
まだまだのこった
(議論の継続)
えー
第二大臼歯の歯周
病って、臨床だと
咬合性外傷の影響
を受けてそうな感じ
するんだけどなー

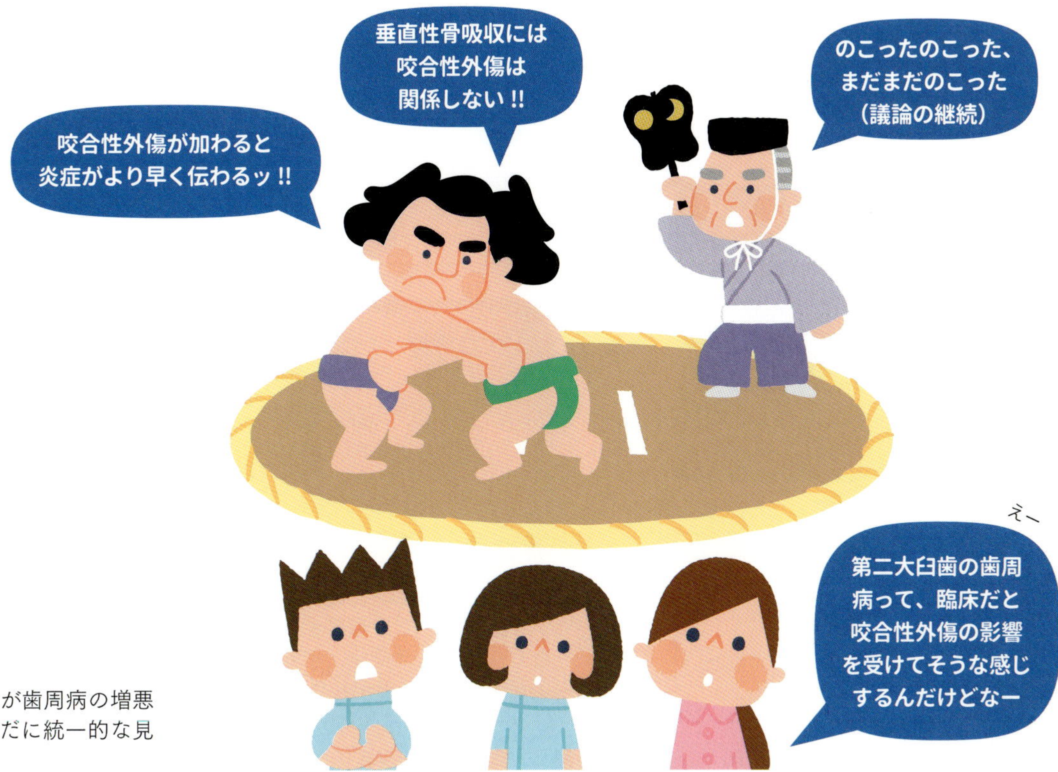

図 4 咬合性外傷が歯周病の増悪因子なのか、いまだに統一的な見解はありません。

▶ 歯周病の治療に咬合のチェックは必須

歯周病治療で咬合のチェックは欠かせません。それは、咬合負担が大きいと歯は動揺しますし、動揺している歯の歯周病は治りにくいという報告[6]があるからです。

したがって、いくら咬合は歯周病発症に関係ないといっても、歯周病治療を行ううえで、咬合調整や歯の固定は非常に重要なオプションになっています。咬合調整によって咬合の負担を軽減したり、固定により動揺を抑えたりすることは、歯周組織の安静につながり、歯周炎の治癒をうながします。

▶ 咬合性外傷とセメント質剥離

歯周組織の破壊を引き起こす原因として、セメント質剥離があります。セメント質剥離は、セメント質の一部が象牙質との境で剥離することでセメント質が遊離し、局所的に急速な歯周組織破壊を起こすものです。

報告[7]によると、セメント質剥離は高齢者、男性に多いという特徴があり、咬合が大きく関与するとされています（**図5**）。高齢者に多い原因として考えられるのは、加齢によりセメント質が厚くなること、セメント質と象牙質の間の結合が弱くなること、加齢により歯槽骨の弾性係数が低下する（硬くなる）ことなどが挙げられます。また歯に荷重を繰り返しかけることで、セメント質に亀裂が生じることが実験的にも報告されています[8]。

したがって、高齢になるつれてセメント質や歯槽骨が変化した状態の歯に、咬合の負担が積み重なることでセメント質剥離が生じ、歯周組織の破壊が発生すると考えられます。

この現象は、生活歯、失活歯の両方に観察されていますし、プラークコントロールが良い患者でも当然起こりますので、歯科衛生士のみなさんは、メインテナンス時に注意深く観察しておく必要があります。

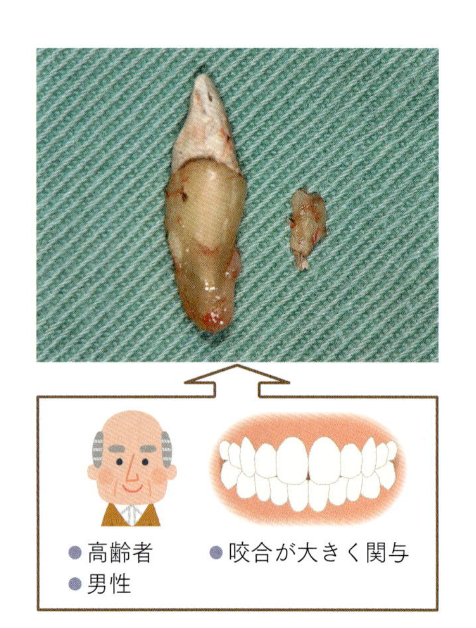

図5　セメント質剥離とその因子。

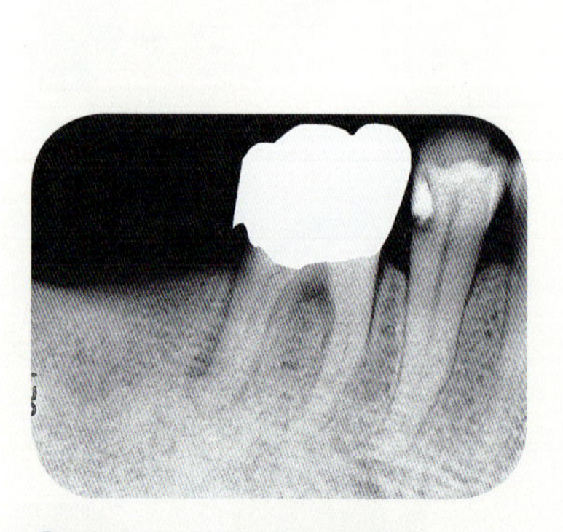

Ⓐ 咬合性外傷のみの臨床像。エックス線写真からは歯周ポケットがあるように見えるが、実際にはさほど深い歯周ポケットではない。

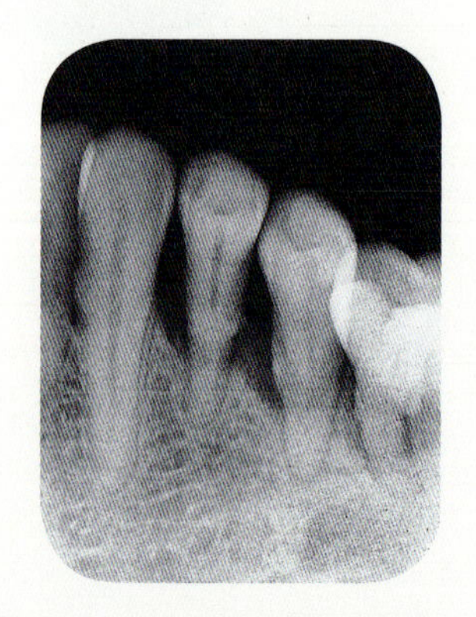

Ⓑ 炎症と咬合性外傷が合併した臨床像。歯根膜腔は拡大し、垂直性骨吸収も進んでいる。臨床的には著明な動揺がある。

図6　エックス線写真に見る咬合性外傷の臨床像。

この情報を臨床に活かしてみよう！

▶ 歯根膜腔の拡大・歯の動揺・咬み合わせをチェック

咬合性外傷は、歯根膜腔の拡大が特徴的ですので、臨床的には歯の動揺やエックス線写真で歯根膜腔の拡大をチェックします。

また、口腔内の診査で歯の動揺度を診査しますが、これは咬合性外傷をチェックする目的で行っているのです。さらに、上顎の歯に指を置いて、咬み合わせをチェックすることも大切です。これを「フレミタスチェック」といい、咬み合わせの早期接触や側方運動時の干渉（外傷性咬合の要因）を知ることができます。

咬合性外傷だけではアタッチメントロスは起こりませんので、歯周ポケット診査で咬合性外傷を見つけることはできません。しかし逆に、動揺やエックス線写真的に骨吸収があるにもかかわらず歯周ポケットがないというようなときは、歯周病ではなく外傷による骨吸収像と診断することができます（**図6Ⓐ**）。

なお、歯周病に咬合性外傷が合併している場合、歯の動揺と歯周ポケットを認め、エックス線写真では歯の周囲に歯根膜の拡大と骨吸収を認めることができます（**図6Ⓑ**）。

歯周病治療の基本はプラークコントロールですが、咬合性外傷がある場合は、咬合力を適切にコントロールすることも大切になります。また、歯槽骨の支持が少なく、二次性の咬合性外傷を起こしているような症例であれば、固定などで歯にかかる負担を軽減させることも有効になります。

まとめ｜これだけは覚えておこう！

- 咬合性外傷の特徴的な所見は動揺です。
- 咬合性外傷を受けている歯は、エックス線写真に歯根膜腔の拡大が認められます。
- 咬合性外傷のみでは歯周病は発症しませんが、歯周病が生じたうえで咬合性外傷が加わると、症状を増悪させる危険性があります。

参考文献

文献1 **Wentz FM, Jarabak J, Orban B. Experimental occlusal trauma imitating cuspal interferences. J Periodontol 1958;29:117-127.**

歯にとって有害とされる２方向からの力（ジグリングフォース）が、歯周組織に及ぼす影響を調べた文献です。ジグリングフォースが加わることでまず歯根膜に炎症症状が現れ、歯槽骨は吸収されます。そして歯根膜は拡大されます。しかしその後、歯根膜は拡大した状態ではあるものの歯周組織は正常に戻り、歯肉炎や歯周炎を認めないことを報告しています。

文献2 **Glickman I. Inflammation and trauma from occlusion, co-destructive factors in chronic periodontal disease. J Periodontol 1963;34:5-10.**

咬合性外傷とくさび状骨欠損との関連を示唆した有名な文献です。プラークのみの炎症と外傷が合併した炎症では波及経路が違い、外傷が加わっているほうが直接炎症が歯根膜に波及してくさび状骨欠損が生じる、という仮説を立てています。

文献3 **Waerhaug J. The angular bone defect and its relationship to trauma from occlusion and downgrowth of subgingival plaque. J Clin Periodontol 1979;6(2):61-82.**

外傷が加わっていない歯でも、くさび状骨欠損が生じる可能性を示唆した論文です。隣在歯間のセメントーエナメル境（CEJ）の高さの違いや、歯肉縁下プラークの位置によりくさび状骨欠損は生じる、と説明されています。

文献4 **Ericsson I, Lindhe J. Effect of longstanding jiggling on experimental marginal periodontitis in the beagle dog. J Clin Periodontol 1982;9(6):497-503.**

歯周炎に咬合性外傷を合併させた場合の動物実験の結果をもとに、咬合性外傷があると歯周組織の破壊を促進する可能性を示唆した論文です。

文献5 **Polson AM, Zander HA. Effect of periodontal trauma upon intrabony pockets. J Periodontol 1983;54(10):586-591.**

骨縁下ポケットにおける外傷の影響を調べた論文です。外傷は歯槽骨吸収には関与するが、結合組織性付着の喪失には影響を与えない可能性を示唆しました。

文献6 **中村 陽，中島啓介，村岡宏祐，横田 誠．歯の動揺が歯周基本治療後の歯周組織状態に及ぼす影響．日歯周誌 2009;51(1):27-37.**

歯の動揺度が歯周病治療の予後にどう影響を与えるかについて論じた、貴重な論文です。20名の慢性歯周病患者に対して歯周治療を行い、治療の予後に与える因子として動揺度があると結論しています。

文献7 **菅谷 勉，元木洋史，川浪雅光．セメント質剥離破折による歯周組織破壊の治療．日歯周誌 2012;54(4):307-314.**

セメント質剥離に関する論文は少ないのですが、この論文ではセメント質剥離の実態、病態、原因さらには治療上に関する文献がレビューされています。

文献8 **Noma N, Kakigawa H, Kozono Y, Yokota M. Cementum crack formation by repeated loading *in vitro*. J Periodontol 2007;78(4):764-769.**

歯に荷重を繰り返しかけることで、セメント質がどうなるのかを検証した論文です。その結果、繰り返しの荷重でセメント質に亀裂が生じることが証明されています。

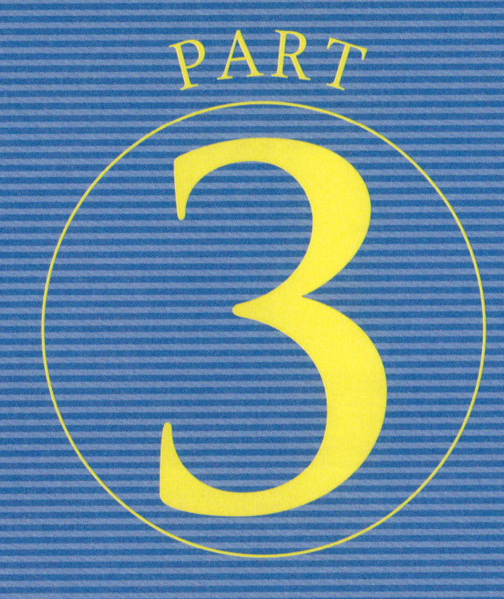

セルフケアについて知っていると臨床に活かせる情報

1 プラークコントロールの改善目標は、どれくらいに設定すればよいですか？

解説 谷口 奈央 先生

現在わかっていること / 現在の考え方

▶ なぜPCR20%が改善目標？

プラークコントロールの基本は口腔清掃指導であり、プラーク付着の評価に使われる代表的な指標として、O'Leary[1)]のプラークコントロールレコード（PCR）があります。日本では一般に、PCRの目標値は20%以下だと認識されています。また、歯周外科治療を行う必要のある患者さんは、PCR目標値を10%以下を目標とするのが望ましいと考えられています。一方Lindhe[2)]は、「メインテナンス期の患者では20～40%程度のPCRが許容される」としています。これらはどのような根拠に基づいているのでしょうか。

図1は歯周外科治療を行った歯の予後を調べた研究です[3)]。ここでは、再評価時の臨床診査でプロービングポケットデプス（PPD）が4mm以上だった部位について、メインテナンス期間におけるプラークコントロールの良否による予後を比較しています。PCRが20%を超える部位に比べて、20%以下の部位の歯周ポケットの深さは、有意に浅いという結果でした。

非外科的療法の場合にも、メインテナンス期間のPCRが20%で維持された場合に予後が良好であったという報告[4)]もあるため、メインテナンス期間において、PCRの目標を20%にすることは妥当であるといえそうです。

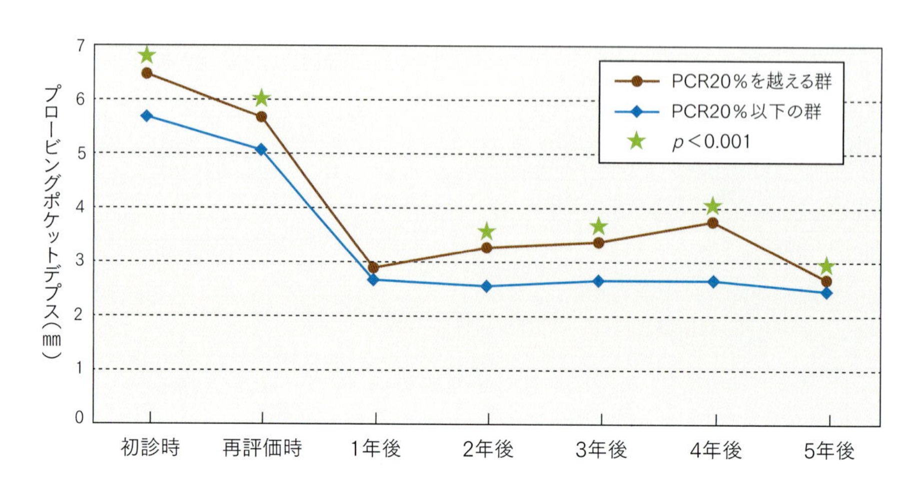

図1 歯周外科治療後のメインテナンス期間におけるプラークコントロールの良否による予後の比較（参考文献3より引用改変）。

▶ プラークコントロール≠完璧なブラッシング

口腔衛生指導ではプラーク付着度を記録し、そのスコアを減らすことを目指してブラッシング指導を行いますが、プラークコントロールの本当の意義は、完璧にプラークをなくすことではなく、口内フローラ(「フローラ」とは微生物の集まりのこと)の質を変えることです。

口の中には数百種類の微生物が住んでおり、複雑な生態系を形成しているなかで、口の健康を維持できる細菌と、う蝕や歯周病の原因となる細菌が共存しています。そしてう蝕や歯周病が起こるとき、口内フローラの質が移行します(**図2**)[5)]。プラークコントロールの改善目標は、こうした口内フローラの質を口の健康が維持できるものに引き戻すことであり、よい常在菌を保ち不都合な病原菌を減らすことなのです。

▶ プラークコントロールの評価方法

健康を維持できる口内フローラへ引き戻すためには、プラークを除去する他に、ひとりひとりの患者さんのリスクに応じた取り組みが必要です。プラークコントロールを評価する際には、プラークの付着状態を記録すると同時に、患者さんの宿主応答と関連づけること、つまり炎症の度合いを示すパラメータと比較することが重要です。

また、歯肉炎症、歯周ポケット、アタッチメントレベル、BoPなどの項目を同時に検査するべきでしょう。その他に唾液の質と量(緩衝能力、口の乾き)、口臭、歯周病原細菌の種類や割合を調べることも、ひとりひとりにあったプラークコントロールを考えるうえで役立ちます。また、喫煙習慣や肥満、ストレス、食習慣などのプラークコントロールに影響を与える全身的な因子についても、考慮する必要があります。

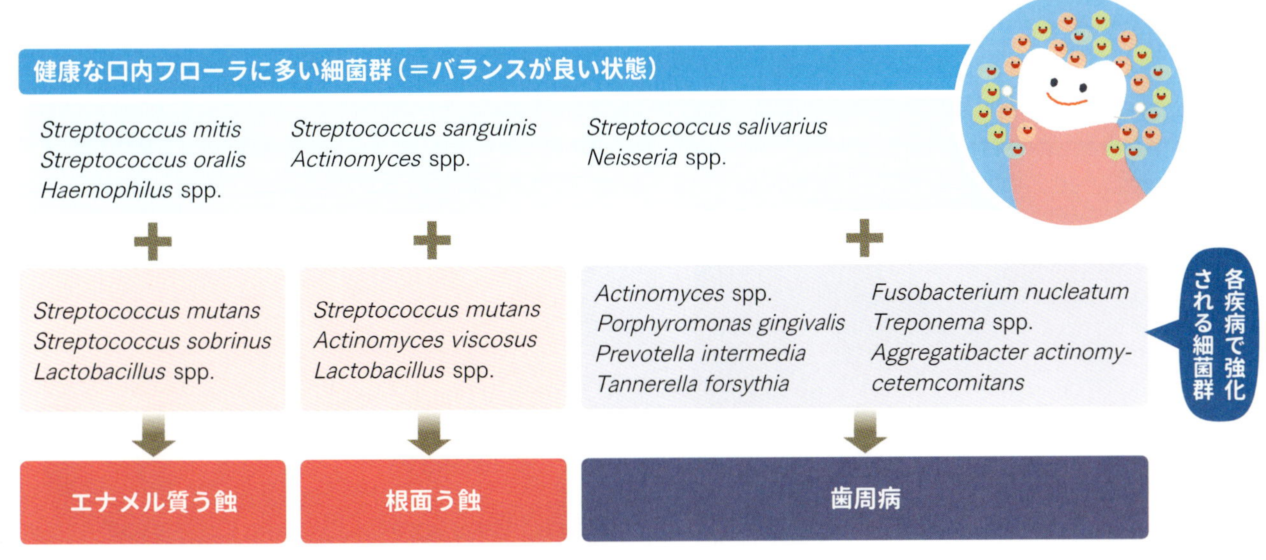

図2 疾病別に強化される口内フローラ中に存在する細菌の一覧。
う蝕リスクや歯周病リスクが高くなると、特定の細菌群が強化されます。プラークコントロールは口内フローラを健康な状態に戻すことだと考えると、とてもわかりやすくなります(参考文献5より引用改変)。

この情報を臨床に活かしてみよう！

▶ 歯根膜腔の拡大・歯の動揺・咬み合わせをチェック

まず、口の中の状態をチェックするとき、PCR、PPD、BoP、アタッチメントロスなど複数の指標を使って総合評価するようにします。これらの歯周組織診査に加えて、患者さん特有の歯周病リスクを見出すために、唾液検査や細菌検査も役立ちます。さらに、生活習慣や全身疾患についてもチェックします。患者さんのプラークコントロール改善に必要な項目を整理して、ブラッシング指導、食事指導、生活指導を含めたプラークコントロールを進めていきましょう（**図3、4**）。

口腔清掃の質は？
口は乾燥気味？
喫煙習慣は？
口臭がある？
歯周組織の状態は？
バイオフィルムの質は？
全身の健康状態は？
個人ごとの
目標を立案
まずはこちらをしっかりやりましょう！
内服薬

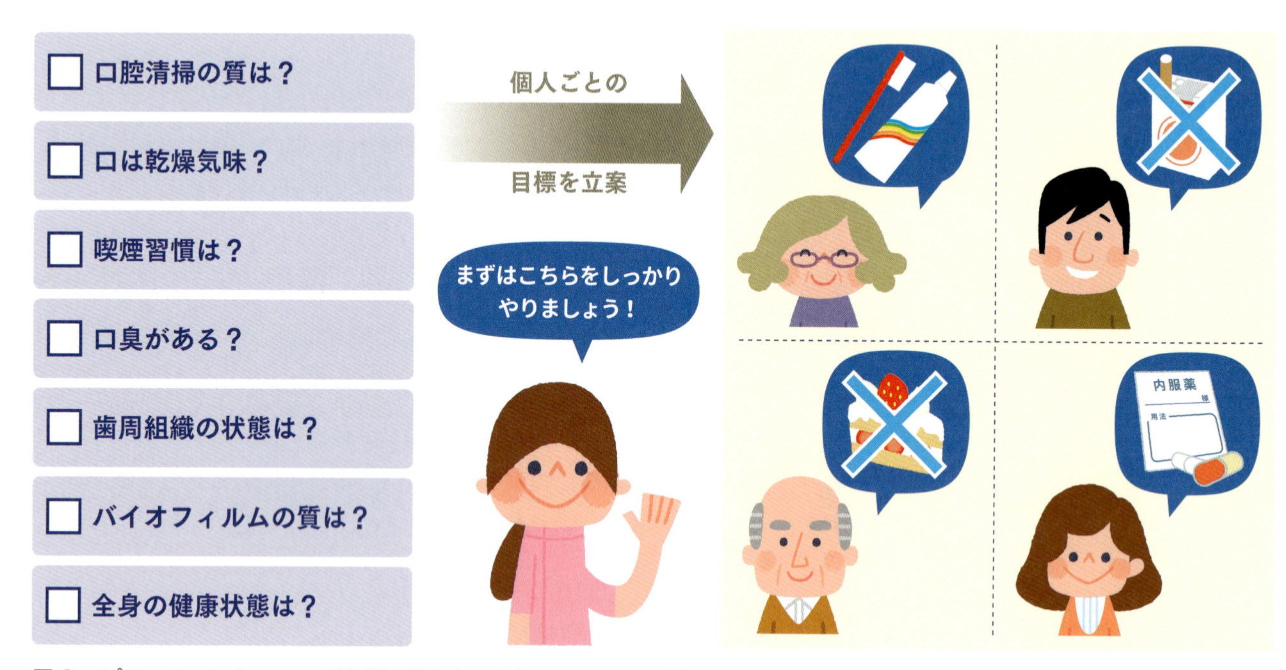

図3　プラークコントロールの改善目標を立てるためのチェック項目。

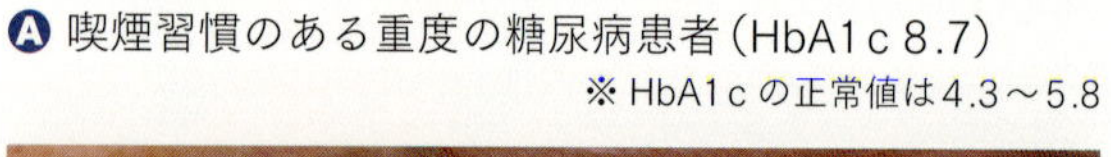

Ⓐ 喫煙習慣のある重度の糖尿病患者（HbA1c 8.7）
※HbA1cの正常値は4.3～5.8

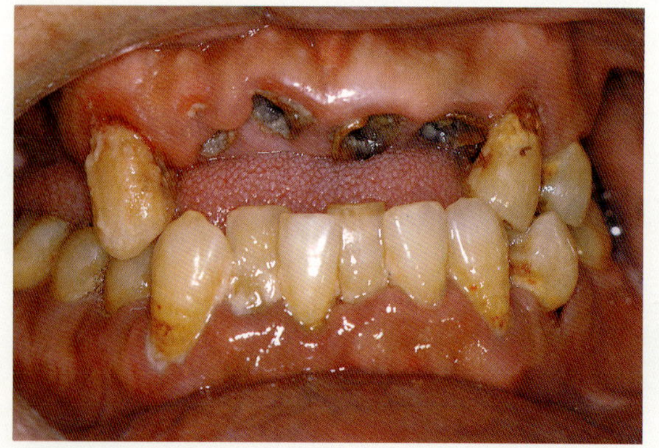

Ⓑ 高血圧治療薬（カルシウム拮抗薬）による歯肉肥厚がみられる患者

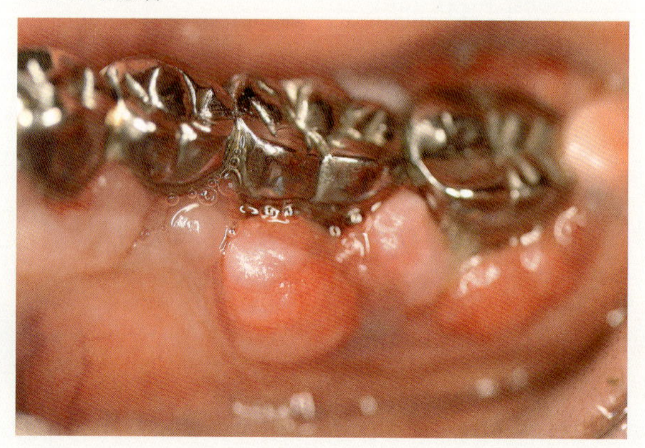

図4　全身疾患を有する歯周病患者の口腔内写真。

まとめ｜これだけは覚えておこう！

- メインテナンス期間の患者さんにおいて、PCRの改善目標20%は妥当といえます。
- 個人ごとのメインテナンスプログラムは口腔清掃指導が基本となりますが、その他の歯周病の影響因子についても、一緒に考えていくようにします。

参考文献

文献1 **O'Leary TJ, Drake RB, Naylor JE. The plaque control record. J Periodontol 1972;43(1):38.**
プラークコントロールレコード（PCR）の開発者の論文です。

文献2 **Lindhe J, Karring T, Lang NP. 岡本 浩（監訳）. Lindhe 臨床歯周病学とインプラント 第4版[臨床編]. 東京：クインテッセンス出版, 2005.**
歯周治療の臨床における基本的知識から最先端の治療様式まで、科学的根拠を散りばめながら説明している書籍です。世界基準の歯周治療の実践に役立つと、多くの臨床家に支持されています。

文献3 **島内英俊, 三木靖夫, 藤本玲子, 村上伸也, 島袋善夫, 北村正博, 大竹 毅, 岡田 宏. 長期経過症例における歯周外科処置の臨床的評価. 日歯保誌 1993;36: 1196-1203.**
歯周外科治療後のメインテナンス期間における、予後に影響する因子について検討した研究論文です。本文で紹介したプラークコントロールの良否におけるPPDの比較の他に、歯面別の比較、根分岐部病変の程度による比較、歯槽骨吸収像による比較も行っています。

文献4 **人見早苗, 石橋浩志, 猪俣裕士, 島内英俊. 一般歯科医院におけるメインテナンス治療の長期効果に関する研究. 日歯保誌 2006;48(2):124-134.**
歯周病のメインテナンス期間において、歯科衛生士が積極的にかかわるプロフェッショナル・プラークコントロールの効果を検証した研究論文です。メインテナンス期間1～5年をつうじて、5mm以上の歯周ポケット再発を2.5%以下に止めることができました。予後が良好だった理由のひとつとして、PCRが20%以下であったことを挙げています。

文献5 **Marsh PD. Microbiological aspects of the chemical control of plaque and gingivitis. J Dent Res 1992; 71(7):1431-1438.**
健康な口内フローラから、う蝕と歯周病に移行するときの口内フローラへの変化を記述した論文です。

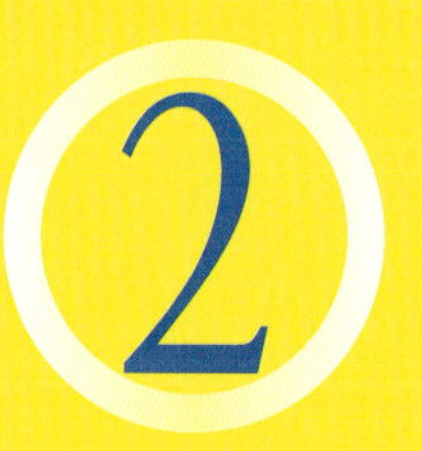

セルフケアの効果を上げる TBIのやりかたはありますか？

解説 谷口 奈央 先生

現在わかっていること／現在の考え方

▶ セルフケアの習慣は、患者さん自身が変えるもの

歯みがきは、喫煙や飲酒と同じ習慣的行動であるため、まわりの者が「こうしなさい」と言っても、患者さんの動機づけになりません。たとえば喫煙だと、患者さんも禁煙したほうがいいことを十分理解していても、まわりから「身体に悪いからやめなさい」と言われるだけではなかなか実行できませんよね。同じように、「夕食を食べたあと、そのまま歯を磨かないで寝る」という習慣は、「このままだとむし歯や歯周病になりますよ」と脅したからといって、磨くようになるものではないのです。わたしたちは、患者さんを自主的にセルフケアに向かわせる方法をとらなくてはいけません[1)]。

▶ セルフケアで得られる効果の情報を提供する

「ブラッシングによるプラークコントロールは、口の健康に有益な影響をもたらす」ことを実感する経験は、患者さんが自主性をもって行動を起こすきっかけとなります。

図1は、手用歯ブラシと電動歯ブラシの効果を細菌学的に評価した研究

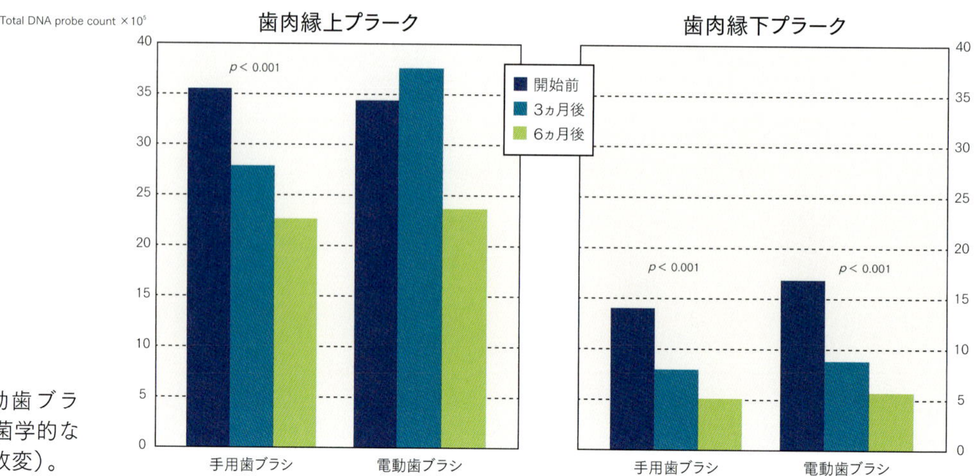

図1　手用歯ブラシと電動歯ブラシのブラッシング効果の細菌学的な検討（参考文献2より引用改変）。

です[2)]。手用歯ブラシ群25名と電動歯ブラシ群22名にわけてブラッシング指導を行い、1日2回のブラッシングをするように割り当てました。その結果、どちらのインスツルメントを用いても、歯肉縁上・縁下ともにプラーク中の細菌数の減少が認められました。

特に注目すべき点は、歯肉縁下プラークで減少傾向が著しかったことです。ブラッシングによる歯肉縁上のプラークコントロールだけでも、歯周ポケットの細菌数を減らすことができるのです。

このように、患者さんにとって利益のある情報をわかりやすい図や写真を使って提供することは、患者さんの自主性を高めるきっかけになります。

▶ TBIを繰り返すことでセルフケアの効果があがる

図2は、歯科衛生士によるTBIを繰り返し行ったグループと、1回のみ行ったグループの口腔内の変化を調査した研究です[3)]。3ヵ月間にTBIを1回のみ行ったグループでは、プラーク指数（PLI）と歯肉出血の指数（MGI）に変化が見られ、繰り返しTBIを行ったグループではPCR、PLI、MGI、PPDに大きな変化が見られました。

このことから、TBIを受けることによってブラッシングが上手になれば、医院で歯石除去をしなくても歯肉の炎症を改善できること、さらに、繰り返しTBIを行うと、セルフケアの効果がよりアップすることがわかります。

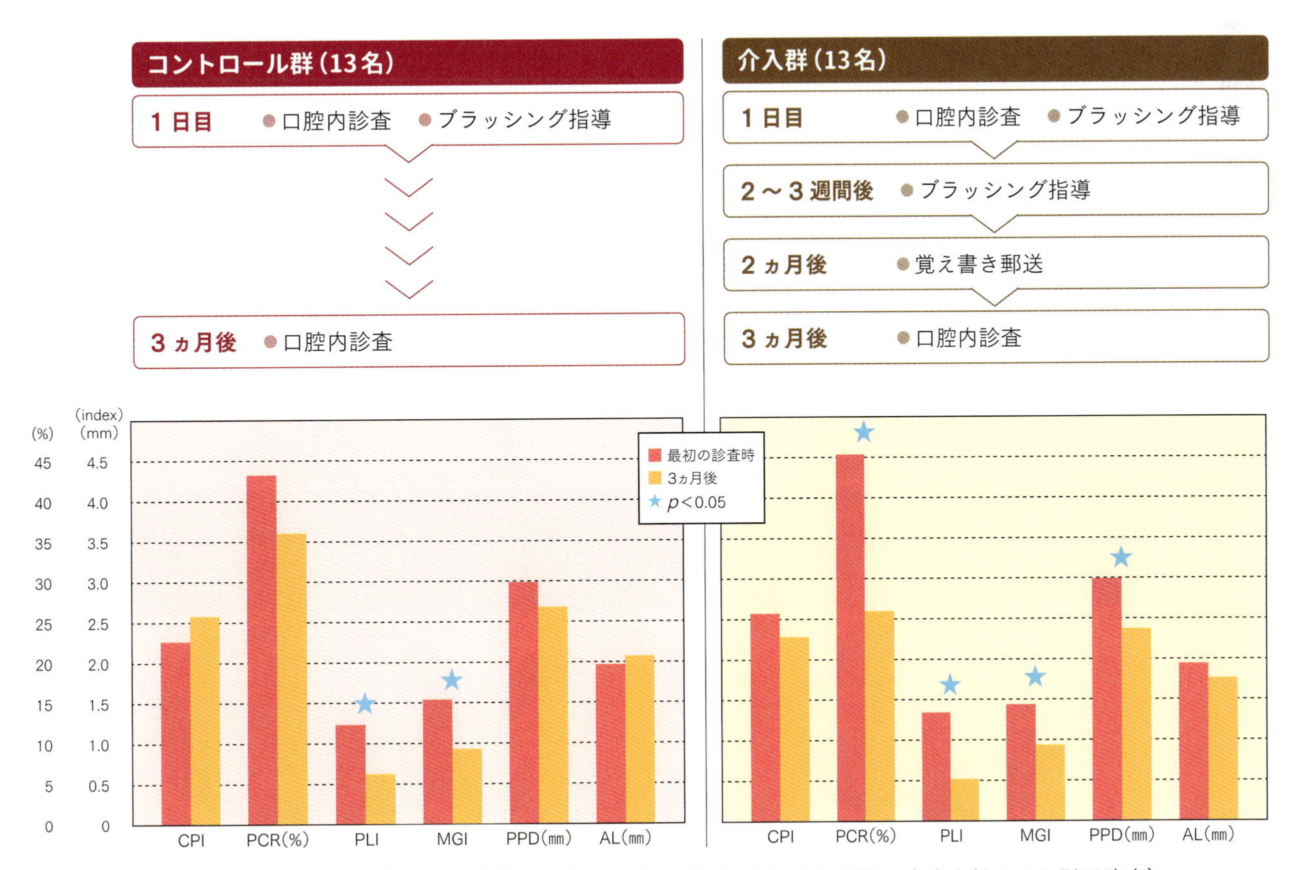

図2 TBIを繰り返し行うと、歯周組織の改善効果が大きい（CPIは地域歯周疾患指数、参考文献3より引用改変）。

この情報を臨床に活かしてみよう！

▶ まずは問題点を抽出！

ブラッシング指導を開始する前に、患者さんのプラークコントロールの問題が、技術不足から生じているのか、管理不足から生じているのかを見きわめることが大切です[4]。そのため患者さんの話を聞き、こちら側の関心がどこにあるのかを示し、患者さんの興味を引き出します。

なぜプラークコントロールが必要なのかを説明するだけでは、患者さんのを変える力にはなりません。プラークコントロールが自分の抱える問題とどのようにかかわっているかを、患者さん自身が理解できなくてはならないのです。こうした理解の実現には、口の中の状態を患者さん自身が評価できたり、悪い部分を観察できるように指導する方法が有効です。そのためには、視覚素材を使うなどのくふうで、情報を共有することが大切です。

▶ 次は目標設定！

問題点の抽出のつぎに、長期目標と中間目標を設定しましょう。中間目標は達成可能なものにします。達成感を味わうことで、患者さんの意欲がわいてくるでしょう。患者さん自身が、歯肉が改善していく体験を通してブラッシングの効果を実感し納得することが、もっとも効果的な動機づけになります。体験が､「理解」から「納得」へ深まる大事なステップ（**図3**）となるのです。

また、一度にたくさんの指導を行うと消化できないことがあります。1回の来院につき目標はひとつだけ提示し、ひとつひとつ達成していく喜びを共有しましょう。

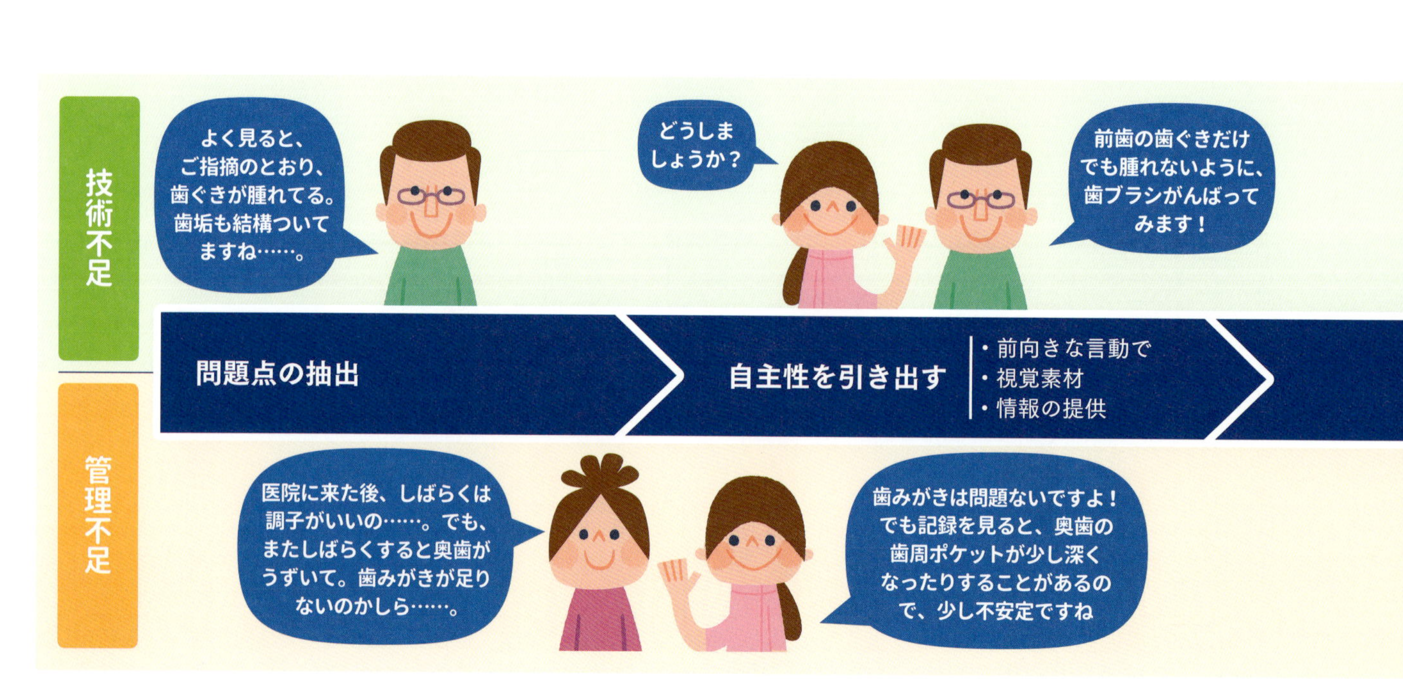

図3　充実したブラッシング指導に向けてのステップアップ作戦。

まとめ｜これだけは覚えておこう！

- 視覚素材や写真を使って、セルフケアのプラス効果を十分に伝えることは、患者さんの自主性を引き出すのに効果的です。
- 繰り返し TBI を行うと、セルフケアの効果があがります。
- 一度にたくさん詰め込まず、1 回の来院でひとつの目標を提示しましょう。ひとつひとつ達成していく喜びが自主性につながります。

参考文献

文献 1 Weinstein P, Gets T, Milgrom P. 100% プラークコントロール実現のために．東京 : TP Japan, 1997.
成功しないプラークコントロールプログラムの問題点と解決法を、患者のタイプ別にわかりやすく書いています。

文献 2 Haffajee AD, Smith C, Torresyap G, Thompson M, Guerrero D, Socransky SS. Efficacy of manual and powered toothbrushes(II). Effect on microbiological parameters. J Clin Periodontol 2001;28(10):947-954.
ブラッシングの効果を、細菌学的に検討した研究論文です。本文で紹介した全体の細菌数の変化の他に、代表的な口腔内の細菌の種類についても、菌数の変化を比較しています。

文献 3 Hanioka T, Shigemoto Y, Matsuse R, Ojima M, Shizukuishi S. Effect of follow-up intervention of toothbrushing on periodontal health in workplace dental examination. J Occup Health 2004;46(3):199-204.
TBI の繰り返しが、セルフケアに与える効果を調べた研究論文です。

文献 4 丸森英史（監著），相田百合（指導担当）. 歯科衛生士さんのためのブラッシング指導. 東京：デンタルダイヤモンド社, 2006.
臨床における具体的な指導例を、写真、DVD つきでわかりやすく書いています。

こうやって磨いてみましょう！歯垢が落ちやすくなりますよ
おお～
前歯の歯ぐきが引き締まってきたみたいです！
やりましたね !! よく努力なさったと思いますよ！
問題解決法の提案
・1 回にひとつ
・短時間で達成可能な目標を
フィードバック
・前向きな言動で
・視覚素材
次の問題提起
じゃあ、もう少しまめに医院へ来た方がいいかしら？
もっと短い周期の来院でようすをみていきましょう
このペースで医院に来る方が調子がいいわ！ しばらくこのペースでお願いしようかな
よかった！セルフケアも継続しましょうね！

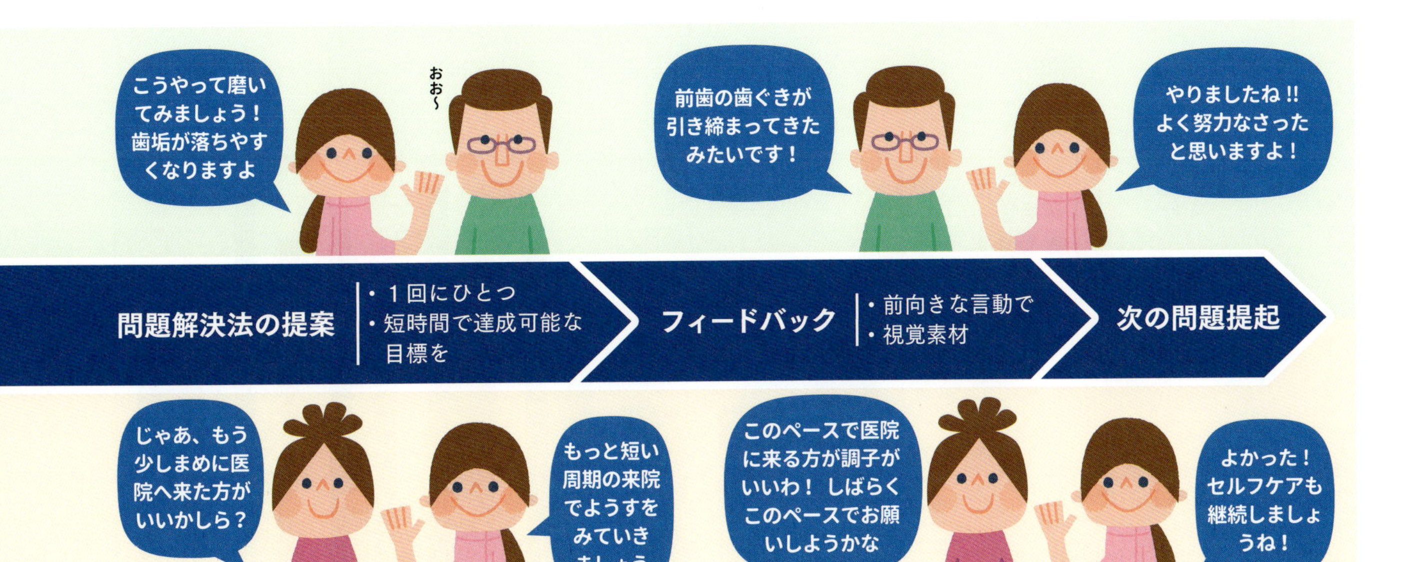

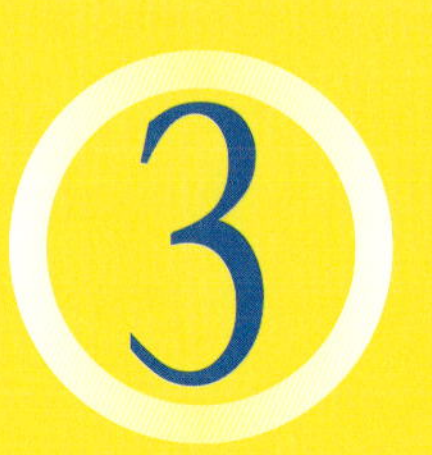

歯間部清掃用器具などの使用で、歯周病の改善や予防に差が出ますか？

解説 谷口 奈央 先生

現在わかっていること / 現在の考え方

▶ 日本ではどれくらいの人が歯間部清掃用器具を使用している？

図 1 は、厚生労働省による『平成21年国民健康・栄養調査』のうち、歯間部清掃用器具の使用状況を示しています。40～60歳台の使用率は約40％を越え、健康日本21の目標値だった「平成22年までに40歳（35～44歳）、50歳（45～54歳）での使用率50％以上」は、それぞれ55.4％、54.5％となっており達成されています。平成5年時点の使用率は19.3％、17.8％でしたから、以前に比べて歯間部清掃用器具を使用する人がかなり増えたことがわかります。

▶ デンタルフロスと歯間ブラシ、その効果はいかに？

代表的な歯間部清掃用器具にデンタルフロスと歯間ブラシがありますが、これらの使用で歯周病を改善したり、予防することができるのでしょうか？

図 2 は、26名の成人を対象に、歯ブラシと併用してデンタルフロスと歯間

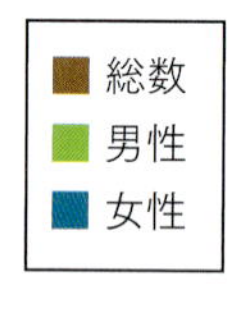

図 1　歯間部清掃用器具（デンタルフロス、糸付ようじ、歯間ブラシ、ラバーチップ、トゥースピックなどの歯間刺激子、水流式口腔洗浄機のなかからひとつ以上）を使用する人の割合（厚生労働省『平成21年国民健康・栄養調査』より引用）。

ブラシを6週間使い、プラークスコア、プロービング時の出血（BoP）、プロービングポケットデプス（PPD）の変化を調べた研究です[1)]。どちらの併用も、歯ブラシのみの清掃に比べてプラークスコアとPPDに改善が見られました。またデンタルフロスと歯間ブラシを比較すると、歯間ブラシのほうがデンタルフロスよりも大きく改善しました。患者へのインタビューでは、「歯間ブラシのほうがデンタルフロスよりも使いやすかった」という意見が多く得られたといいます。

また、歯肉の炎症に対する歯間部清掃用器具の効果を検証したシステマティックレビューによると、歯間ブラシは複数の研究でプラークと歯肉の炎症を減少させたと報告されており、「ほどほどの効果」があると判定されています。一方、デンタルフロスは日常的な専門家のフロッシングによる隣接面う蝕の抑制効果が報告されていますが、歯肉の炎症に対しては有効性を実証した研究はほとんどなく、「弱い効果」であると判定されています[2)]。

前述のインタビュー結果からもわかるように、歯間ブラシは使いやすく、手の器用さに関係なく効果が出やすいといえます。一方、デンタルフロスを使いこなすには技術とモチベーションが必要であり、効果に個人差があることが考えられます。歯間ブラシあるいはデンタルフロスでしか清掃できない部分もあるため、正しく選んで指導することが重要な意味をもちます。

▶ 電動歯ブラシなら歯間部清掃用器具はいらない？

最近の日本では、電動歯ブラシを使用する人が増えています。果たして、電動歯ブラシのみで、歯周病を改善・予防することができるのでしょうか？

図3は、電動歯ブラシのプラーク除去効果を調べた研究です[3)]。歯科衛生士が電動歯ブラシを2分間使用したときと、ポリッシングを10分間行っ

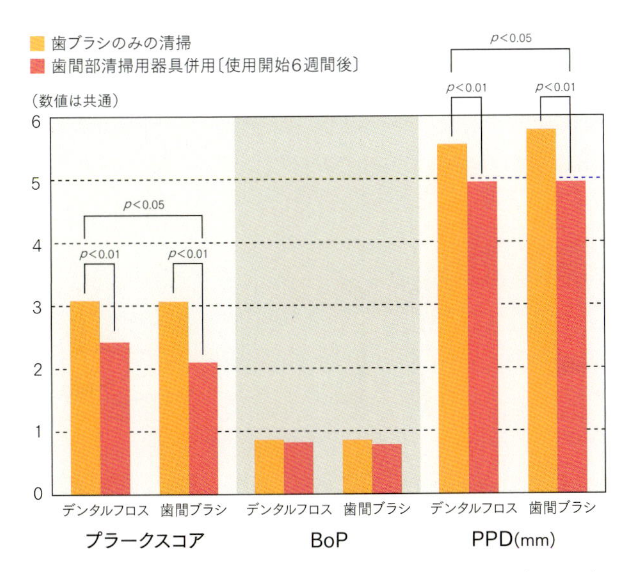

図2　デンタルフロスと歯間ブラシを使用した際の、各スコア・計測値の変化（参考文献1より引用改変）。

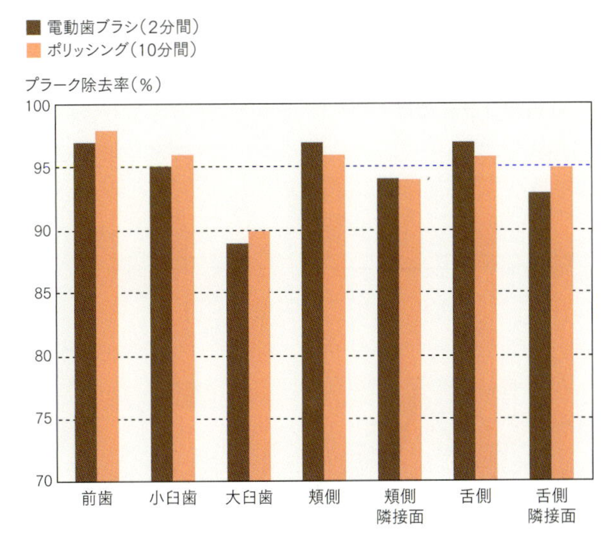

図3　どの部位でも、2分間の電動歯ブラシの使用は10分間のポリッシングに匹敵する（参考文献3より引用改変）。

たときのプラーク除去効果を比較すると、同等の効果が認められました。さらに電動歯ブラシを10分間使用したところ、ほとんど完全なプラーク除去効果が得られたと報告されています。コクランシステマティックレビュー（医療行為のエビデンスを明らかにするために、コクラン共同計画が世界中の論文を収集し総合的に評価・分析しているレビュー）の結果においても、上下反転運動式の電動歯ブラシは、手用歯ブラシよりもプラーク除去効果と歯肉炎症の減少効果がすぐれていると評価されています[4)]。

しかし一方、電動歯ブラシを長期にわたって使用した場合の、歯や歯肉に与える副作用についてはまだはっきりとわかっていません。また、一般に電動歯ブラシの歯間部と隣接面に対する清掃効果は完全ではないため、プラークコントロールをより高めるためには、デンタルフロスや歯間ブラシなどの併用が必要になります。

※電動歯ブラシと手用歯ブラシのプラーク除去効果についての詳細は、Part3 -4 を参照。

●**デンタルフロスの基本**

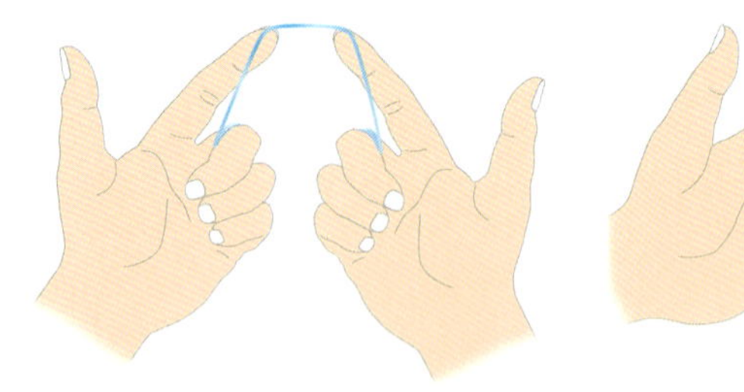

持ち方①

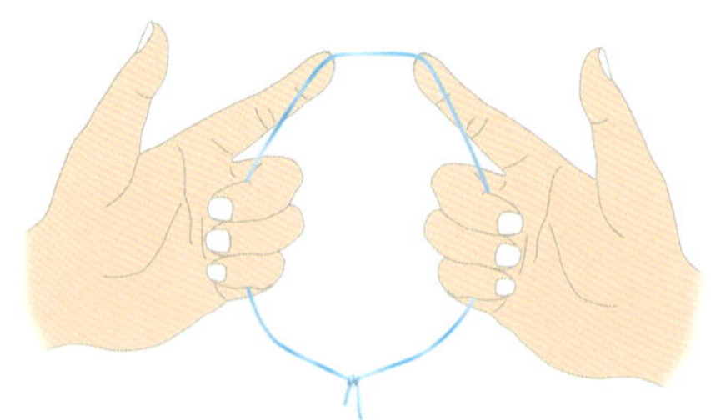

持ち方②

デンタルフロスの持ち方。
中指に巻きつける（持ち方①）、あるいは輪をつくって握る（持ち方②）。

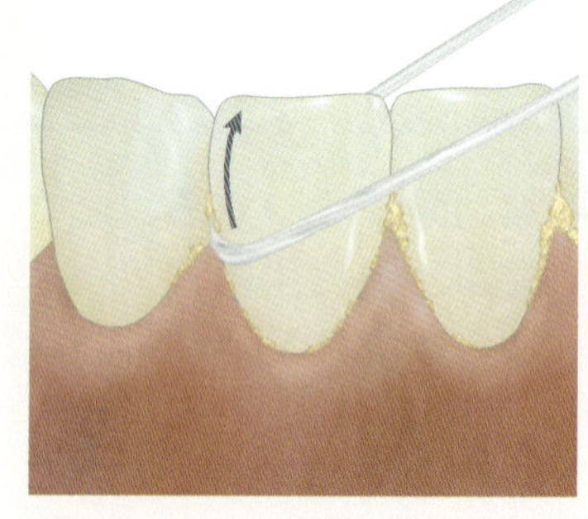

デンタルフロスの動かしかた。
歯頚部から咬合面・切縁方向へと動かす。

●**歯間ブラシの基本**（挿入～動かしかた）

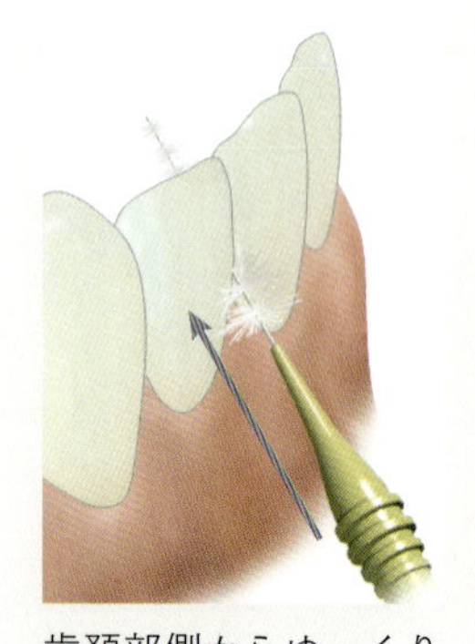

歯頚部側からゆっくり挿入する。

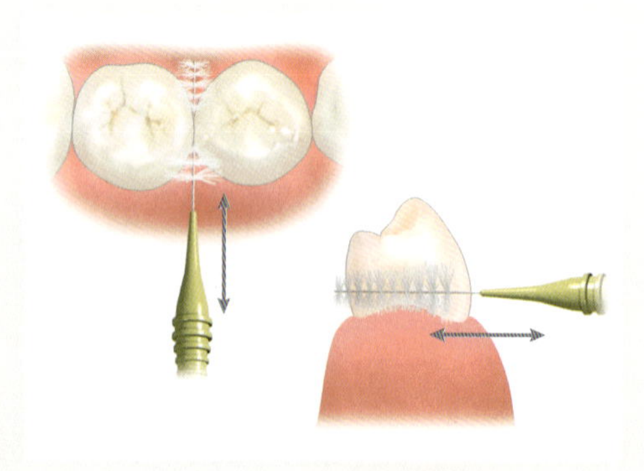

直線的に動かす方法。

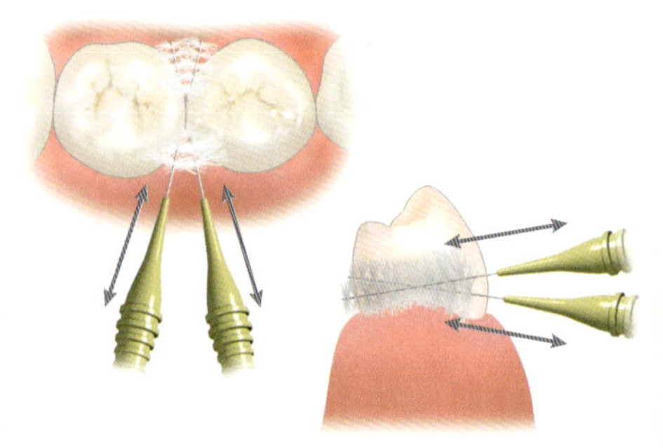

左右および上下に振って動かす方法。

図 4　これだけは指導しておきたい、デンタルフロスと歯間ブラシを正しく使ってもらうためのポイント。

この情報を臨床に活かしてみよう！

▶ なにより「正しく使ってもらうこと」が大切

歯間部清掃用器具や電動歯ブラシは、街で簡単に手に入れることができるため、患者さんも使いかたを習うことなく使用している場合が少なくありません。これらの清掃器具は、正しく使わなければその効果を期待できないどころか、歯や歯肉を傷めてしまう可能性もあります。また清掃器具を使っているというだけで、患者さんが満足してしまっている可能性もあります。

ですからわたしたちは、口腔清掃指導で患者さんの清掃器具についてよく聞き出し、口の中の状態に合ったものを選んでいるかを確認し、適切な選びかたと使いかたをていねいに指導しましょう（**図4**）。

まとめ｜これだけは覚えておこう！

- 日本では、成人の約40％がデンタルフロスや歯間ブラシなどの歯間部清掃用器具を使用しています。
- デンタルフロスも歯間ブラシも、歯ブラシの清掃効果を助ける能力がありますが、正しく日常的に使用しないと効果が期待できません。
- 電動歯ブラシも、正しく使用すれば手用歯ブラシよりもすぐれたプラーク除去効果と炎症の改善効果が得られますが、手用ブラシの場合と同様に、歯間部の清掃には、デンタルフロスや歯間ブラシなどの歯間部清掃用器具の併用が必要です。

参考文献

文献1 Christou V, Timmerman MF, Van der Velden U, Van der Weijden FA. Comparison of different approaches of interdental oral hygiene: interdental brushes versus dental floss. J Periodontol 1998;69(7):759-764.

デンタルフロスと歯間ブラシの効果を比較した研究です。患者へのアンケート調査も実施しており、使いやすさ、清掃効果の満足度の両方において、歯間ブラシがデンタルフロスよりも高得点を得ました。

文献2 Sälzer S, Slot DE, Van der Weijden FA, Dörfer CE. Efficacy of inter-dental mechanical plaque control in managing gingivitis–a meta-review. J Clin Periodontol 2015;42 Suppl 16:S92-105.

歯肉の炎症に対する歯間部清掃用器具の効果を検証した、システマティックレビューです。歯間ブラシは「ほどほどの効果」、デンタルフロスは「弱い効果」であると判定されています。

文献3 Van der Weijden GA, Timmerman MF, Piscaer M, IJzerman Y, Van der Velden U. Plaque removed by professional electric toothbrushing compared with professional polishing. J Clin Periodontol 2004;31(10):903-907.

電動歯ブラシとポリッシングのプラーク除去効果を比較した研究論文です。

文献4 Yaacob M, Worthington HV, Deacon SA, Deery C, Walmsley AD, Robinson PG, Glenny AM. Powered versus manual toothbrushing for oral health. Cochrane Database Syst Rev 2014;(6):CD002281.

電動歯ブラシと手用歯ブラシを比較したシステマティックレビューで、これまでに報告された51の研究から4,624人の患者のデータを集約した結果が書かれています。ここでは、「電動歯ブラシは手用歯ブラシと比較してプラークと歯肉炎を減少させるけれども、長期的に効果があるかどうかは不明確だ」と報告しています。

患者さんにすすめるべきは、電動歯ブラシ？ 手用歯ブラシ？

解説 牧野 路子 先生

現在わかっていること / 現在の考え方

▶ ひと口に電動歯ブラシといっても……

電動歯ブラシにはどれだけの種類があるか、ご存じですか？ 特定の治療が有効か、他の治療に比べてどれだけすぐれているか、安全かなど、治療や予防の問題を解決するための、「コクランライブラリー」という世界でもっとも信頼性の高いデータベースがあります。このコクランライブラリーに、電動歯ブラシと手用歯ブラシの効果について比較したレビューがあります[1)]。そのレビューで取りあげられている電動歯ブラシは、ブラシの運動方法や振動速度など、さまざまな違いによって分類されています（**図1**）。

分類	左右交互運動タイプ	逆振動タイプ	回転振動タイプ	超音波タイプ	イオンタイプ
特徴とブラシ部分の動き	ブラシが左右に振動することでプラークを除去する	毛束がそれぞれ隣の毛束と逆回転することでプラークを除去する	ブラシが左右回転するとともに、上下にも動くことでプラークを除去する	超音波でプラーク除去を補助する。手用歯ブラシと同様に、本体を動かして磨く必要がある	ブラシ部分から出るマイナスイオンでプラークを除去する。手用歯ブラシと同様に、本体を動かして磨く必要がある
製品例	● ソニッケアー（Philips 社） ● プリニア（ジーシー社） ● ドルツ（Panasonic 社）	● Interplak brush（Conair 社）	● ブラウンオーラル B（Braun 社）	● スマイルエックス（朝日医理科社）	● KISS YOU（フクバデンタル社）

図 1　電動歯ブラシのタイプ（参考文献 1 より引用改変）。

▶ 電動歯ブラシの効果はいかほど？

コクランライブラリーのレビューは「システマティックレビュー」といって、知りたい目的についてある一定の条件でさまざまな論文を集め、その結果を標準化して結論を得るという形態の論文です。先述のレビューの目的も、「電動歯ブラシと手用歯ブラシの使用効果の比較」であり、その効果をプラークと歯肉炎の除去量で比較しています。またそれを、1～3ヵ月以内（短期間）と3ヵ月以上（長期間）と期間別にも比較しています。その結果、電動歯ブラシを使うと短期間では11%、長期間では21%、手用歯ブラシ使用時よりさらにプラーク量が減少していました。また、歯肉炎も短期間では6%、長期間では11%、手用歯ブラシ使用時より減少していました（**図2**）。

さらに歯石や着色についても同様に調査していますが、こちらは短期間・長期間ともに違いはありませんでした。その他にも、電動歯ブラシの安全性に関連して、使用時の軟組織の外傷についても調査しており、「電動歯ブラシと軟組織の外傷と明確な関連はなく、軟組織と硬組織ともに電動歯ブラシによる外傷の報告はない」という結果でした[1]。

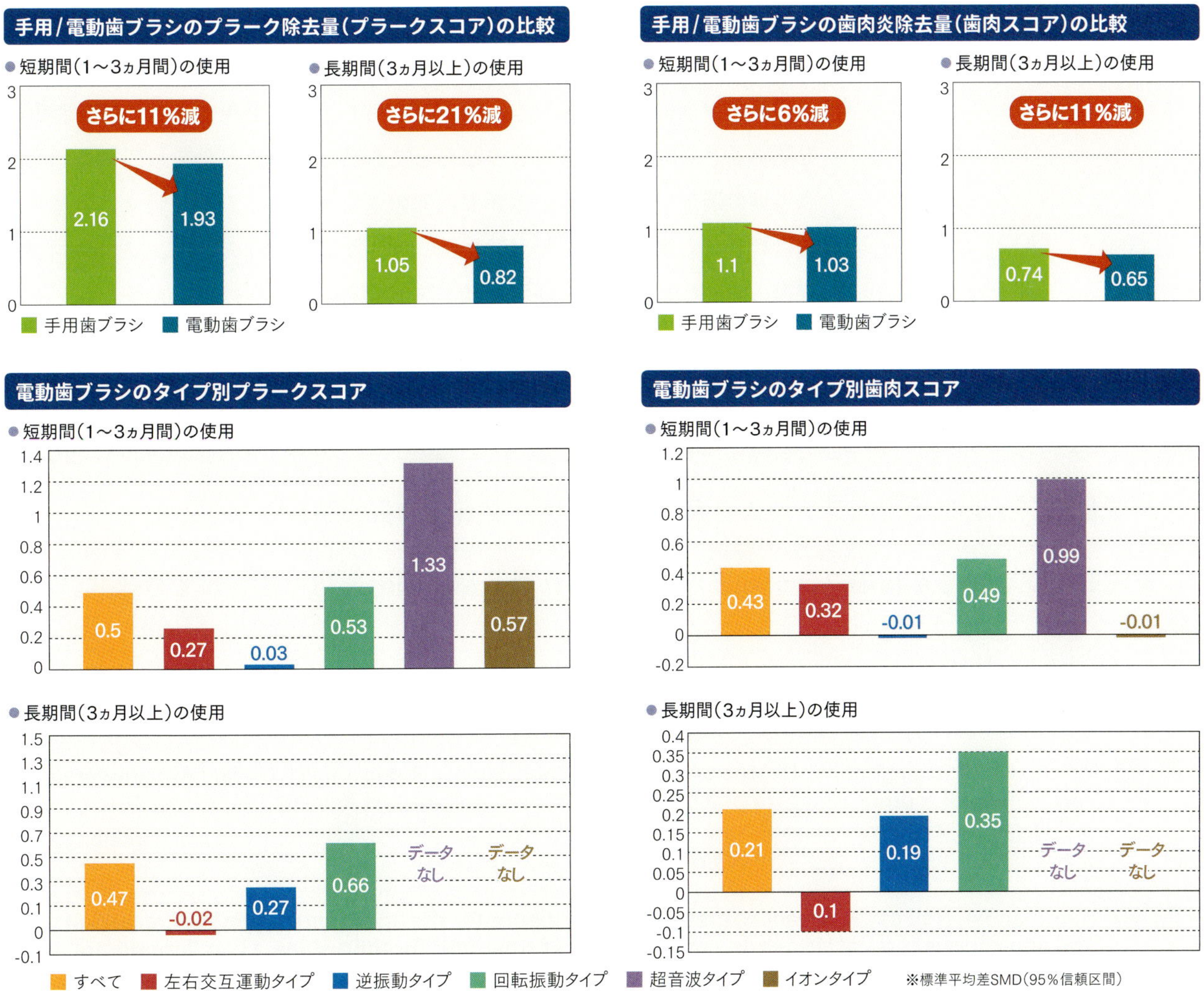

手用/電動歯ブラシのプラーク除去量（プラークスコア）の比較

●短期間（1～3ヵ月間）の使用
さらに11%減
手用歯ブラシ 2.16　電動歯ブラシ 1.93

●長期間（3ヵ月以上）の使用
さらに21%減
手用歯ブラシ 1.05　電動歯ブラシ 0.82

手用/電動歯ブラシの歯肉炎除去量（歯肉スコア）の比較

●短期間（1～3ヵ月間）の使用
さらに6%減
手用歯ブラシ 1.1　電動歯ブラシ 1.03

●長期間（3ヵ月以上）の使用
さらに11%減
手用歯ブラシ 0.74　電動歯ブラシ 0.65

■手用歯ブラシ　■電動歯ブラシ

電動歯ブラシのタイプ別プラークスコア

	すべて	左右交互運動タイプ	逆振動タイプ	回転振動タイプ	超音波タイプ	イオンタイプ
短期間（1～3ヵ月間）の使用	0.5	0.27	0.03	0.53	1.33	0.57
長期間（3ヵ月以上）の使用	0.47	-0.02	0.27	0.66	データなし	データなし

電動歯ブラシのタイプ別歯肉スコア

	すべて	左右交互運動タイプ	逆振動タイプ	回転振動タイプ	超音波タイプ	イオンタイプ
短期間（1～3ヵ月間）の使用	0.43	0.32	-0.01	0.49	0.99	-0.01
長期間（3ヵ月以上）の使用	0.21	0.1	0.19	0.35	データなし	データなし

■すべて　■左右交互運動タイプ　■逆振動タイプ　■回転振動タイプ　■超音波タイプ　■イオンタイプ　※標準平均差SMD（95%信頼区間）

図2　手用・電動歯ブラシを使用した被験者の、使用期間別プラーク量・歯肉炎の減少量の比較（参考文献1より引用改変）。

別の論文[2)]では、電動歯ブラシと手用歯ブラシは、どちらでも正しく使用しさえすれば歯肉退縮を防ぐと述べています。また、歯肉退縮の進行は歯みがきの頻度と方法が第一に関係し、次に歯ブラシの交換頻度、歯ブラシの毛先の硬さが関係すると報告しています。さらに、歯みがきの頻度や歯みがきの方法、毛先の硬さはう蝕のない歯頚部病変とも関連があるとしています。

この情報を臨床に活かしてみよう！

▶ 結局、電動歯ブラシを使用したほうがいいの？

先述のコクランライブラリーのレビューで、「電動歯ブラシは手用歯ブラシよりもプラークと歯肉炎を減少する」と報告していましたが、前ページ**図2**のように、どの電動歯ブラシでも手用歯ブラシと比較して同様の効果が立証されたわけではありません。つまり、すべての電動歯ブラシが手用歯ブラシよりすぐれているわけではないのです。

しかし、電動歯ブラシは少なくとも手用歯ブラシと同じくらい、場合によってそれ以上の効果がありますので、患者さんに電動歯ブラシの使用をすすめても良いと考えられます。患者さんに電動歯ブラシの使用をすすめるときは、各電動歯ブラシの特性を十分理解したうえで行うことが大切です。

電動歯ブラシと手用歯ブラシは、どちらも正しく使用することで歯肉退縮を防ぐことができます。つまりどちらでも誤った磨きかたをしていると、歯肉退縮の進行やう蝕のない歯頚部病変の進行を助長します。個々の患者さんに合わせて、歯みがきの頻度、手技、歯ブラシの毛先の硬さ、ブラシヘッド交換の時期などの正しい使用方法を説明するよう心がけましょう。

まとめ｜これだけは覚えておこう！

- 電動歯ブラシは手用歯ブラシより良好に、プラークと歯肉炎を減少します。
- 電動歯ブラシも手用歯ブラシも正しく使用すれば、歯肉退縮を防ぐことができます。

参考文献

文献1 Yaacob M, Worthington HV, Deacon SA, Deery C, Walmsley AD, Robinson PG, Glenny AM. Powered versus manual toothbrushing for oral health. Cochrane Database Syst Rev 2014;(6):CD002281.

電動歯ブラシと手用歯ブラシの効果について比較を行った論文です。さまざまな論文をまとめて、電動歯ブラシは手用歯ブラシと比較して、プラークと歯肉炎を減少すると報告しています。

文献2 Heasman PA, Holliday R, Bryant A, Preshaw PM. Evidence for the occurrence of gingival recession and non-carious cervical lesions as a consequence of traumatic toothbrushing. J Clin Periodontol 2015;42 Suppl 16:S237-255.

歯みがきによる外傷が、歯肉退縮やう蝕のない歯頚部病変を起こすことを報告している論文です。

歯磨剤・洗口剤を用いた化学的プラークコントロールの効果的な方法を教えてください

解説 谷口 奈央 先生

現在わかっていること / 現在の考え方

▶ 薬剤は、プラークコントロールの役に立たない？

デンタルプラーク＝口腔バイオフィルムは歯周病原細菌の巣です。バイオフィルムは、微生物のつくり出した多糖を主成分とする強固な膜（フィルム）で覆われており、内部で病原細菌が増殖しながら毒素を放出し、歯肉に炎症を起こします。一般にバイオフィルムには薬剤が浸透しにくいため、内部の細菌群は薬剤抵抗性を示します。また、細菌間の遺伝子交換が盛んに行われているため、単独の薬剤ではすぐに耐性を獲得してしまうことが考えられます。さらにバイオフィルム内の細菌は、浮遊細菌の状態と比較して代謝活性が低下しており、薬剤感受性が低くなっています。このことから、プラークコントロールの主役は、バイオフィルムの機械的除去であるといわれます[1)]。

しかし、化学療法にまったく意味がないのではありません。薬剤感受性が低いバイオフィルムを物理的・機械的に破壊して浮遊細菌の状態にすると薬剤感受性が高くなり、化学療法が効果を発揮します。

患者さんによるブラッシングには技術的な差や限界もあることから、より良好なプラークコントロールを達成するためには、物理的・機械的除去と化学的除菌のバランスのよい組み合わせが大切なのです（**図1**）。

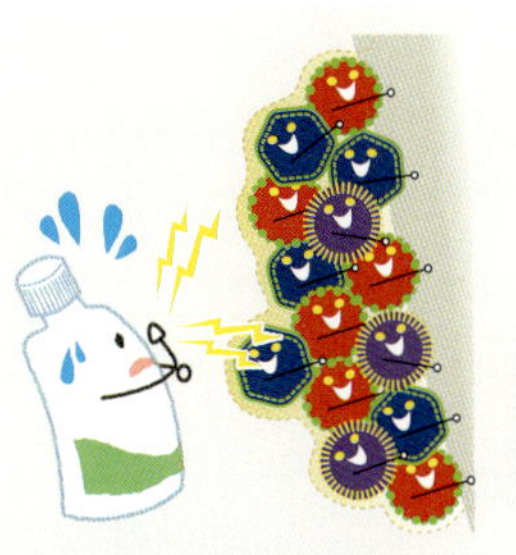

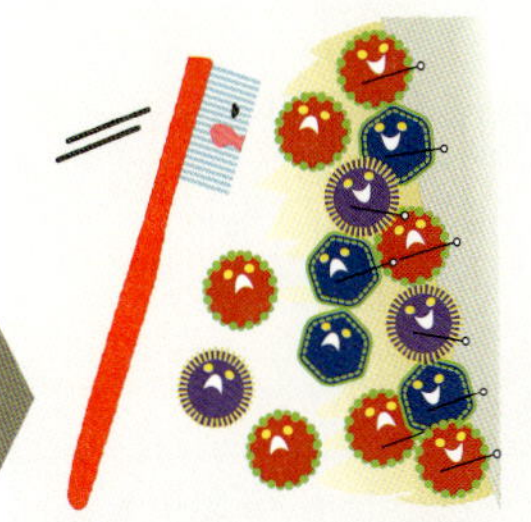

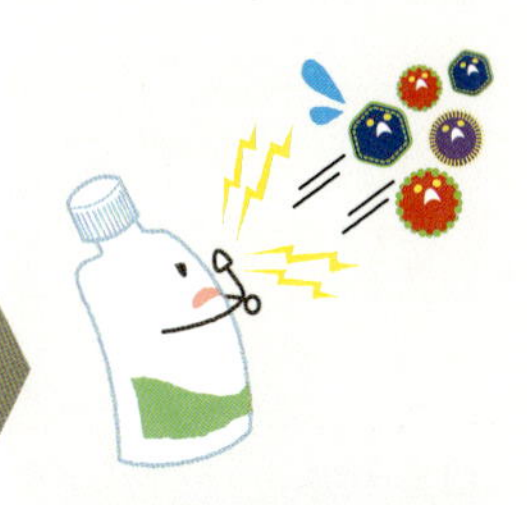

図1 より良好なプラークコントロール達成のためには、バイオフィルムの物理的・機械的除去と化学的除菌のバランスのよい組み合わせが大切です。

洗口剤や歯磨剤の中の薬効成分は、バイオフィルムに入っていくことができません

バイオフィルムを破壊する唯一の方法は、機械的除去です

洗口剤は浮遊した菌を除去し、新たなバイオフィルム形成を予防します

▶ 歯磨剤・洗口剤には、どんな成分が使われている？

表 1 は、現在歯科治療に使われている歯磨剤・洗口剤の薬効成分と使用製品、作用を目的別に示したものです。これらの薬効成分を口腔内に運ぶ手段として、歯磨剤、洗口剤、スプレー、イリゲーター、チューイングガム、バーニッシュなどの製品があります。このなかでは、歯磨剤と洗口剤がもっとも身近で、現実的かつコストもすぐれていると考えられます。

歯磨剤の基本成分は、研磨剤、湿潤剤、粘結剤、発泡剤、香味剤、着色剤、保存剤です[2)]。これに薬効成分が加えられたものを「医薬部外品歯磨剤」といいます。薬効成分としては、フッ化物（歯の質を強くする）、抗炎症剤（歯肉の消炎）、殺菌剤（プラーク中の細菌の増殖を抑制する）、酵素（プラーク

表 1 歯磨剤・洗口剤の目的別薬効成分

目的	薬効成分	使われている製品	はたらき
●う蝕予防	モノフルオロリン酸ナトリウム（MFP）	歯磨剤	歯質強化 再石灰化の促進 酸産生の抑制
	フッ化ナトリウム（NaF）	歯磨剤、洗口剤	
	フッ化第一スズ	歯磨剤	
	薬用ハイドロキシアパタイト	歯磨剤	
●プラーク除去	デキストラナーゼ	歯磨剤、洗口剤	プラークの分解
●歯周病予防	イソプロピルメチルフェノール（IPMP）	歯磨剤、洗口剤	抗菌
	塩化セチルピリジニウム（CPC）	歯磨剤、洗口剤	
	トリクロサン	歯磨剤、洗口剤	
	チモール	洗口剤	
	グルコン酸クロルヘキシジン	洗口剤	
	トラネキサム酸	歯磨剤、洗口剤	出血防止
	酢酸トコフェロール（ビタミンE）	歯磨剤	血行促進作用
	β-グリチルレチン酸	歯磨剤	抗炎症作用
	ε-アミノカプロン酸	歯磨剤、洗口剤	
	ヒノキチオール	歯磨剤、洗口剤	
	塩化ナトリウム	歯磨剤	収れん作用
●歯石予防	ポリリン酸ナトリウム	歯磨剤	歯石形成の抑制
	ピロリン酸ナトリウム	歯磨剤	
	クエン酸亜鉛	歯磨剤	
●知覚過敏	硝酸カリウム	歯磨剤	刺激伝達の抑制 象牙細管の封鎖
	乳酸アルミニウム	歯磨剤	
●口臭予防	ジンククロライド（塩化亜鉛）	洗口剤	口臭ガスの不揮発化

を分解・除去し、その付着を防ぐ）などが配合されています。

洗口剤は、歯周ポケット深部までの浸透は期待できませんが、粘膜や舌、歯と歯の間に薬効成分を運搬することができます。おもに、ブラッシングで歯面から剥がれた細菌や取り残した細菌の増殖を抑制する目的で使用します。う蝕予防や歯周病予防に対応したものの他に、口臭を抑制するもの、口の乾燥を和らげるものなどがあります。

ここで、洗口剤と口中清涼剤の違いを整理しておきましょう。口中清涼剤のもっとも大きな特徴は、芳香性香料によるマスキング効果（本項では、強いにおいが他のにおいを打ち消す効果のこと）です。殺菌成分は配合されていないので、プラークコントロールを助けるものではありません。よって、口腔内の洗浄・消毒を目的とし、化学的プラークコントロールの効果を期待するには、洗口剤を使用しましょう。

この情報を臨床に活かしてみよう！

▶ 歯磨剤の選び方

歯磨剤は、患者さんの口の中の状態や年齢をふまえ、目的に応じて選ぶとよいでしょう。基本的に、子どもにはフッ化物入り、思春期ならフッ化物入りに加えて歯肉炎予防効果のあるもの、成人の場合もフッ化物入りに加えて歯周病予防、口臭予防、知覚過敏予防などを目的とした薬効成分が配合されたものを選びます。

▶ 洗口剤の選び方

洗口剤も同じく、目的に応じて選びます。化学成分の溶剤として高濃度のアルコールを使っているものが多いので、子どもや口腔乾燥のある患者さんには、アルコールフリーの製品を選ぶといいでしょう。

歯磨剤に比べて習慣的に使用していない患者さんも多いため、それぞれの患者さんの理解度にあわせて十分に説明し（次ページ**表2**）、患者さんと一緒にその効果を確認していきましょう[3)]。

まとめ｜これだけは覚えておこう！

- プラークコントロールは、物理的・機械的除去と化学的除菌のバランスよい組み合わせを考えて行うことが大切です。
- 患者さんの口の中の状態にふさわしい薬効成分をもつ製品を選択・提案しましょう。

表 2　歯周病患者さんのタイプ別・洗口剤の提案法(参考文献３より引用改変)

患者さんのタイプ		患者さんの姿勢と行動	洗口剤を提案する方法
わたしは洗口剤を使うつもりはありません(熟考前)	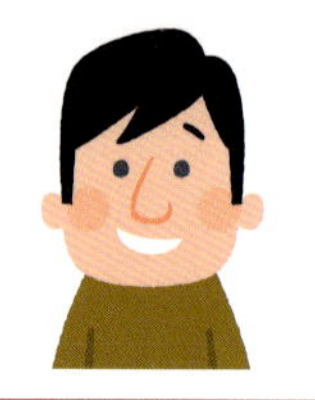	歯周病についての知識がなく、歯周病が進行する危険性を知らない。	●歯周病について教育する。
わたしは洗口剤を使ってもいいです(熟考中)	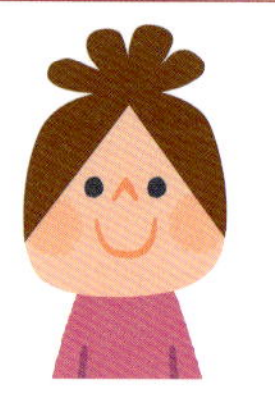	歯周病が進行する危険性を理解しているが、洗口剤の効果について納得していない。	●ブラッシングと併用して洗口剤を使うと、よりプラーク付着と歯肉炎のリスクを軽減できること、市販品と処方薬の違いなどを説明する。
わたしは洗口剤を使うつもりです(準備段階)	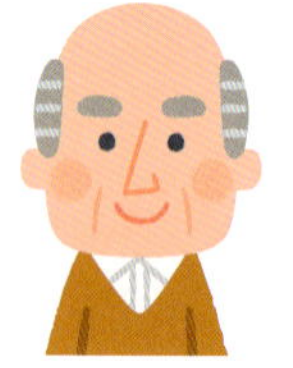	洗口剤の効果を理解して、セルフケアに洗口剤を取り入れたいと思っている。	●洗口剤を処方するか、特定の市販品をすすめる。 ●カルテに使用計画を記載する。
わたしは洗口剤を使っています(実施中)		セルフケアの一環として洗口剤を使っている。	●洗口剤の使用に関する積極的なフィードバックを提供する。
わたしはすでに日々のセルフケアに洗口剤を取り入れています(メインテナンス)	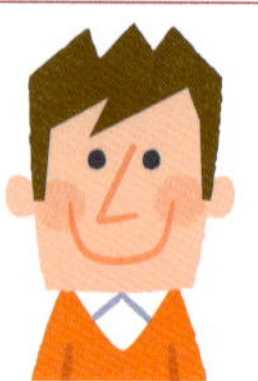	プラーク付着や歯肉炎を軽減する目的で、ブラッシングに加えて洗口剤を使用する効果をすでに経験している。	●セルフケア期間中の、日常的な洗口剤使用に関する問題についてなんでも話しあう。 ●再発した場合は、原因と回復のために何が必要かを話しあう。

参考文献

文献１　**Addy M．歯周治療における消毒剤の応用．In: Lindhe J, Karring T, Lang NP(著)，岡本 浩(監訳)．Lindhe 臨床歯周病学とインプラント　第４版(臨床編)．東京：クインテッセンス出版，2005: 507-541.**

化学的プラークコントロールの歴史的背景や、基本的な概念などがまとめられています。

文献２　**日本歯磨工業会．日本歯磨工業会ホームページ(http://www.hamigaki.gr.jp/　2016年8月30日アクセス)．**

歯磨剤類を開発・製造する15社と賛助会員17社より構成される日本歯磨工業会が、製品の成分や表示方法を取り決めて掲載しています。製造各社のホームページにリンクしているのも便利です。

文献３　**Silverman S Jr, Wilder R. Antimicrobial mouthrinse as part of a comprehensive oral care regimen: Safety and compliance factors. J Am Dent Assoc 2006;137 Suppl: 22S-26S.**

洗口剤をセルフケアに取り入れる方法について述べたレビューです。

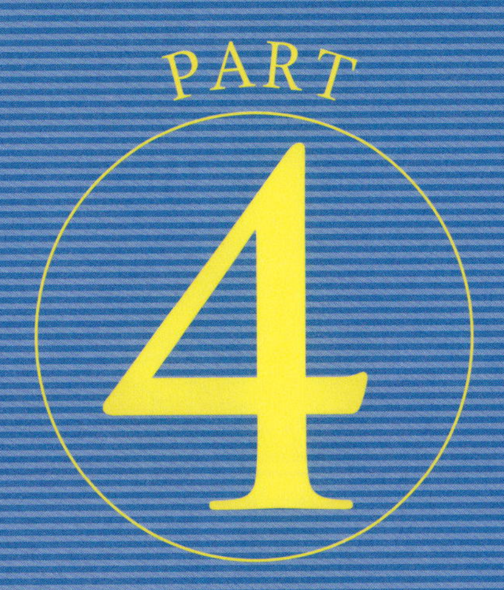

プロフェッショナルケアについて知っていると臨床に活かせる情報

1 PMTCの歯周病予防効果はどれくらいあるのですか？

解説 谷口 奈央 先生

現在わかっていること / 現在の考え方

▶ PMTCは歯肉の炎症をコントロールする

図1は、歯周治療を終えてメインテナンス期に入った患者さんに、最初の3ヵ月間、歯肉縁上へのPMTCを毎週1回行い、治療終了後3ヵ月、6ヵ月、12ヵ月の各再来院時に歯周組織検査を行い、その変化を経時的に示したものです[1)]。

歯周治療終了3ヵ月後にはプラークスコア、歯肉の発赤部位率、プロービング時の出血（BoP）は大きく減少し、BoPにおいては12ヵ月後も低い値のまま維持されています（**図1Ⓐ**）。またプロービングポケットデプス（PPD）とアタッチメントレベルを見ると、治療終了後12ヵ月時にいたるまで変化は見られず（**図1Ⓑ**）、歯周病が再発していないことがわかります。

▶ PMTCはプラーク中の歯周病原細菌を減らす

プラーク中に含まれる総細菌数を調べてみると、歯肉縁上プラーク、歯肉縁下プラークともに治療終了後12ヵ月まで継続して減少しています（**図1Ⓒ**）。歯肉縁上へのPMTCであるにもかかわらず、歯肉縁下プラークの細菌数に大きな減少が見られたのは注目すべき点です。さらに、レッドコンプレックスに属する3種類の歯周病原細菌（*P.g.*、*T.d.*、*T.f.*）についても最初の3ヵ月で顕著に減少し、その後低いレベルで維持されています（**図1Ⓓ**）。

▶ PMTCは自覚症状を改善させる

図2のグラフは、慢性歯周炎の患者にSRPのみ行った場合と、SRP後に歯肉縁上に対するPMTCをそれぞれ週1回続けた場合の、治療前、治療から3ヵ月後の自覚症状の有無についてアンケート（**図2**左表の項目）を取った結果です[2)]。SRPのみの治療だけでも自覚症状は改善していますが、PMTCを加えたグループのほうが、より自覚症状が改善しました。

また、要介護高齢者や入院患者のように免疫機能が低下し、セルフケアの困難な患者さんへのPMTCは、歯周病だけでなく肺炎や心内膜炎などの全身疾患を予防する手段として、とても重要と考えられています。

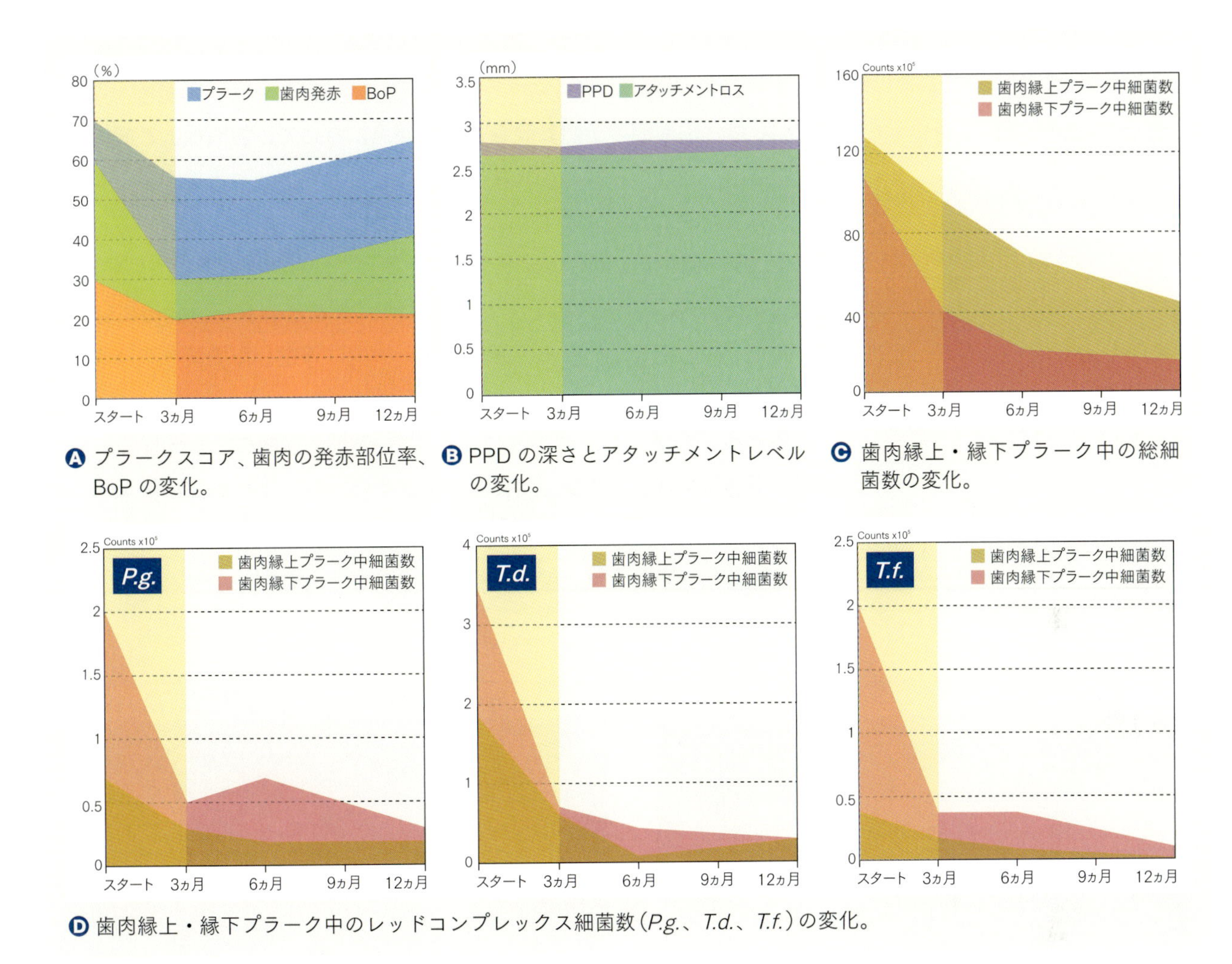

A プラークスコア、歯肉の発赤部位率、BoP の変化。

B PPD の深さとアタッチメントレベルの変化。

C 歯肉縁上・縁下プラーク中の総細菌数の変化。

D 歯肉縁上・縁下プラーク中のレッドコンプレックス細菌数（*P.g.*、*T.d.*、*T.f.*）の変化。

図 1　歯肉縁上へ PMTC 実施後の各指標の変化。

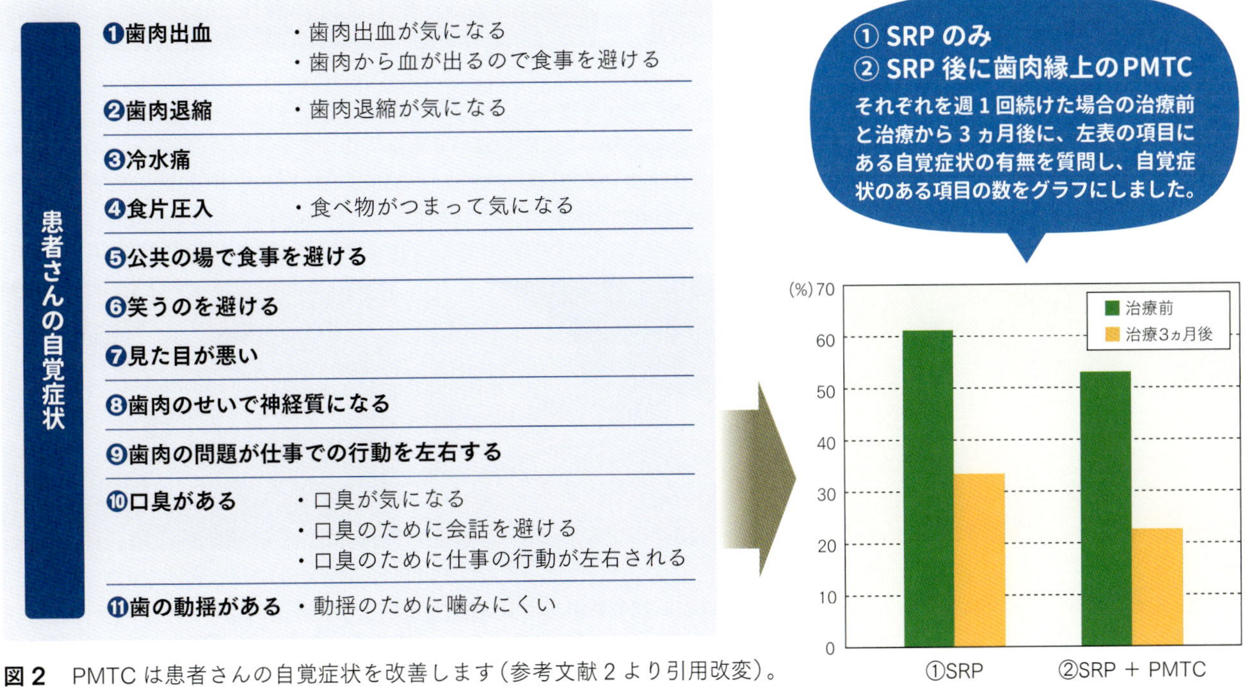

図 2　PMTC は患者さんの自覚症状を改善します（参考文献 2 より引用改変）。

この情報を臨床に活かしてみよう！

▶ 定期的な PMTC を心がけよう

PMTC は、歯周病の予防と改善という観点において、歯肉縁上と歯肉縁下に存在するバイオフィルムの破壊と、そのことから導かれる歯肉炎症のコントロールを目的としています[3)]。

また、歯周治療前に PMTC を行うことによって得られる歯肉の消炎効果は、その後の治療をスムーズにしてくれます。SRP などの歯周治療時には、歯周ポケット内の洗浄を行って、歯周ポケット内に浮遊した細菌を洗い流すようにしましょう（**図 3**）。

歯周治療後のメインテナンスでは、歯肉縁上への PMTC を行うと十分な歯周病予防効果をもちます。特に深い歯周ポケットや根分岐部病変など、セルフケアの困難な部位に対して定期的に PMTC を行うことは、メインテナンスの意義からいっても、とても重要になります（**図 4**）。

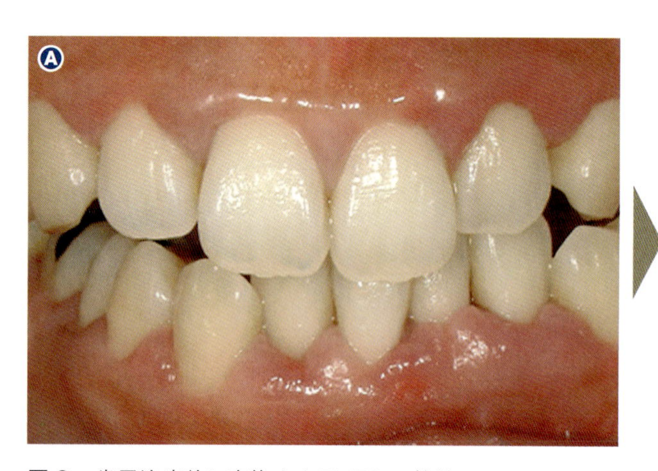

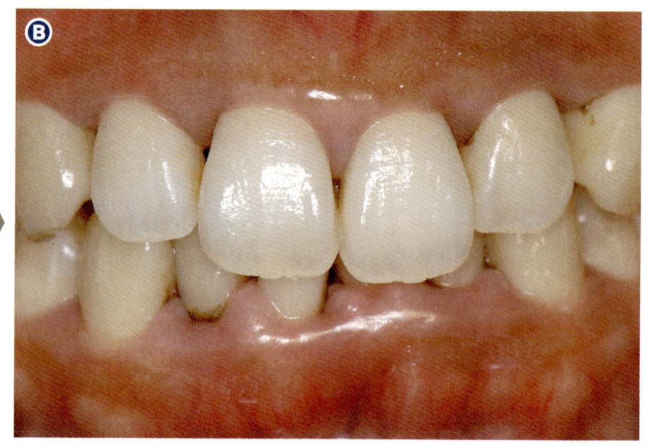

図 3　歯周治療前に実施する PMTC の効果。
ブラッシング指導と PMTC の実施前（A）と実施後（B）の口腔内写真を見ると、実施後では炎症が改善した結果、炎症歯肉で隠れていた歯石が目視できるようになっています。患者さんの歯肉の炎症が強いときは、こうするとのちの SRP もスムーズに行いやすくなります。

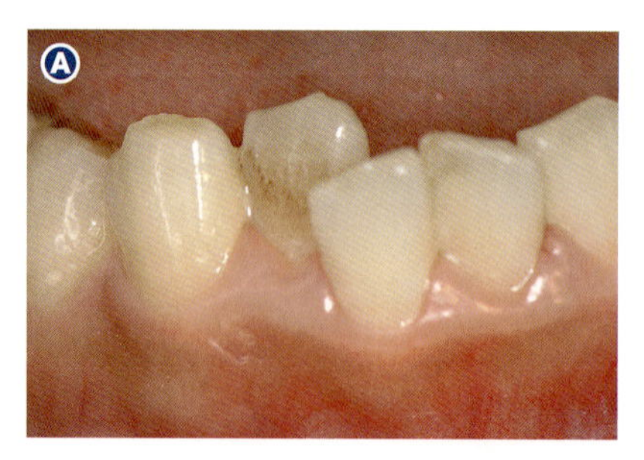

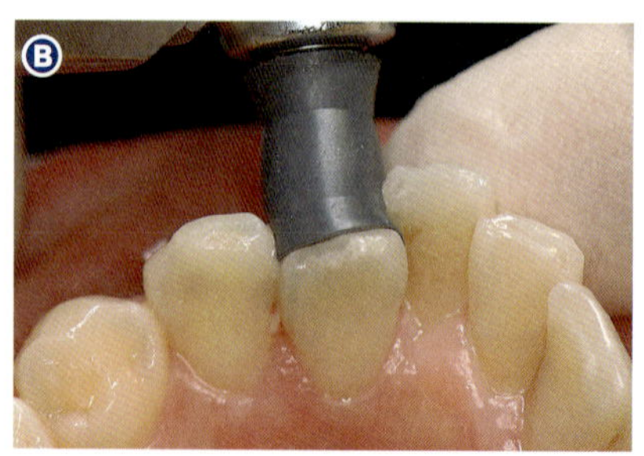

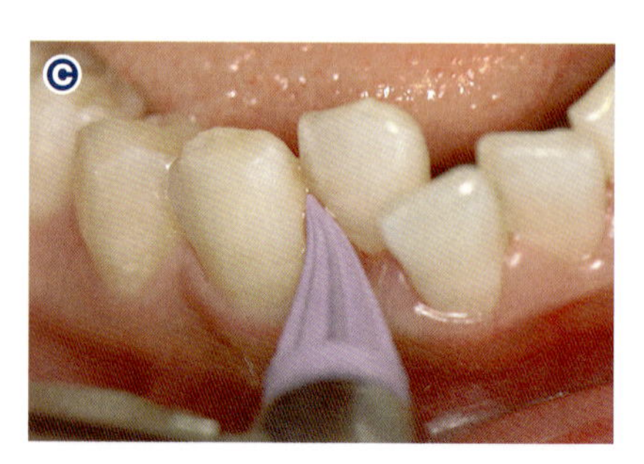

図 4　メインテナンス時に実施する PMTC の実際。
メインテナンス時は、患者さんにとってセルフケアの難しい部位を中心に PMTC を行います。本図の場合、2|が叢生のためプラークコントロールが難しく、プラークの蓄積が目立っています（A）。そこで、部位にあったカップ（B）やポイント（C）を選択し使用します。

まとめ｜これだけは覚えておこう！

- PMTC は口腔内の歯周病原細菌を減らし、歯周病の進行を防ぎます。
- 歯肉縁上の PMTC で、歯肉縁下プラークの歯周病原細菌を減らすことができます。
- 患者さんの自覚症状は、SRP のみを行ったときよりも、SRP 後に PMTC を行ったほうが改善する可能性があります。

参考文献

文献1 **Ximénez-Fyvie LA, Haffajee AD, Som S, Thompson M, Torresyap G, Socransky SS. The effect of repeated professional supragingival plaque removal on the composition of the supra- and subgingival microbiota. J Clin Periodontol 2000;27(9):637-647.**

繰り返し歯肉縁上の PMTC を行った場合の臨床所見と、歯肉縁上プラークと歯肉縁下プラークの細菌数の変化を調べた論文です。

文献2 **D'Avila GB, Carvalho LH, Feres-Filho EJ, Feres M, Leao A. Oral health impacts on daily living related to four different treatment protocols for chronic periodontitis. J Periodontol 2005;76(10):1751-1757.**

慢性歯周炎の治療で、SRP のみと、SRP 後に PMTC を行った場合の患者の自覚症状の変化を比べた論文です。

文献3 **Trombelli L, Franceschetti G, Farina R. Effect of professional mechanical plaque removal performed on a long-term, routine basis in the secondary prevention of periodontitis: a systematic review. J Clin Periodontol 2015;42 Suppl 16:S221-236.**

定期的に歯科医院でプラークを取り除くことが、歯周病の再発予防に有効な手段であるかを検証したシステマティックレビューです。研究の結果、定期的なプロフェッショナルケアは、歯周病治療を終えた患者の歯の喪失とアタッチメントロスの発生を抑えることがわかりました。

2 SRPで歯周病はどれくらい改善しますか？

解説 米田 雅裕 先生

現在わかっていること / 現在の考え方

▶ SRPにはどんな効果があるの？

スケーリング・ルートプレーニング（SRP）を行うことで、歯の根面の細菌数が減り、歯周病原細菌の割合も減ると考えられています。また根面が滑沢になります。もちろん細菌が付着できないほど滑沢になるわけではありませんが、プラークの再形成が格段に抑制され、上皮の再付着も促進されます。

▶ SRPを行うと、本当に歯周病が改善するの？

Baderstenら[1]は、中等度から重度の歯周炎患者にSRPを行って2年間観察したところ、BoPの部位が減少し、歯周ポケットの深さも著しく減少したことを報告しています。さらに、非常に深い（9 mm以上）歯周ポケットでさえも、SRP後に改善したことを示しています[2]。

SRPによる歯周ポケット減少の効果は、術前のプロービングポケットデプス（PPD）に影響されることが知られています。つまり術前の歯周ポケットが深いときほど歯周ポケット減少の効果が大きく現れ、逆に3 mm以下の浅い歯周ポケットでは上皮性付着の破壊が起こるという報告もあります（**図1**）[3]。ただし、これは誤差範囲だという意見もあります。

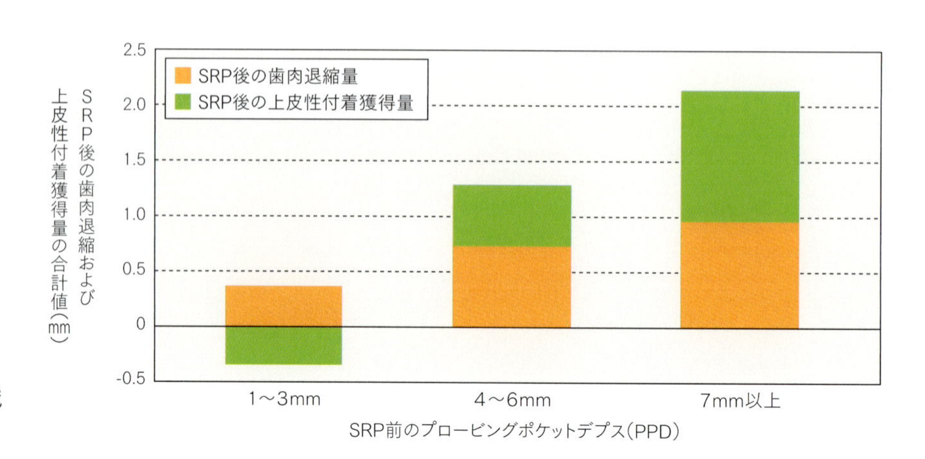

図1 SRP後の歯周ポケットの減少量（参考文献3より引用改変）。

▶ SRPだけで歯石は完全に取れるの？

残念ながら、SRPだけでは歯石の取り残しが起こります。4 mm以上の歯周ポケットがあると、半分以上の歯面に歯石の取り残しがあるという報告[4]もあります（**図2**）。また当然のことながら、単根歯に比べて構造が複雑な複根歯のほうが取り残しは多くなります。そして、取り残しの率は歯の形態や歯周ポケットの深さだけでなく、術者の技術にも左右されます[5]。

なお、歯周ポケットの深い単根歯に関しては、経験豊富な術者がSRPを行った場合も、一般的な術者が歯周外科治療を行った場合も、歯石の取り残し量がほぼ同じであった、という興味深い研究結果もあります（**図3**）。つまり、SRPの技術を磨けば、必ずしもフラップを開けなくてもかなり確実に歯石が取れるということですね。

▶ SRPと歯周外科治療では効果が違うの？

SRP（非外科的療法）と歯周外科治療の臨床的な効果を比較した論文はたくさんあり、「歯周外科治療を行ったほうが効果が大きい」という報告や、「さまざまな歯周外科治療とSRPを比較してもほとんど差がなかった」という報告もあります[6]。一般的に、軽度から中等度の歯周炎に関してはSRPと歯周外科治療では大きな差がありませんが、深い歯周ポケットや複雑な骨欠損が

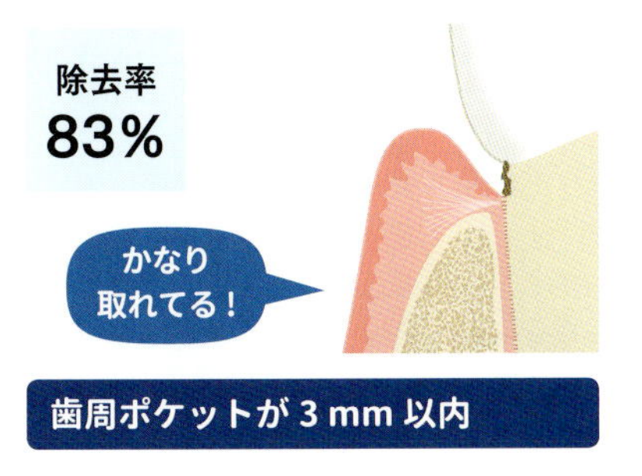

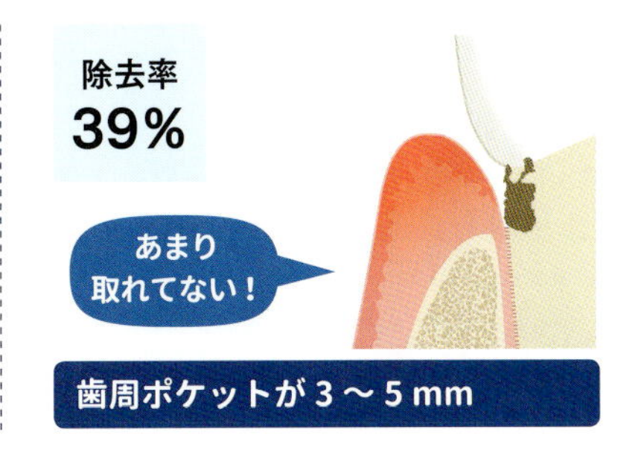

除去率
11%
ほとんど取れてない！
歯周ポケットが5 mm以上

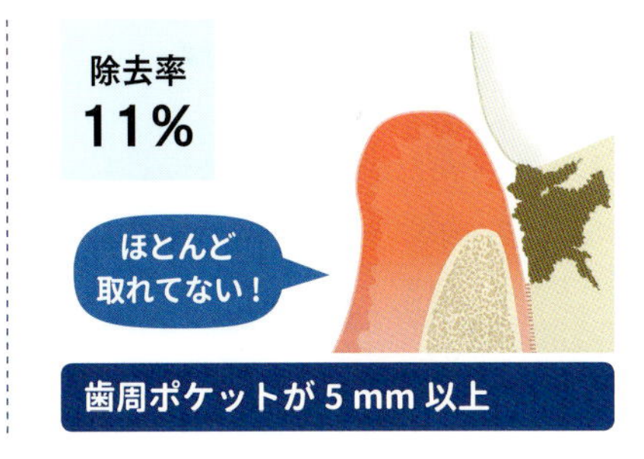

図2　歯周ポケットの深さによる歯石の除去率（参考文献4より作成）。

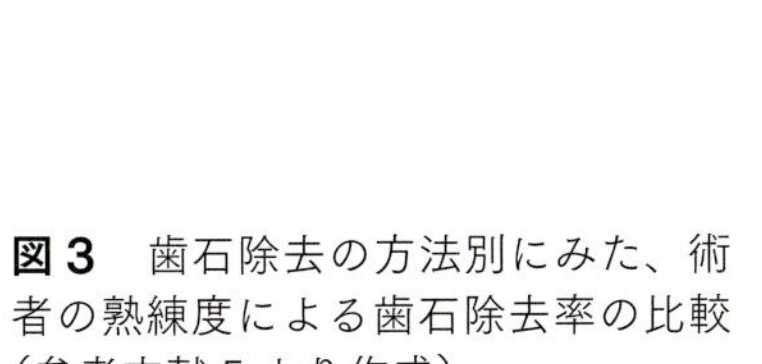

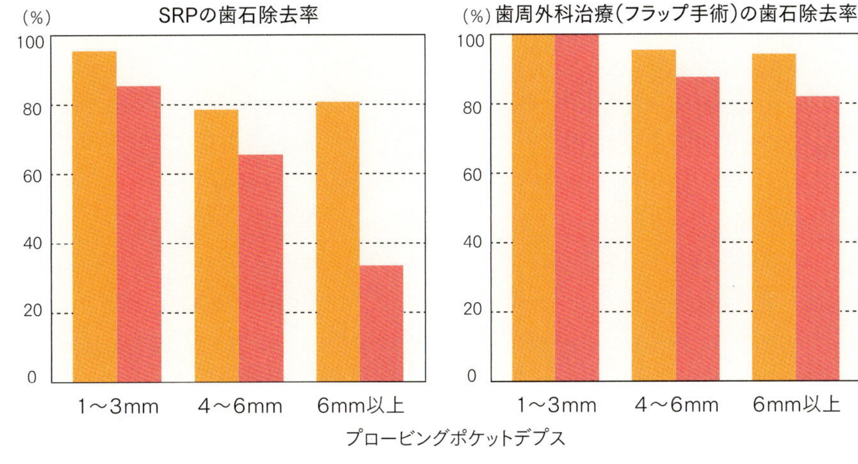

図3　歯石除去の方法別にみた、術者の熟練度による歯石除去率の比較（参考文献5より作成）。
いずれも単根歯。熟練した術者のSRPと一般的な術者の歯周外科治療（フラップ手術）では、それほど大きな差がないことがわかります。

存在すると歯石の取り残しも多くなるため、歯周外科治療のほうが有効だと考えられています。また、観察した期間によっても評価が変わってきます。短期的にみると、歯周外科治療を行ったほうが臨床症状の改善が見られますが、長期的に見ると、その差が小さくなるようです（**図 4**）[7]。ただ長期的に見た場合、処置の効果にメインテナンスやモチベーションの影響が加わることから、この研究結果を扱う際には注意が必要です。

▶ 重度の歯周炎に、SRP は無効なの？

重度の歯周炎に対し、確かに SRP だけでは不十分なこともありますが、必要な処置だといえます。SRP を行うことにより歯肉の状態が改善し、歯周外科治療も行いやすくなります。また SRP で歯肉が収縮し、歯肉縁下歯石が露出して、再 SRP によって歯石除去できるケースもあります（**図 5**）。

さらに、全身的な条件から歯周外科治療が行えない場合は、SRP とメインテナンスを注意深く行うことで、良好な状態を維持できると考えられます。

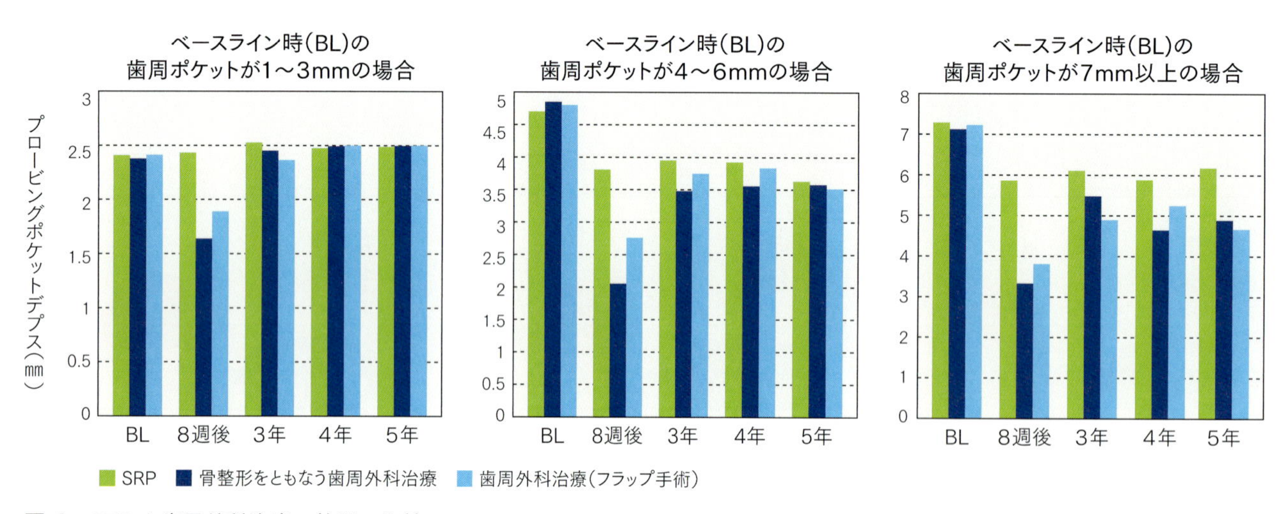

図 4　SRP と歯周外科治療の効果の比較。
短期間では歯周外科治療の効果が大きいですが、長期的に見るとあまり差がないことがわかります。

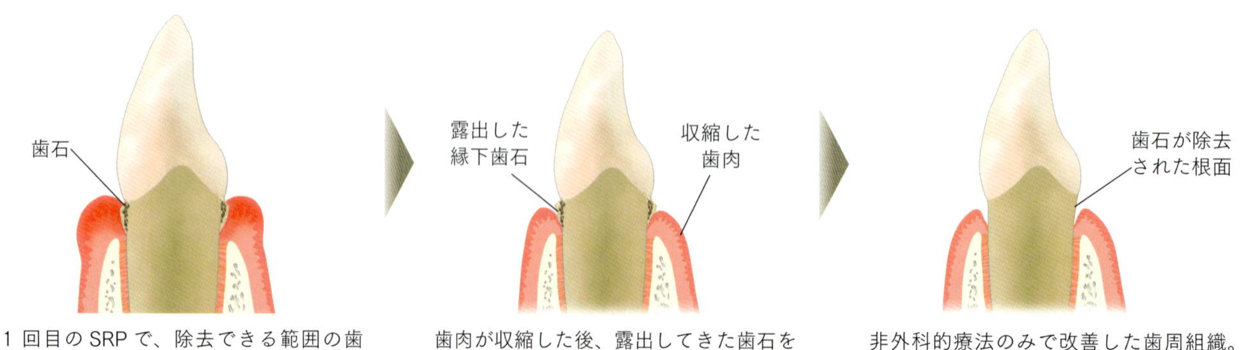

図 5　歯周外科治療を行わなくても、再 SRP でさらに深部の歯石を除去できる場合もあります。

この情報を臨床に活かしてみよう！

▶ 影響される因子を考慮しながら確実に行おう

プラークと歯石を除去するスケーリングでは、除去をなるべく完全に行うことが重要ですが、歯周ポケットの深さの他、さまざまな要因が影響してきますので、まずそれを理解してから始めるようにしましょう（**図6**）。

根面を滑沢にするルートプレーニングでは、力を入れてセメント質を削り取る必要はありません。以前は壊死したセメント質や根面の内毒素（LPS）を除去しなければならないという考えがありましたが、細菌やLPSは緩い力で歯面に付着しており、軽い力で除去できることがわかってきました。慣れない術者が一生懸命SRPを行うと、根面がすり減って知覚過敏になり、かつ歯石は残ったままということもありますので、注意が必要です（**図7**）。

また、SRP後の細菌の後戻りを考慮すると、歯肉縁上のプラークコントロールが重要になります。患者さんが行うブラッシングに加え、PMTCなどのプロフェッショナルケアが必要だと考えられています。

先述のとおり、歯周外科治療が必要な深い歯周ポケットには、事前のSRPで炎症を減らしておくと歯肉からの出血が減り、手術もしやすくなります。また高齢者や有病者の患者さんに歯周外科治療ができない場合、SRPで収縮した歯肉の縁下から歯石を露出させたのち、再SRPを行うこともあります。

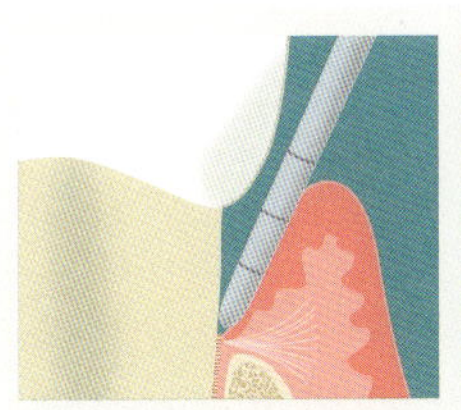
歯周ポケットの深さ

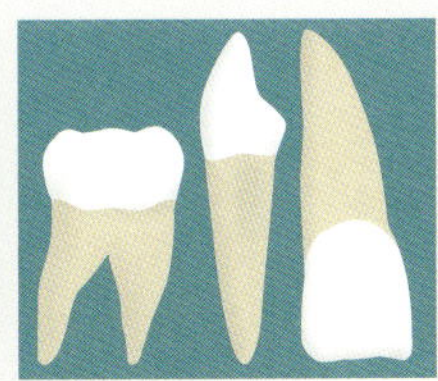
歯種（前歯部、臼歯部、単根歯、複根歯など）

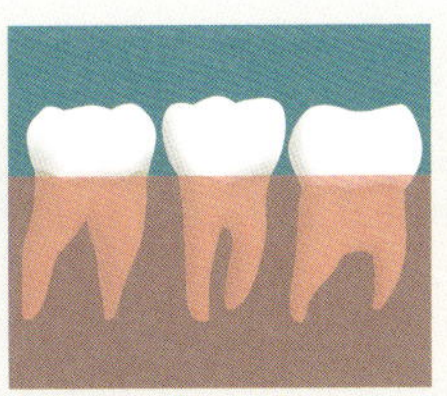
根形態（ルートコーンの離開度、ルートトランクの長さ、根面溝、湾曲など）

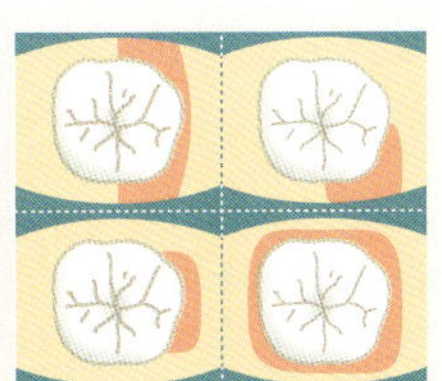
骨欠損の形態（1～4壁性骨欠損）

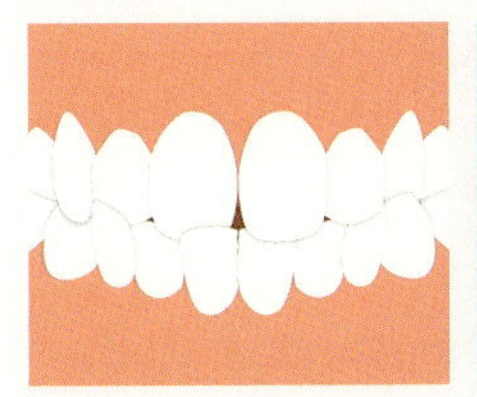
歯列（叢生、転位、歯根近接など）

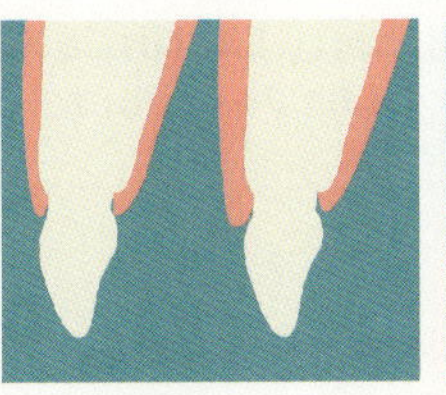
歯肉の状態（緊張度、厚み、豊隆など）

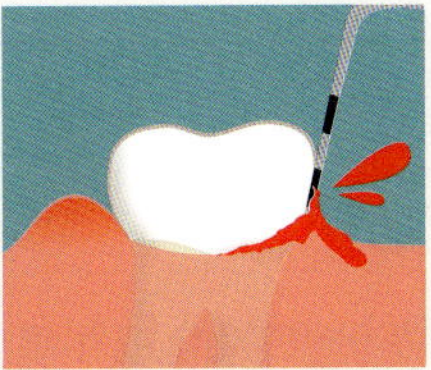
プラークコントロールの状態（歯肉の浮腫、出血など）

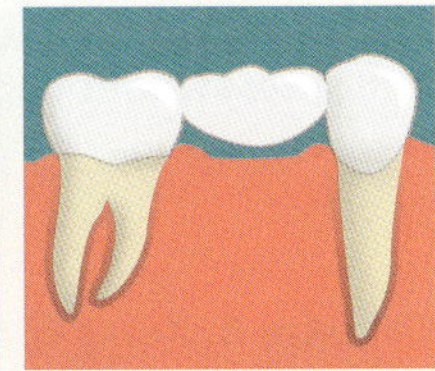
補綴物（形態、マージンの位置、適合度など）

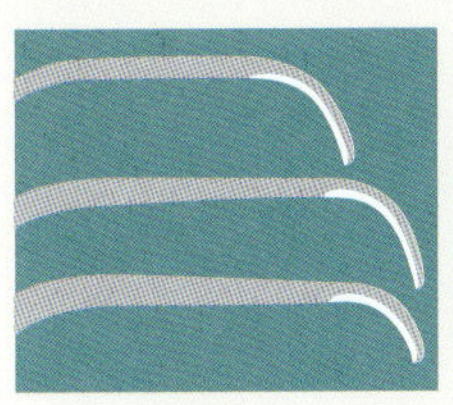
器具（刃部の大きさ、研磨具合、金属の弾力性など）

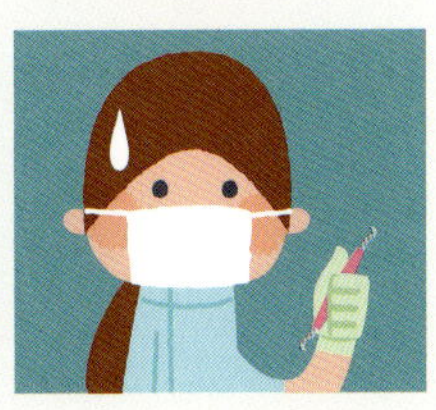
術者の技術（歯石の探知、力加減など）

図6　SRPに影響する因子。

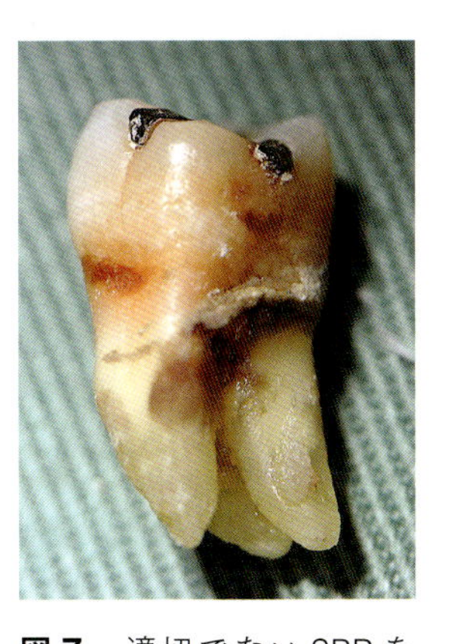

図7　適切でないSRPを受けた歯。
操作しやすい口蓋側根面はすり減っており、遠心面などには歯石の取り残しがあります。

まとめ｜これだけは覚えておこう！

- 歯周ポケットの減少など、SRP を行うことによる歯周炎の改善効果が認められています。また、短期的な観察では歯周外科治療のほうが効果がありますが、長期的にみると SRP と歯周外科治療では効果に差はないという報告もあります。

- 複根歯や深い歯周ポケットのある部位では歯石の取り残しが多くなりますので、SRP で歯肉の状態を改善後、歯周外科治療を行うことが多いです。

- 力を入れてルートプレーニングを行うと、術後の知覚過敏を引き起こします。最近では軽い力で行っても十分に効果があることがわかってきています。

参考文献

文献1 **Badersten A, Nilvéus R, Egelberg J. Effect of nonsurgical periodontal therapy. I. Moderately advanced periodontitis. J Clin Periodontol 1981;8(1):57-72.**
中等度から重度の歯周炎患者に対して SRP を行ったところ、歯周組織の改善が見られたことを報告しています。

文献2 **Badresten A, Nilvéus R, Egelberg J. Effect of nonsurgical periodontal therapy. II. Severely advanced periodontitis. J Clin Periodontol 1984;11(1):63-76.**
深い歯周ポケットでも、SRP によってプロービングポケットデプス（PPD）の減少が見られることを示した論文です。

文献3 **Cobb CM. Non-surgical pocket therapy: mechanical. Ann Periodontol 1996;1(1):443-490.**
米国歯周病学会がまとめたデータ。術前の PPD で SRP 後の歯周ポケットの減少量が変わることを示しています。

文献4 **Waerhaug J. Healing of the dento-epithelial junction following subgingival plaque control. II. As obserbed on extracted teeth. J Periodontol 1978;49(3):119-134.**
PPD 別に、歯石の取り残し率を示しています。また、抜去歯の根面の状態を写真で示しています。

文献5 **Fleischer HC, Mellonig JT, Brayer WK, Gray JL, Barnett JD. Scaling and root planing efficacy in multirooted teeth. J Periodontol 1989; 60(7):402-409.**
SRP 後の歯石除去率は術者の技量によって大きく異なることを示した論文です。

文献6 **Ramfjord SP, Caffesse RG, Morrison EC, Hill RW, Kerry GJ, Appleberry EA, Nissle RR, Stults DL. 4 modalities of periodontal treatment compared over 5 years. J Clin Periodontol 1987;14(8):445-452.**
SRP、歯肉縁下掻爬、歯周ポケット除去手術、フラップ手術のいずれかの処置を行ったところ、5 年後にはいずれも良好な結果を得たという論文です。

文献7 **Becker W, Becker BE, Caffesse R, Kerry G, Ochsenbein C, Morrison E, Prichard J. A longitudinal study comparing scaling, osseous surgery, and modified Widman procedures: Results after 5 years. J Periodontol 2001;72(12):1675-1684.**
SRP、骨整形をともなう歯周外科治療、フラップ手術のいずれかの処置を行ったところ、短期間の観察では外科処置後に改善が見られたが、長期的にはあまり差がないことを示した論文です。

3 SPTは、歯周病の再発予防にどれだけ効果があるのですか？

解説 米田 雅裕 先生

現在わかっていること / 現在の考え方

▶ SPTってなに？

歯周疾患の患者さんが来られたら、まず積極的な歯周治療（active periodontal therapy）を行いますが、治療終了後に患者さんのセルフケアを励行するだけでは、歯周組織の健康を十分に維持できないことが知られています。

そこで、積極的な歯周治療終了後に治療効果を長時間持続させ、歯周組織の健康を維持するために、メインテナンスを行います。従来から患者さんに定期的に来院してもらうケアプログラム（リコールシステム）がありましたが、近年はこの治療法がメインテナンスケアの手法として確立され、サポーティブペリオドンタルセラピー（supportive periodontal therapy：SPT）と呼ばれています。

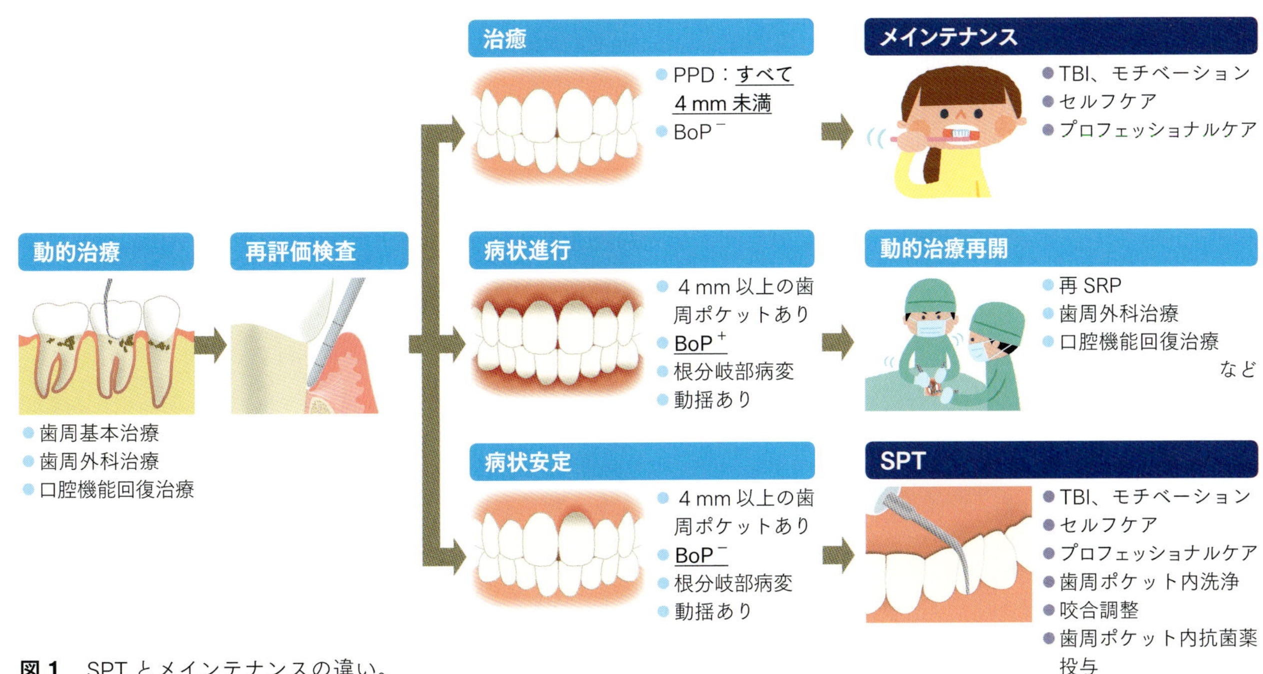

図1 SPTとメインテナンスの違い。

▶ SPT とメインテナンスはどう違うの？

動的な歯周治療後の管理すべてを、広い意味で「メインテナンス」ということもありますが、SPT とメインテナンスはいくつかの点で違いがあります（前ページ**図 1**）。

メインテナンスは、動的な歯周治療により“治癒”した歯周組織を長期間維持するための健康管理です。内容はセルフケア、プロフェッショナルケア、動機づけ（モチベーション）などがあります。

SPT は動的な治療により“病状安定”した歯周組織を長期間安定した状態に維持するための治療です。具体的には 4 mm 以上の歯周ポケット、根分岐部病変、歯の動揺が残った場合などに行います。セルフケア（口腔清掃）指導、PMTC、SRP、歯周ポケット内洗浄、咬合調整などの包括的治療を行いますが、当然モチベーションの向上なども必要です（**表 1**）。

▶ SPT を行うと、再発予防に効果があるの？

一般的に、SPT を行ったほうが再発予防に効果があると考えられています（**図 2**）。しかしながら、SPT が歯周組織の健康維持に関連を示すのは、SPT へよく参加する患者さんのもともとのセルフケアの習慣や生活習慣が良好である可能性も否定できません。SPT を行った場合、コンプライアンスが良好な患者グループは、そうでないグループに比べて歯を喪失する危険が有意に低い、という研究報告があります[1)]。

ある研究では、90 名の重度歯周炎の患者に歯周外科治療実施後、6 年間の追跡を行ったところ、メインテナンスを実施すると口腔清掃レベルは保たれアタッチメントレベルに変化は生じませんが、メインテナンスを実施しないと追跡時に再発が生じやすいことを報告しています[2)]。

また別の研究では、43 名の重度歯周炎の患者に歯周外科治療を実施し、3 〜 6 ヵ月ごとにメインテナンスを行った者とメインテナンスを行わなかった者とを比較したところ、10 年後の喪失歯数に著しい差が生じることを報告しています[3)]。

その一方で、実際の治療に加えてセルフケア指導の励行といった介入の重要性を示した報告もあります[4)]。ある研究では、28 名のメインテナンス中の患者に対して、機械的歯面清掃を行う部位と行わない部位に分け、セルフケア指導の有無で歯周組織のパラメータに差が生じるか調べました。すると、

表 1　SPT の目的

❶ 歯肉炎、歯周炎、およびインプラント周囲炎を治療したり、再発と進行を予防したり減少させたりする
❷ 補綴治療を行った歯を含む歯列を管理することで、歯の喪失を予防したり減少させたりする
❸ 口腔内に発症する他の疾患や症状をタイミングよく発見することで、適切な治療を行う確率を増加させる

徹底的なセルフケア指導を実施した場合では、機械的歯面清掃の有無にかかわらず、両部位とも歯周組織のパラメータが同程度に維持できたと報告しています。別の研究でも、メインテナンスに加えて行われたセルフケア指導が、歯周組織のパラメータ改善に有効であることを示しています。清掃後の歯面へのプラーク再付着に要する時間を考えると、数ヵ月に一度の機械的歯面清掃のみで歯面の汚染が抑制できるとは考えられません。このことからも、SPT の効果は、セルフケア指導の励行などを含めた介入全体の成果である可能性が高いといえるでしょう。

図 3 は、Becker らが行ったいくつかの研究[5-7]をまとめたものです。研究の時期や対照が異なるため厳密な意味での比較はできませんが、患者さんに SPT の必要性を説明するには、わかりやすいグラフでしょう。

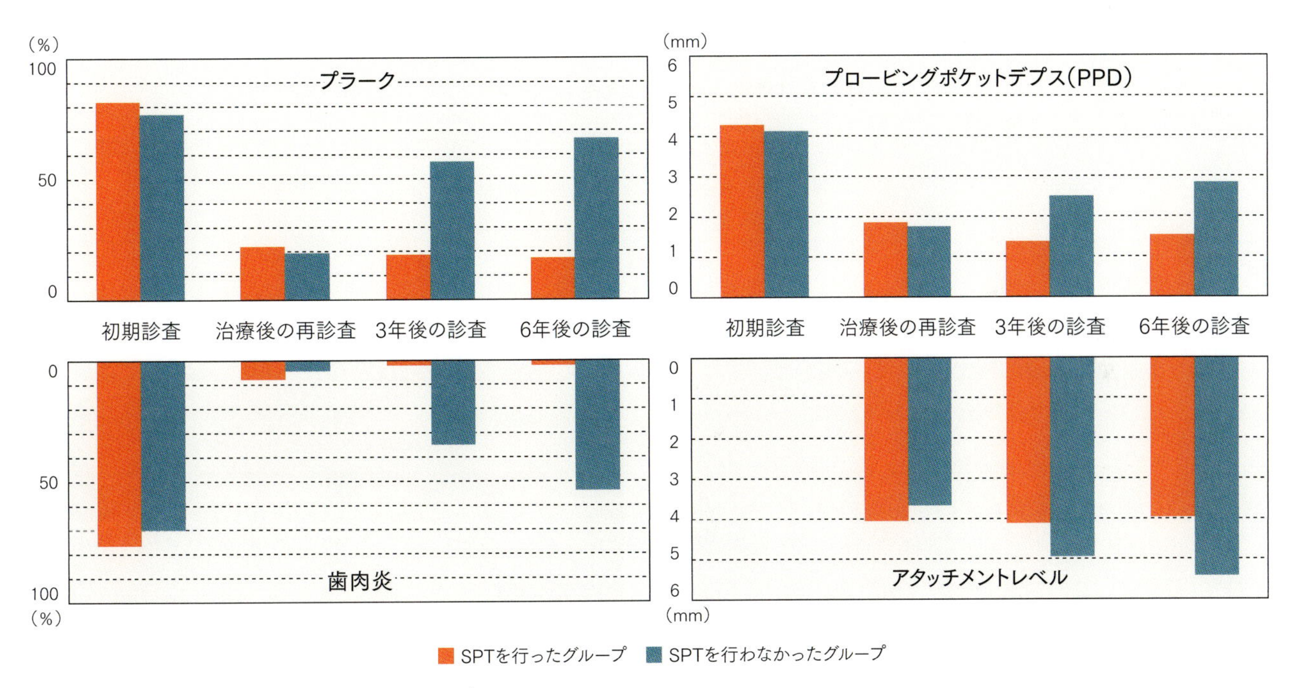

図 2　SPT の効果（参考文献 1 より引用改変）。

歯周治療を行わなかった患者は、1 人につき 5 年間あたり 1.8本の歯を失いました。歯周治療を行ったものの SPT を行わなかった患者は、1 人につき 5 年間あたり 1.1 本の歯を失いました。歯周治療を行い、治療後も SPT を行った患者は 1 人につき 5 年間あたり 0.5 本の歯しか失いませんでした。

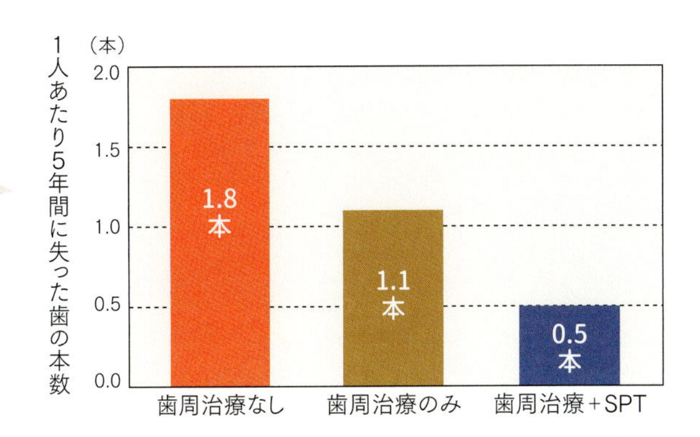

図 3　Becker らの研究による、SPT と歯の喪失の関係（参考文献 5 より作成）。

注：それぞれのグループの対象者や調査時期は異なります。

この情報を臨床に活かしてみよう！

▶ 視点を変えて、細やかにチェック&チェック

まず、SPTの目的や意義を考えて行うことが重要です。そのひとつが、現状のチェックです。歯みがきはできているか、歯肉の炎症は起きていないか、修復物や義歯に問題はないか、などを診査します。

歯周治療がいったん終了しているので、「問題はないはず」と思いがちですが、「問題があるかもしれない」と思って診査するだけで、病変の発見の度合いが違ってきます。たとえばもともとはブラッシングが良好な患者さんでも、歯周外科治療を行った後は歯肉の形態が変わったり歯根が露出したりして、プラークの磨き残しが生じる可能性があります。微妙な咬合のずれや補綴物の不適合があっても歯周病が再発しやすいので、細やかなチェックが必要です。

また、PMTCなどを行った後も、次の来院時まで患者さんのモチベーションを維持するという、もうひとつの目的も忘れてはいけません。「現在のよい状態があるのは、患者さんが努力をしているからだ」と本人に説明をして、モチベーションを維持してください。たとえば、**図4**のような対照的な症例を見せると、患者さんもよくSPTに応じてくれるようです。

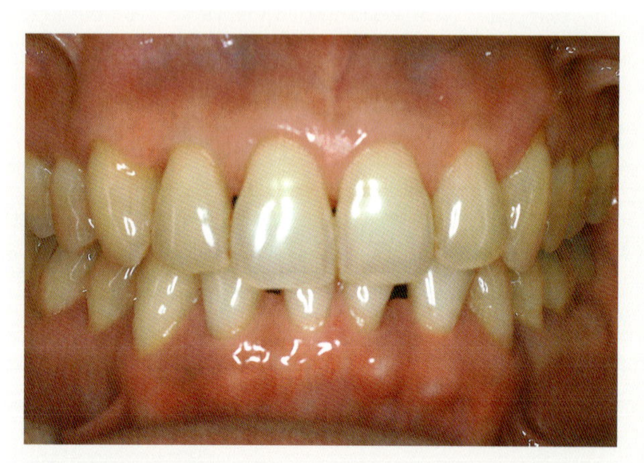

Ⓐ 歯周外科治療後、定期的にSPTを行っていた患者さんの術後5年の口腔内写真。口腔清掃は良好で、歯肉に強い炎症は認められません。

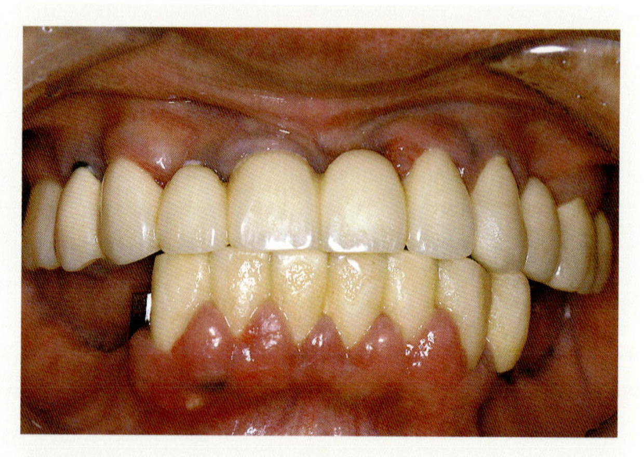

Ⓑ 歯周外科治療後、本人の都合などによりほとんど来院されなかった患者さんの術後5年の口腔内写真。強い炎症が見られ、義歯の適合も悪くなりました。

図4　こうした比較できる症例写真をみせると、患者さんのモチベーションにつながります。

まとめ｜これだけは覚えておこう！

- 歯周病が“治癒”したあとに歯周ポケットがない状態を維持するのがメインテナンスで、歯周ポケットは残っているが“安定”した状態にある歯周組織を管理していくのがSPTです。
- 歯周治療を行っただけでは歯周病は再発しやすいですが、SPTを行うと歯の保存に効果があることが知られています。
- SPTの効果には、機械的歯面清掃だけでなく、セルフケア指導の励行などモチベーションを含めた介入全体が大きくかかわっています。

参考文献

文献1 Lee CT, Huang HY, Sun TC, Karimbux N. Impact of Patient Compliance on Tooth Loss during Supportive Periodontal Therapy: A Systematic Review and Meta-analysis. J Dent Res 2015;94(6):777-786.
コンプライアンスの良し悪しで、SPTの効果に差があるかを複数の論文の解析により調べた研究。SPTにおいてもコンプライアンスが重要であることがわかります。

文献2 Axelsson P, Lindhe J. The significance of maintenance care in the treatment of periodontal disease. J Clin Periodontol 1981;8(4):281-294.
歯周外科治療後にSPTを行うと、アタッチメントレベルの変化は生じませんが、SPTを行わないと再発が生じやすいことを示しています。

文献3 Bostanci HS, Arpak MN. Long-term evaluation of surgical periodontal treatment with and without maintenance care. J Nihon Univ Sch Dent 1991;33(3):152-159.
重度歯周炎の場合、良好な長期予後を得るためにはSPTが必須であることを示した論文です。

文献4 Glavind L. Effect of monthly professional mechanical tooth cleaning on periodontal health in adults. J Clin Periodontol 1977;4(2):100-106.
SPTに参加すること自体が患者のモチベーションを上げたことから、機械的歯面清掃のみでセルフケアの改善が見られるわけではないとした論文です。

文献5 Becker W, Berg L, Becker BE. Untreated periodontal disease: a longitudinal study. J Periodontol 1979;50(5):234-244.

文献6 Becker W, Becker BE, Berg LE. Periodontal treatment without maintenance. A retrospective study in 44 patients. J Periodontol 1984;55(9):505-509.

文献7 Becker W, Berg L, Becker BE. The long term evaluation of periodontal treatment and maintenance in 95 patients. Int J Periodontics Restorative Dent 1984;4(2):54-71.
文献5～7は、同一研究グループによる調査です。調査対象や調査時期は異なりますが、SPTによって喪失歯が減少することがよくわかります。SRP、骨整形をともなう歯周外科治療、フラップ手術のいずれかの処置を行ったところ、短期間の観察では外科処置後に改善が見られたが、長期的にはあまり差がないことを示した論文です。

メインテナンスの来院頻度はどう決定すればいいですか？

解説 米田 雅裕 先生

現在わかっていること / 現在の考え方

▶「3～6ヵ月に一度」が基本

メインテナンスが重要であることは、前項の「SPTは、歯周病の再発予防にどれだけ効果があるのですか？」で解説しましたが、その頻度はどのように決められているのでしょうか？

これまで多くの研究が行われてきましたが、ある研究では、メインテナンスを行ったグループと行わなかったグループの歯周組織の状態の変化を調べました。ここでは、3～6ヵ月ごとにメインテナンス治療を行うと、長期的予後が安定することが明らかになっています[1)]。

この研究で、メインテナンス期間を3～6ヵ月と設定した理由はいくつかあります。まず、歯肉縁下の細菌を徹底的に除去した後には細菌叢が変化しますが、これがもとに戻るのに数ヵ月かかる、という報告に基づいています。また3～6ヵ月程度の頻度でチェックを行うと、歯周病の再発に気づき進行を止めることもできます。さらにモチベーションの維持という観点からも、このくらいの頻度で来院させるのが効果的だと思われます[2,3)]。

しかし実際には、個々の症例についてどのくらいの頻度でメインテナンスを行うか、ということが重要になります（**図1**）。

▶メインテナンスの頻度を決めるのに考慮すべき項目

❶患者さんのモチベーションや口腔清掃状況

口腔清掃が悪い患者さんには歯肉の炎症が起きやすく、またそれはモチベーションの低さの表れでもあるので、短い間隔でメインテナンスを行う必要があります。

❷歯肉の炎症（発赤・腫脹）

目視で歯肉に発赤や腫脹が確認できれば炎症が存在しますので、早めの処置が必要です。ただし、線維性の歯肉や喫煙者の歯肉は炎症が現れにくいため、炎症がないと思わないように注意しましょう。

❸歯周ポケットの深さ（プロービングポケットデプス）

歯周ポケットが深いと清掃ができないので、歯周炎が進行します。また、歯周ポケットが浅くても歯肉退縮がある場合はアタッチメントロスが起こっていますので、歯周ポケットの深さだけでなくアタッチメントレベルも確認する必要があります（**図 2**）。

●患者さんのモチベーションや口腔清掃状況
●歯肉の炎症（発赤・腫脹）やBoP の程度
●歯周ポケットの深さ（プロービングポケットデプス）
●骨吸収状態・残存骨量（エックス線所見）
●咬合状態（喪失歯数含む）
●全身疾患の有無
●喫煙などその他の修飾因子

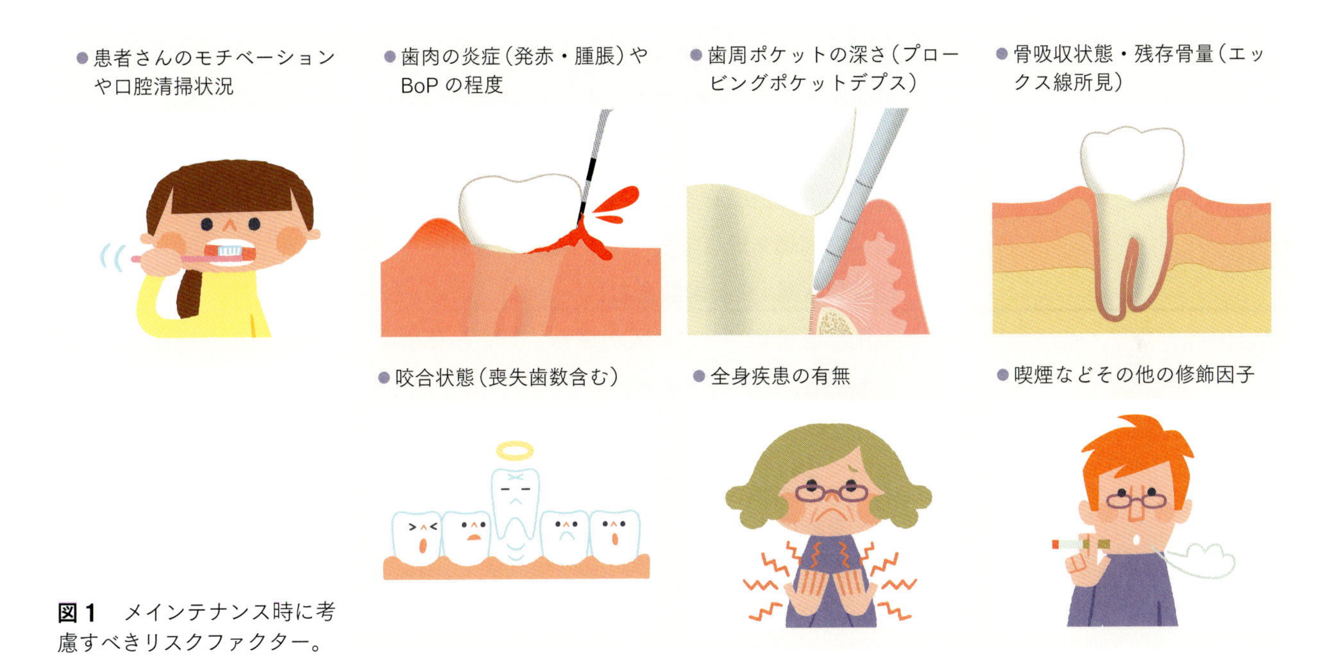

図 1　メインテナンス時に考慮すべきリスクファクター。

メインテナンス時の検査（プロービングポケットデプス：PPD）

- **変化なし** → コンプライアンス
  - 完璧 → 同じ間隔でメインテナンス継続 → 2 回の来院時を比べて変化がない → メインテナンス間隔を 1 ヵ月のばす
  - まあまあ → 同じ間隔でメインテナンス継続
- **1 mm 増加** → ルートプレーニング → 再評価
  - 改善または安定 → メインテナンス継続
  - ● PPD 変化なし ● BoP あり ● PPD 6 mm 以上 → 歯周外科治療 → メインテナンス継続
- **2 mm 以上増加**
  - 全顎的だった場合 → 侵襲性歯周炎の疑い
  - 部分的だった場合 → ルートプレーニング
    - PPD 変化なし
      - エックス線的骨吸収なし → 歯肉切除または歯肉整形 → メインテナンス継続
      - エックス線的骨吸収あり → 骨整形を含む歯周外科治療または再生療法 → メインテナンス継続
    - PPD 減少 → メインテナンス継続

図 2　プラーク性歯肉炎・慢性歯周炎患者における、メインテナンス期のフローチャート（プロービングポケットデプス〔PPD〕と臨床的アタッチメントロスをもとにした計画、参考文献 4 より引用改変）。

❹ BoP（プロービング時の出血）

BoPがある場合（BoP^{+}）は、歯肉に炎症があることを示します。BoPは敏感な反応なので、逆にない場合（BoP^{-}）は、歯肉の状態が安定しているといえます。メインテナンス中の検査でBoPが全体の10%以下ならあまり心配はありませんが、25%を超える場合はメインテナンスの頻度や内容を改める必要がある、という報告もあります。

また、コンプライアンスが良好でアタッチメントロスがない場合は、**図3**のような基準も参考になります。

❺骨吸収状態・残存骨量（エックス線写真所見）

メインテナンス中に頻繁にエックス線写真を撮ることはありませんが、積極的な歯周治療終了時にすでに骨吸収が進行している場合では、メインテナンスの間隔を短くするなど、注意して観察する必要があります。

❻咬合状態（喪失歯数含む）

残存歯槽骨が少ない人の場合、わずかな咬合力が大きな影響を及ぼす可能性がある（二次性咬合性外傷）ので、咬合状態をよくチェックする必要があります。特に大がかりな補綴処置を行った場合は、しばらく短い間隔で観察することもあります。

❼全身疾患の有無

全身疾患がある場合は、なにもない人に比べて歯周炎の進行や再発の危険性が高いので、間隔を短くすることも必要です。特に糖尿病があると歯周組織の状態が悪化しやすいので、血糖値のコントロール状態を含めてチェックする必要があります。

❽喫煙などその他の修飾因子

喫煙は歯周炎のリスクファクターですが、PART 1-3（22ページ）にもあるように、逆に炎症の所見が見えにくくなるので要注意です。見た目に歯肉が引き締まっているからと、油断しないことが大切です。

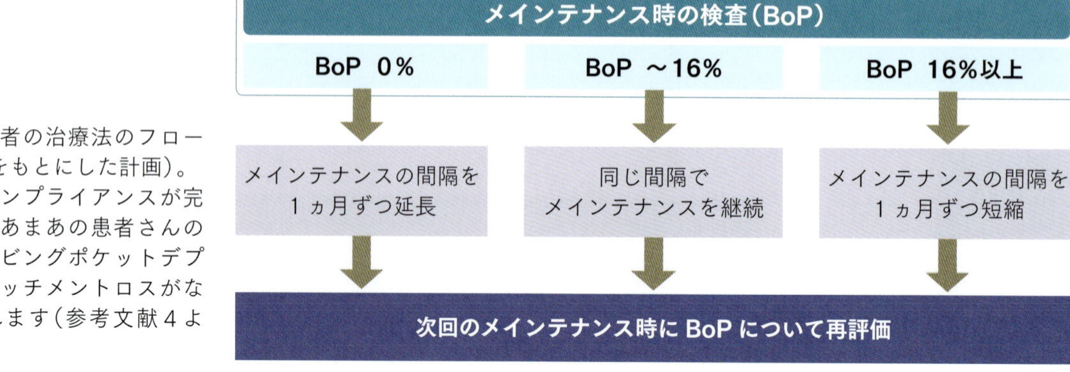

図3　歯周炎患者の治療法のフローチャート（BoPをもとにした計画）。ただしこれはコンプライアンスが完璧、あるいはまあまあの患者さんの場合で、プロービングポケットデプスの増加やアタッチメントロスがない場合に限られます（参考文献4より引用改変）。

この情報を臨床に活かしてみよう！

▶ 今後のリスクを予想しながらメインテナンスの時間配分をしよう

メインテナンス時の検査は、現在の状態を調べ、よい環境を維持するのが目的ですが、同時に今後歯周組織に変化が起こる可能性（リスク）を予想することも重要です。限られたアポイント時間のなかでいろいろなことをしなければならないので、時間配分をうまく考えて、次回までのメインテナンス間隔を決めましょう。

図4は、メインテナンスに1時間かける場合の、一般的な時間配分を示したものです。まず最初に現状の診査、再評価、必要に応じて歯科医師による診断などを10〜15分で行います。短い時間ですが、口腔清掃状態の確認、PPDとBoPの測定、排膿の有無や補綴物の状態の確認、う蝕の診査などが含まれます。

次に、歯周組織の状態やモチベーションの程度に応じて再指導と、SRPなどのインスツルメンテーションを行います。ここは重要なステップなので、35〜45分かけます。もし、部分的に悪化している部位があればさらに治療を行いますが、時間がかかりそうな場合は次回の予約を取ります。最後に、仕上げの歯面研磨やフッ化物塗布を10分以内で行い、終了します。

これらの過程のなかで患者さんのモチベーション、口腔清掃状態、再発の可能性等を判定して、次回のメインテナンスの時期を決定します。

メインテナンスというと一見簡単に思えるかもしれませんが、治療をしながらリスクを判定する必要があるため、集中力が必要ですね。

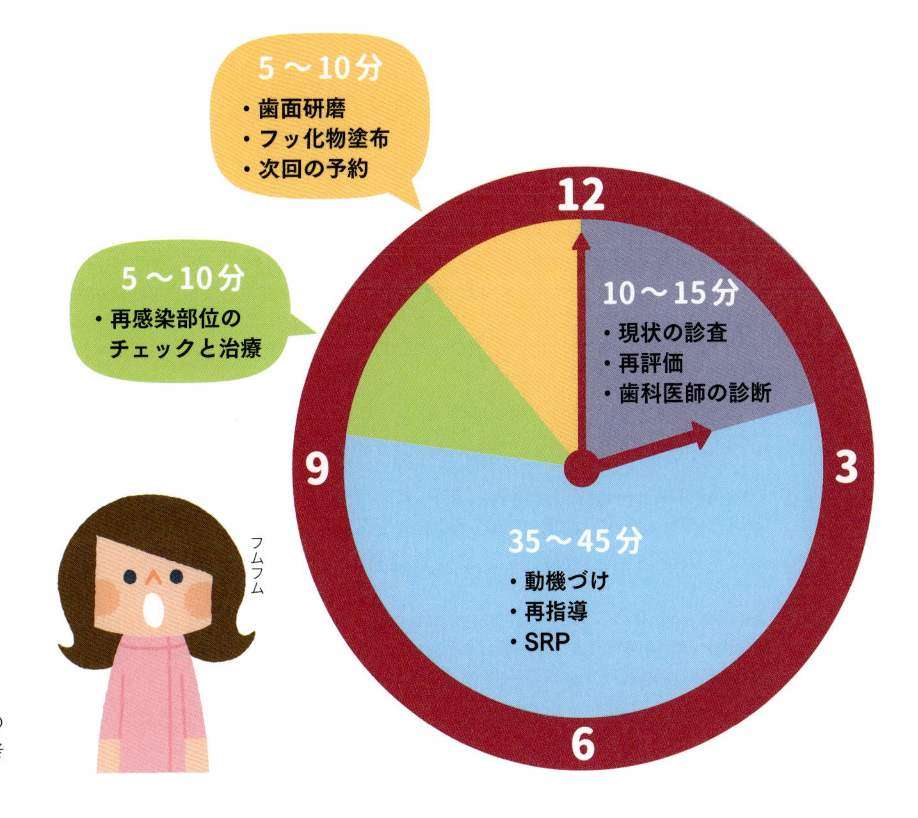

図4　1時間のメインテナンスの時間配分例（参考文献5などを参考に作成）。

まとめ｜これだけは覚えておこう！

- メインテナンスの間隔は3ヵ月おきが一般的ですが、患者さんによって間隔が短くなったり長くなったりします。
- 積極的な歯周治療（active periodontal therapy）終了時に特に問題がなく、プラークコントロールが良好な患者さんは、長めのメインテナンス間隔（たとえば6ヵ月ごと）でも大丈夫です。
- 積極的な歯周治療（active periodontal therapy）終了時にすでに残存骨が少ない、補綴物が多い、プラークコントロールが不良などの患者さんには、短めのメインテナンス間隔（たとえば1ヵ月ごと）が必要になる場合があります。
- メインテナンス中にプラークコントロールが不良になったり、BoPが増加したり、う蝕や歯周ポケットの再発がある場合は、それまでのメインテナンスの間隔を短縮する必要があります。

参考文献

文献1 **Axelsson P, Lindhe J. The significance of maintenance care in the treatment of periodontal disease. J Clin Periodontol 1981;8(4):281-294.**

歯周外科治療後、はじめの2年間は2ヵ月ごとのメインテナンス、残りの4年間は3ヵ月ごとのメインテナンスを行い、その経過を報告することで、メインテナンスの重要性を示しています。

文献2 **Sekino S, Ramberg P, Uzel NG, Socransky S, Lindhe J. The effect of a chlorhexidine regimen on de novo plaque formation. J Clin Periodontol 2004;31(8):609-614.**

常在菌が、口腔バイオフィルムの構成に重要な影響を与えることを示した論文です。治療を行うと細菌叢が変化しますが、やがてもとの細菌叢に戻ることも報告しています。

文献3 **Greenstein G. Periodontal response to mechanical non-surgical therapy: a review. J Periodontol 1992;63(2):118-130.**

ルートプレーニングを行った後、細菌数が平均9～11週で最初のレベルに戻ることを示したレビューです。

文献4 **Wilson TG Jr, Kornman KS. Retreatment for patients with inflammatory periodontal disease. Periodontol 2000 1996;12:119-121.**

BoPを基準にしたメインテナンス間隔の決定、プロービングポケットデプスを基準にしたメインテナンスの流れをまとめた論文です。

文献5 **Lindhe J, Karring T, Lang NP（著）．岡本 浩（監訳）．Lindhe 臨床歯周病学とインプラント 第4版 臨床編．東京：クインテッセンス出版，2005;859-869.**

メインテナンス来院時に行う、4つの治療の時間配分について説明しています。

文献6 **Gartenmann SJ, Dörig I, Sahrmann P, Held U, Walter C, Schmidlin PR. Influence of different post-interventional maintenance concepts on periodontal outcomes: an evaluation of three systematic reviews. BMC Oral Health 2016;17(1):19.**

78の文献を分析した結果、動的治療の内容（SRP、SRP＋抗生剤併用、再生療法）によって、その後のメインテナンスの頻度や期間が異なっていたことを報告しています。

5 インプラントの定期的なお手入れはどうすべきですか？

解説 牧野 路子 先生

現在わかっていること / 現在の考え方

▶ 上部構造装着後のインプラントのトラブルには、どんなものがある？

上部構造装着後に起こるインプラントのトラブルとして、上部構造の破損・不良形態・咬合不良、スクリューの緩み・破折、インプラント体の破損・破折などのハードウェア（物理的な構成要素）の合併症と、インプラント周囲粘膜炎やインプラント周囲炎などの生物学的な合併症があります。

5年間のフォローを行った固定性インプラントの偶発症発症率を調べた論文[1]では、上部構造装着後の最初の5年間で、患者の約1/3がなんらかの合併症を経験していると報告しています。上部構造の破損やスクリューの緩み、インプラント体の破折などのハードウェアの合併症がその4/5を占めており、インプラント周囲炎などの生物学的な合併症は約1/5でした（**図1**）。

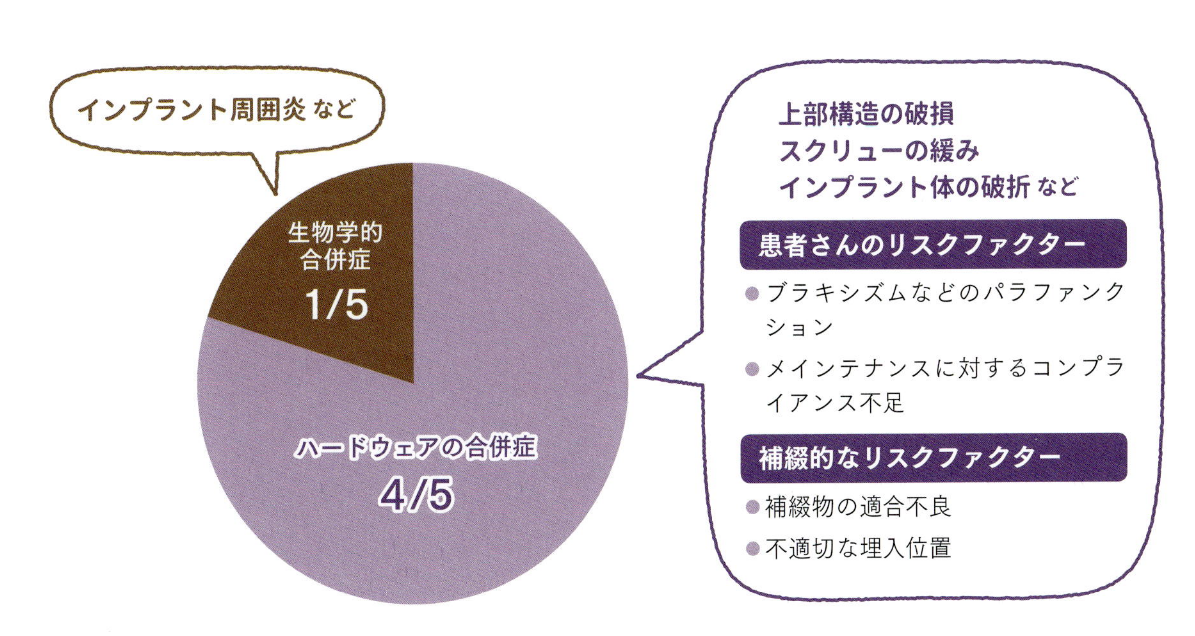

図1 インプラント偶発症の内訳と、ハードウェア的合併症のリスクファクター（参考文献1より作成）。

無歯顎患者に対する固定性インプラントの合併症を調査した論文[2]によると、上部構造を装着して最初の10年で、約9割の患者がなんらかの合併症を経験していました。そのうち、生物学的合併症として2mm以上の骨吸収を起こした患者の割合は、5年で20.1%、10年で40.3%でした。また、ハードウェアの合併症として、スクリューの破折を5年で10.4%、10年で20.8%が経験し、前装材料のチッピングや破折を5年で33.3%、10年で66.6%が経験していました。

▶ インプラント周囲粘膜炎とインプラント周囲炎

インプラント周囲組織に生じる炎症性病変には、インプラント周囲粘膜炎（peri-implant mucositis）とインプラント周囲炎（peri-implantitis）が定義されています。インプラント周囲粘膜炎はインプラント周囲軟組織の可逆的炎症過程、インプラント周囲炎は支持骨の喪失が引き起こす炎症過程と定義されています（**図2**）[3]。インプラント周囲粘膜炎の原因はプラーク細菌のインプラント周囲の蓄積ですが、インプラント周囲炎とは異なり、軟組織の可逆性の炎症で、骨吸収はともないません。インプラント周囲粘膜炎は、天然歯でいうと歯肉炎に相当します。

歯肉炎がすべて歯周炎に進行しないのと同様に、インプラント周囲粘膜炎もすべてがインプラント周囲炎に進行するわけではありません。Derksら[4]の報告によると、インプラント周囲粘膜炎の有病率は43%（信頼区間：32-54%）、インプラント周囲炎は22%（信頼区間：14-30%）でした。インプラント治療を受けた約2人に1人がインプラント周囲粘膜炎を経験し、インプラント周囲炎に至っては、5人に1人が経験しているということになります。

▶ インプラント周囲炎のリスクファクター

インプラント周囲炎のリスクファクターとして、口腔衛生不良、喫煙、歯周ポケットの存在、歯周病の既往、SPTなし、糖尿病などが挙げられます。また不十分な骨量や角化歯肉などの局所的なものと、不適切なインプラントポジションや補綴デザイン、セメントの取り残しなどの医原性のリスクファクターがあります。

なかでもセメントの取り残し（**図3**）は、約80%に起きるインプラント周囲疾患の兆候と関連しており、セメント除去後はその74%においてインプラント周囲疾患の兆候がなくなったという報告もあります[5]。

	インプラント周囲粘膜炎	インプラント周囲炎
●プロービングポケットデプス（PPD）	ベースライン時と比較して変化が少ない（4～5 mm 以内）	ベースライン時と比較して著しく深くなる（6 mm 以上）
● BoP	＋ （あり）	＋ （あり）
●排膿	＋－ （認めることもある）	＋＋ （大いにあり）
●動揺	－ （なし）	－（なし） 歯槽骨の破壊が進行したものでは＋（あり）
●エックス線所見	インプラント周囲の歯槽骨の吸収や変化はほとんど観察されない	インプラント周囲の歯槽骨に明らかな吸収や変化があり、進行程度によりさまざまな破壊程度がある（2～3 mm 以上）

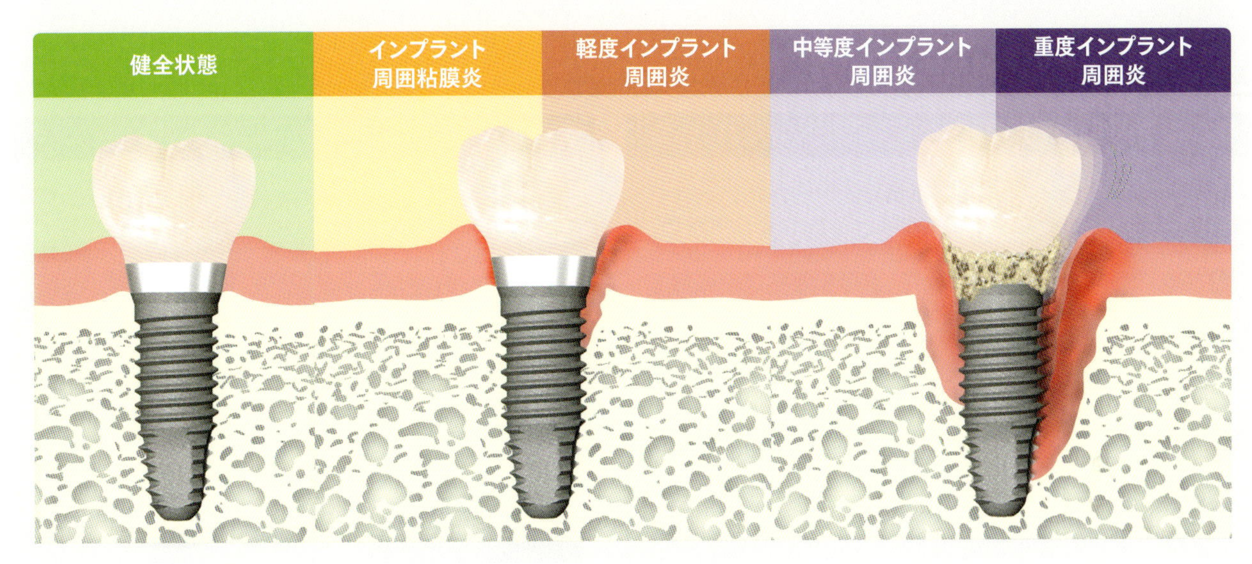

図 2　インプラント周囲粘膜炎とインプラント周囲炎の臨床所見の比較（参考文献 3 より引用改変）。

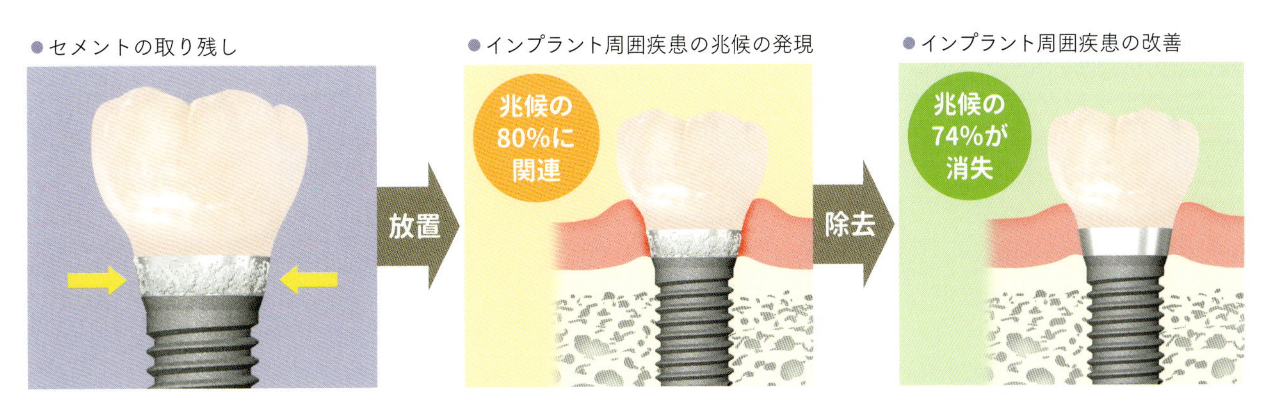

図3　セメントの取り残しは、インプラント周囲炎の深刻なリスクファクターとなる。

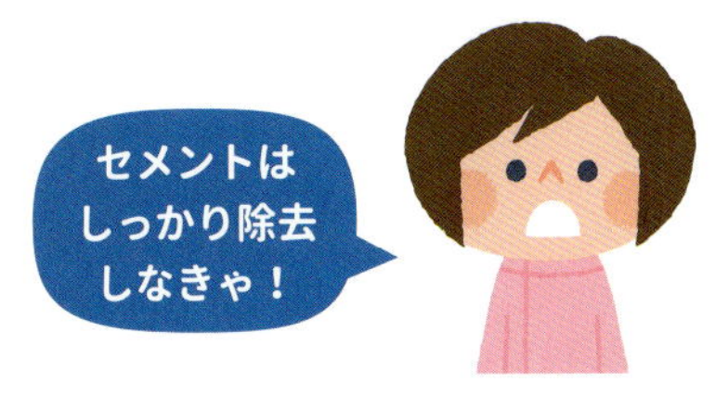

▶ メインテナンスでは なにをすればいいの？

メインテナンスの目的は、「インプラント周囲に起こるハードウェアや生物学的合併症の早期発見・早期治療」です。特に健康なインプラント周囲組織の管理は、インプラント治療の成功につながるともいわれています。

実際に行うインプラントのメインテナンスは、**表 1** に示す検査と処置を組み合せて、2〜6ヵ月に 1 回実施するようにしましょう[6]。

メインテナンス時は、インプラント周囲粘膜の評価も必要となります。プロービングを行いますが、まずはインプラントと天然歯の周囲粘膜の違いをよく理解することが大切です。インプラントの周囲はシャーピー線維が存在しないため、軽圧（15〜25g）で行います。また、インプラントと天然歯の周囲歯肉の高さと幅の比率が異なることも、念頭に置きましょう。

表 1 インプラントのメインテナンスで行う検査と処置の各項目（参考文献 6 より引用改変）

検査項目	処置項目
❶ プラークコントロールの状態（プラークコントロールレコード〔PCR〕、改良プラーク歯数〔mPI〕で評価）	❶ スケーリング・ルートプレーニング（SRP）
❷ インプラント周囲粘膜の状態（非可動性粘膜の有無と幅）とプロービング時の出血（改良歯肉炎歯数〔mGI〕、BoP）	❷ 咬合状態（関係）のチェック、咬合調整
❸ プロービングポケットデプス（PPD）	❸ 機械的歯面清掃（PMTC）
❹ 排膿の有無	
❺ インプラントの動揺度	
❻ エックス線写真	
❼ 口腔内の観察と写真による記録	
❽ 細菌検査、指尖血清抗体価検査	

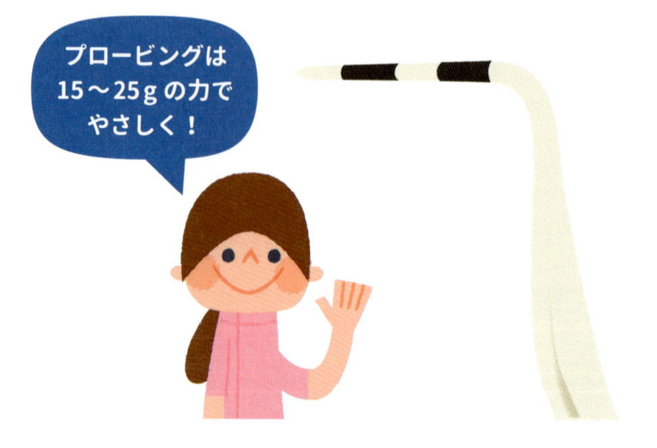

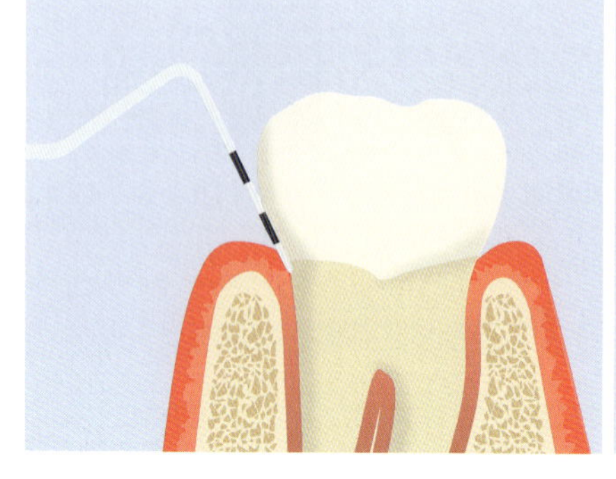
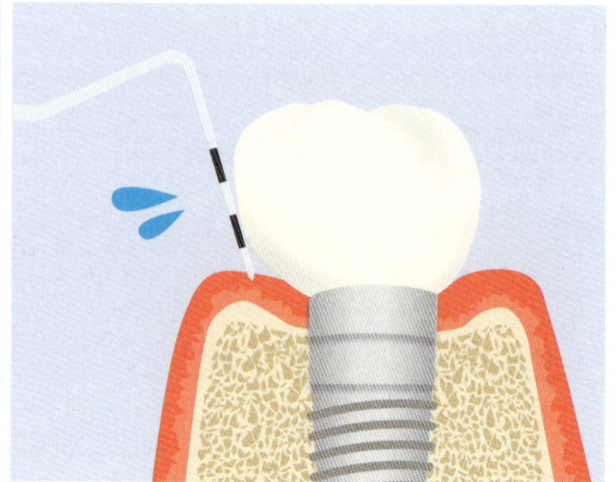

図 4 インプラントは、天然歯と比べてプローブが測ろうとする歯肉溝へ到達しにくい構造になっている場合がある。

さらにインプラントとその上部構造は、プローブが到達しにくい構造関係であることも少なくありません（**図4**）。プローブの方向や、プローブでどこを触っているかをイメージしながらプロービングする必要があります。またBoPは、インプラント周囲疾患と高い相関性があるという報告[7]や、プロービング時の排膿は骨破壊をともなう進行したインプラント周囲炎と強く関連があるとの報告[8]もあるため、ともに注意しながら観察しましょう。

プロービングを行う際には、インプラント体を傷つけないように、プラスチック製またはチタン製プローブを使用するようにします。これは、インプラント周囲にあるプラークや歯石の除去時も同じで、プラスチック製スケーラーやプラスチック製チップを装着した超音波スケーラーを使用するようにしましょう。

この情報を臨床に活かしてみよう！

▶ セルフケアはどうする？

インプラント治療を受けた患者さんは、多くの場合、セルフケアが不十分だった過去があります。それゆえ口腔衛生指導では、ていねいな説明と、視覚にうったえる実演指導を行うとよいでしょう。

インプラント周囲組織や上部構造へのブラッシングには、軟毛ブラシ、音波振動ブラシ、タフトブラシが有効です。また、デンタルフロスや歯間ブラシの使用もおすすめしますが、患者さんには使用方法を十分説明するようにしましょう。特に歯間ブラシは、誤った使用をするとインプラント周囲組織を傷つけてしまうため、使用前に歯間空隙のサイズと形を考慮して、天然歯の歯間部に選択するサイズよりも、ワンサイズ小さいものを選びます。そして使用時には、インプラント周囲粘膜を押し広げないように注意するよう指導しましょう。

また、歯ブラシで磨き残しやすい部位を、含嗽剤による化学的清掃法で補うことも重要です。例としては、グルコン酸クロルヘキシジン含有の含嗽剤（コンクールF®、ウエルテック社）などが有効です。

▶ プロフェッショナルケアはどうする？

メインテナンスに入る前に、各患者さんの上部構造とインプラントの関係、上部構造の形態、スクリューの緩みや破損などを十分確認しておきます。その際は、**表1**で示した検査を行いましょう。

プロフェッショナルケアとしては、プラスチック製スケーラーによるスケーリングや、プラスチック製チップを用いた超音波スケーラーによるスケーリングを行い、さらに低研磨性または研磨剤無配合のペーストを用いたラバーカップによる歯面研磨を行います。必要があれば、プラスチック製のチップを使用して、クロルヘキシジンなどの消毒薬で歯肉縁下の洗浄を行います。

まとめ｜これだけは覚えておこう！

- 上部構造装着後、患者の約1/3が最初の５年でインプラントの合併症を経験する
- インプラントの合併症は、上部構造の破損、スクリューなどの緩みや破損などのハードウェアの合併症と、インプラント周囲疾患のような生物学的合併症がある
- BoP はインプラント周囲疾患と関連があり、不用意なプロービングも周囲粘膜に出血を起こす

参考文献

文献1 **Pjetursson BE, Thoma D, Jung R, Zwahlen M, Zembic A. A systematic review of the survival and complication rates of implant-supported fixed dental prostheses (FDPs) after a mean observation period of at least 5 years. Clin Oral Implants Res 2012;23 Suppl 6:22-38.**

固定性インプラントの偶発症の発症率を調べたシステマティックレビューの論文です。上部構造装着後の５年間で、患者の約33.6%がその軽重にかかわらずなんらかの合併症を経験していること、またその内訳も示しています。

文献2 **Papaspyridakos P, Chen CJ, Chuang SK, Weber HP, Gallucci GO. A systematic review of biologic and technical complications with fixed implant rehabilitations for edentulous patients. Int J Oral Maxillofac Implants 2012;27(1):102-110.**

無歯顎患者に対する固定性インプラントの合併症を調査した、システマティックレビューの論文です。

文献3 **特定非営利活動法人日本歯周病学会（編）．歯周病患者におけるインプラント治療の指針 2008．2009 年 3 月．http://www.perio.jp/publication/upload_file/guideline_implant.pdf(2016 年 9 月 26 日アクセス)．**

日本歯周病学会がまとめた、インプラント治療のガイドラインです。文献６など、他の学会のガイドラインとあわせて確認しておくとよいでしょう。

文献4 **Derks J, Tomasi C. Peri-implant health and disease. A systematic review of current epidemiology. J Clin Periodontol 2015;42 Suppl 16:S158-171.**

インプラント周囲疾患の有病率を調査した、システマティックレビューの論文です。

文献5 **Wilson TG Jr. The positive relationship between excess cement and peri-implant disease: a prospective clinical endoscopic study. J Periodontol 2009;80(9):1388-1392.**

セメントの取り残しと、インプラント周囲疾患の関連を調査した論文です。

文献6 **日本歯科医学会（編），厚生労働省．歯科インプラント治療指針．2015 年 3 月．http://www.mhlw.go.jp/seisakunitsuite/bunya/kenkou_iryou/iryou/shika_hoken_jouhou/dl/01-01.pdf(2016 年 9 月 26 日アクセス)．**

日本歯科医学会がまとめた、インプラント治療のガイドラインです。

文献7 **Luterbacher S, Mayfield L, Brägger U, Lang NP. Diagnostic characteristics of clinical and microbiological tests for monitoring periodontal and peri-implant mucosal tissue conditions during supportive periodontal therapy (SPT). Clin Oral Implants Res 2000;11(6):521-529.**

BoP は、インプラント周囲疾患と高い相関性があるという論文です。

文献8 **Piattelli A, Scarano A, Balleri P, Favero GA. Clinical and histologic evaluation of an active "implant periapical lesion": a case report. Int J Oral Maxillofac Implants 1998;13(5):713-716.**

プロービング時の排膿は、骨破壊をともなう進行したインプラント周囲炎と強く関連があるという論文です。

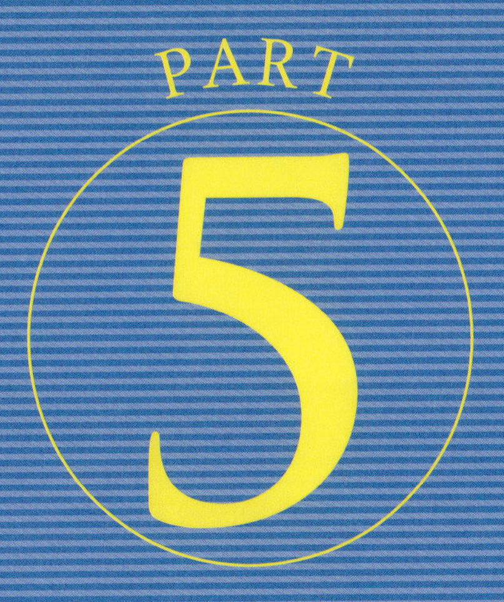

インスツルメンテーションについて知っていると臨床に活かせる情報

① デブライドメント……って、ルートプレーニングやスケーリングと何が違うの？

解説 新田 浩 先生

現在わかっていること / 現在の考え方

▶ デブライドメントとは？

歯周治療における歯肉縁下処置には、さまざまな用語が使用されていて混乱が生じています。「デブライドメント」という言葉もそのひとつです。英語の“debridement”のカタカナ読みであるこの言葉が歯周治療で使われ始めたのは、つい最近のことです。辞書で引いてみると、「創面切除」「挫滅壊死組織除去」といった意味ですが、基本的には「除去」を意味する言葉です。

国際的な歯科の学術雑誌においては“debridement”という語句単独で使用されることは少なく、“periodontal debridement（歯周デブライドメント）”“subgingival debridement（歯肉縁下デブライドメント）”“root surface debridement（根面デブライドメント）”など修飾語つきで用いられ、「スケー

表１ 歯肉縁下処置に関する用語

用語	説明
スケーリング	歯面に付着したプラーク、歯石、その他の沈着物を機械的に除去すること
ルートプレーニング	歯石や細菌、その他の代謝産物が入り込んだ病的セメント質あるいは象牙質を、スケーラーやキュレット型スケーラーを用いて取り除いて滑沢化すること
スケーリング・ルートプレーニング（SRP）	実際の臨床では、スケーリングとルートプレーニングははっきりと区別できる操作ではないため、一連の操作に対してSRPという用語が用いられる
デブライドメント	歯周治療においては、歯肉縁下のプラーク、歯石、汚染歯根面、不良肉芽組織を除去することを指す（広義では、生体に外来から沈着した刺激物、およびそれによって変性した組織などを除去することを指す）。
ルート（根面）デブライドメント	根面に付着した歯肉縁下のプラーク、歯石、および汚染歯根面（病的セメント質）を除去すること

〔特定非営利活動法人日本歯周病学会（編）．歯周病学用語集 第2版．東京：医歯薬出版，2013より引用改変〕

リング・ルートプレーニング（SRP）」と同義語として使用されています。

日本では、最近になって日本歯周病学会が言葉の定義を行いましたが（**表1**）、それまでにすでに「デブライドメント」という言葉はひとり歩きしており、「セメント質を一層削る」「歯石を除去し、セメント質は触らない」「歯石も触らない」など、用いる人によってさまざまな意味でとらえられています。

しかし、概念的にはSRPが根面を滑沢にすることを意識したものであるのに対し、デブライドメントは歯肉縁下のプラークの除去を意識したものといえます。

▶ 歯肉縁下処置の概念の変遷

歯肉縁下処置の概念が、従来の滑沢な歯根にする「SRP」からプラークの除去を意識した「デブライドメント」に変わってきたことについて、少し解説しましょう。

1980年ごろまでは、健康な歯周組織を得るためには歯肉縁下の歯石を取り、汚染したセメント質を削り、根面を滑沢にしてピカピカに仕上げることが不可欠と考えられてきました。つまり、歯周病の治癒を妨げるものは、歯石やプラーク細菌の出す毒素が染みこんだセメント質であり、歯周ポケット上皮の再付着のためには、それらが付着した根面を滑沢にする必要があると考えられてきたのです。これが、根面の歯石取り（スケーリング）と根面の滑沢化（ルートプレーニング）です。

1980年以降、歯周病が理由で抜去した歯を用いた基礎研究[1)]で、細菌の出す内毒素（LPS）などの為害物質は歯根の表面に緩く付着しており、研磨だけで除去されるということがわかってきました。このような背景で行われた

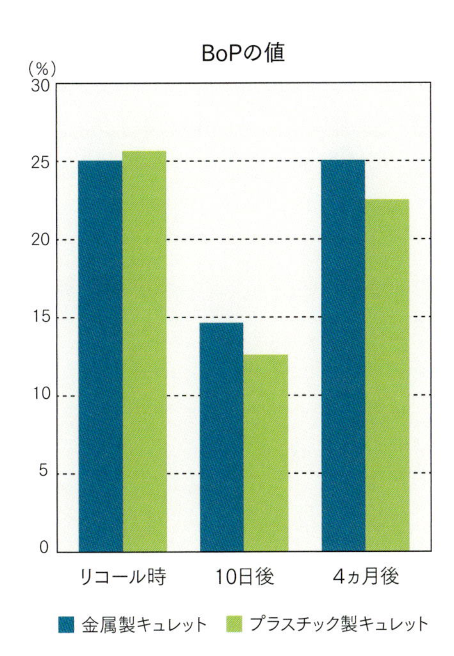

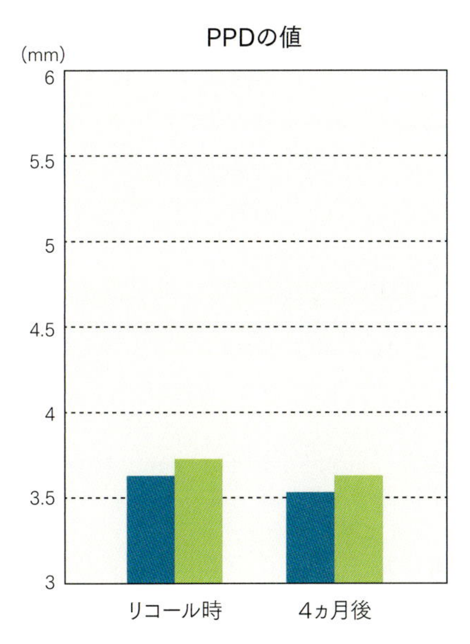

図1　メインテナンスのリコール時に、プロービング時の出血（BoP）またはプロービングポケットデプス（PPD）が5mm以上ある部位を、金属製キュレットあるいはプラスチック製キュレットで処置した後の、BoPとPPDの比較（参考文献3より引用改変）。
この研究から、メインテナンスにおける金属製キュレットと、根面の歯質を除去しないプラスチック製キュレットの臨床効果は同等であることがわかりました。

臨床研究で、露出歯根面のプラークを完全に除去し、歯石のみを注意深く除去すれば、過度のセメント質の削除なしで、健常な歯周組織を得られることが証明されました[2)]。このように、プラークを除去すれば良好な歯周組織の維持ができるとなれば、メインテナンス時の再 SRP で歯質を削ることになんの意味もないこととなります。

1990年後半になると、歯質は削れないものの、従来型のスチール製キュレットと同等にプラークを除去できるプラスチック製のキュレットが開発され、臨床研究が行われました[3)]。その結果、メインテナンスの患者、すなわち一度 SRP が行われた歯石のない根面に対しては、プラークだけを除去するソフトな材質の器具でも、従来の再 SRP と同様の良好な歯周組織の状態の維持が可能であることが示されました（前ページ**図 1**）。

2000年以降では、研磨作用の少ないグリシンパウダーを用いて根面を傷つけずプラークを除去できる、エアーポリッシングによる歯肉縁下プラークの除去が注目されています（**図 2**）。歯肉縁下の到達性を向上させるために開発された、歯肉縁下用ノズルを用いた歯肉縁下エアーポリッシングの臨床研究[4)]が行われた結果、グリシンパウダーを用いた歯肉縁下ポリッシングには、従来のキュレットを用いた処置と同等の効果があり、SPT での有効性が示されました。

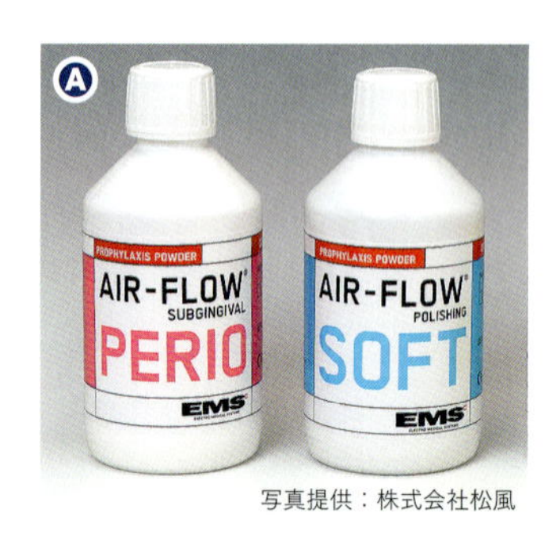

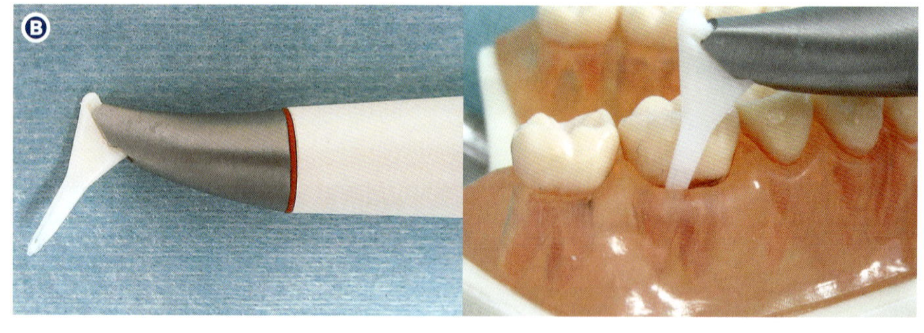

図 2　研磨作用の少ないグリシンパウダー（Ⓐ、左：歯肉縁上・縁下のバイオフィルム除去用、右：歯肉縁上の軽度のステイン、プラーク除去用）と歯肉縁下用に開発されたノズル（Ⓑ、いずれも EMS 社）。

図 3　初診時の PPD が 6 mm 以上の部位の、歯石除去目的で行ったさまざまな処置後の PPD の減少量の推移（参考文献 5 より引用改変）。
この条件では、テフロン加工された音波スケーラー用チップによるデブライドメントは、通常のグレーシーキュレットによるデブライドメントと比較して、臨床効果が劣ることがわかります。

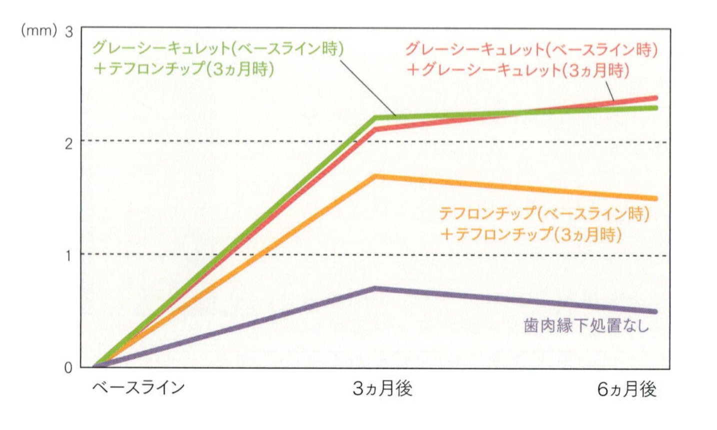

▶ 歯肉縁下にソフトな材質の器具を使った場合の炎症改善率は？

歯肉縁下に付着している歯石に対して、ソフトな材質の器具を使用した場合の歯肉炎症の改善度はどうなのでしょうか。その検討のために、歯石の除去率は落ちるがプラーク除去率は同等の、テフロン加工された音波スケーラー用チップを初診患者に用いた臨床研究が行われました[5)]。その結果、なにも処置しない場合と比べて明らかに歯周組織の炎症が改善されましたが、従来のグレーシーキュレットを用いて歯肉縁下の歯石を除去した場合と比較すると改善度は低下し、経過観察では臨床症状が再発しました（**図3**）。

これは、歯肉縁下の歯石に対してソフトな材質の器具を使用すると、残存歯石に付着したプラークの除去が不確実になることを示しています。良好な臨床効果を得るためには、確実な歯石除去とルートプレーニングを目的としたデブライドメントが必要といえます。

▶「デブライドメントは総合的な歯肉縁下の環境整備」という考え方

歯肉縁下の環境は、根面、細菌（根面に付着している細菌、歯周ポケット内で浮遊している細菌、上皮に接している細菌）、生体組織（歯周ポケット上皮、歯肉結合組織、白血球などの炎症性の細胞）で構成されています。最近は、デブライドメントを単なる根面処置ではなく、もう一歩進んで、歯肉縁下の環境を総合的に改善する処置とする考えもあります。

従来は、何はともあれまず根面にアプローチするという順序でしたが、そうではなく、まず歯肉縁下の細菌にのみアプローチするということも治療オプションのひとつとなります。具体的には、歯周ポケット内洗浄（イリゲーション）や、ソフトな材質の器具で歯肉縁下の細菌を除去し、生体組織の改善にともなって歯肉縁下にあった根面が歯肉縁上に現れてきた後に、初めて根面にアプローチすることなどが考えられます。

こうすることで根面に過度のダメージを与えることなく、また患者さんに不快な思いをさせずに、歯肉縁下の環境を整えることが可能となります。

この情報を臨床に活かしてみよう！

▶ デブライドメント臨床応用のポイント ❶歯周基本治療時

炎症症状が強い初診の患者さんには、根面への処置ではなく、歯周ポケット内洗浄やソフトな材質のチップを使用して、おもに歯周ポケット内に浮遊しているプラークの除去を行い、炎症の改善を待ちます（次ページ**図4Ⓐ**）。

歯周治療をしていない初診の患者さんでは、歯石が根面に強く付着しています。プラークの温床である歯石を除去しないと、プラークの除去も不十分となり、臨床症状の改善に限界が出てきます。ですから歯石は積極的に除去する必要があります。根面にアプローチする歯石除去は、患者さんによる歯肉縁上のプラークコントロールが確立したところで開始します。この際、超音波スケーラーのスタンダードチップやグレーシーキュレットのスタンダードタイプを使用するとよいでしょう。

▶ デブライドメント 臨床応用のポイント ❷メインテナンス時

メインテナンスの患者さんでは、根面への処置はすでに終わり、歯石は付着していないため、SRP の必要はありません。根面に付着したプラークを除去するために、ソフトな材質のチップや弱いパワーでの根面デブライドメントで、ミニマルインターベンション（歯質や歯髄への侵襲を最小限に抑える治療）を心がけましょう（**図 4 Ⓑ**）。

▶ デブライドメント 臨床応用のポイント ❸有病者の治療時

高血圧症の患者さんでは、歯肉増殖の副作用がある降圧剤を飲んでいる場合があります。可能であれば、かかりつけの内科医に歯肉増殖を起こさない他の降圧剤に変更してもらいます（**図 4 Ⓒ**）。

糖尿病の患者さんでは、根面へのアプローチに加え、高血糖により細菌に対する抵抗力や治癒力が弱いので、生体因子へのアプローチとして血糖コントロールの改善をかかりつけの内科医に依頼します。

Ⓐ 歯周基本治療時

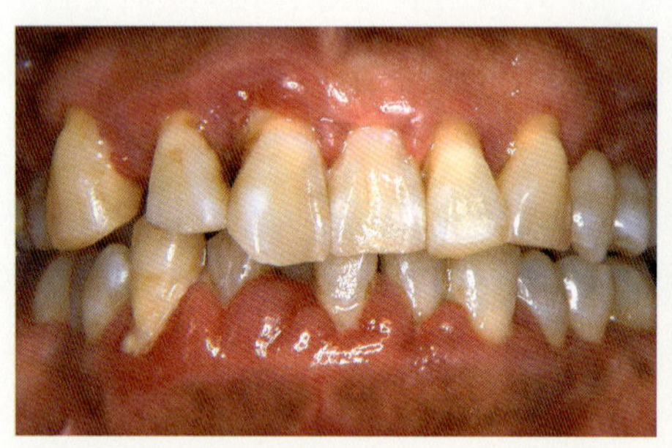

初診で炎症症状の強い場合は、歯周ポケット内洗浄やソフトな材質のチップを使用して、歯周ポケット内に浮遊しているプラークの除去を行い、炎症の改善を待ちます。

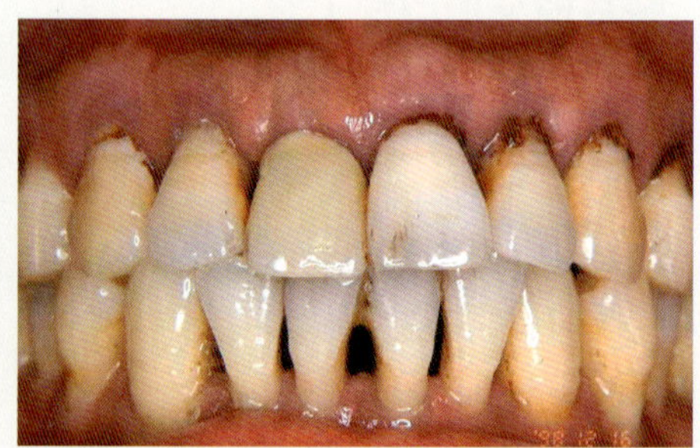

患者さんによる歯肉縁上のプラークコントロールが確立すると、歯肉の炎症が消退し、歯肉縁下の歯石が見えてきます。このタイミングで根面にアプローチして歯石を除去します。

Ⓑ メインテナンス時

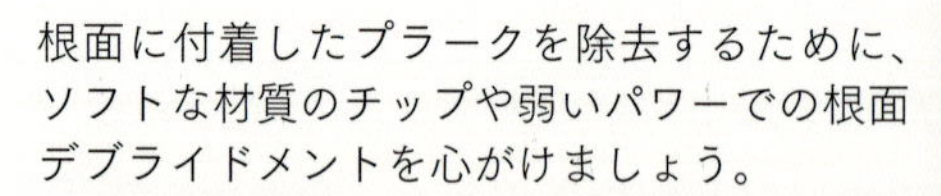

根面に付着したプラークを除去するために、ソフトな材質のチップや弱いパワーでの根面デブライドメントを心がけましょう。

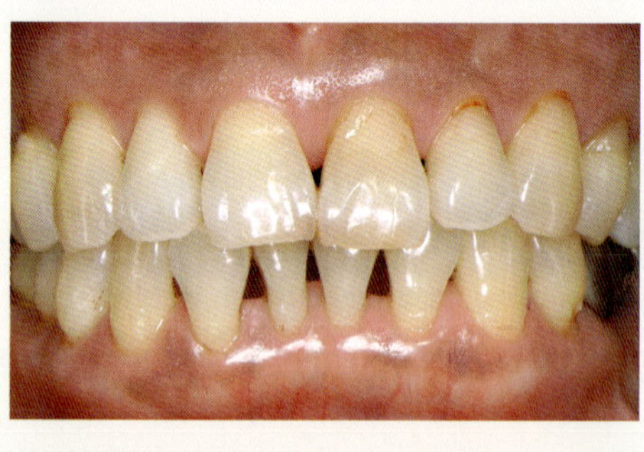

Ⓒ 有病者の治療時

降圧剤を飲んでいる高血圧症の患者さんでは、可能ならかかりつけの内科医に歯肉増殖を起こさない降圧剤の処方を要請しましょう。

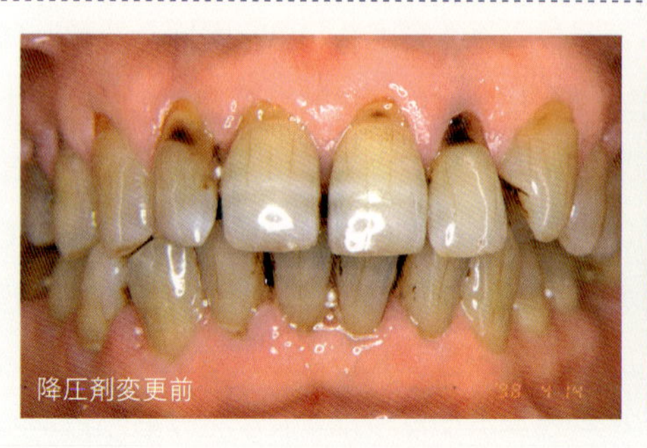

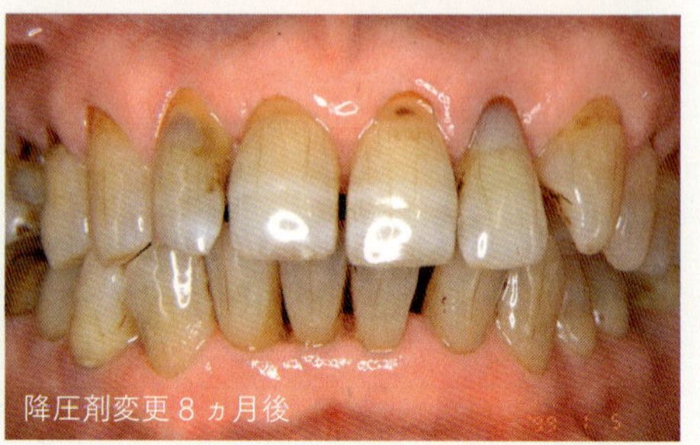

図 4　デブライドメント臨床応用のポイント。

まとめ｜これだけは覚えておこう！

- デブライドメントの目的は、プラークのない歯肉縁下にすることです。
- 歯周病は、プラークの温床である歯石を取らなければ治りません。
- デブライドメントは使用器具や治療ステージを考慮しながら、患者さんひとりひとりに適切なミニマルインターベンション（最小限の侵襲）で行いましょう。

参考文献

文献1 **Moore J, Wilson M, Kieser JB. The distribution of bacterial lipopolysaccharide (endotoxin) in relation to periodontally involved root surfaces. J Clin Periodontol 1986;13(8):748-751.**

歯肉縁下細菌由来の内毒素（エンドトキシン）が歯周病罹患歯の露出歯根面に弱く結合していることを示した論文です。この論文は基礎研究ですが、この研究によりミニマルインターベンションを考慮したデブライドメントの考え方が発展しました。

文献2 **Nyman S, Westfelt E, Sarhed G, Karring T. Role of "diseased" root cementum in healing following treatment of periodontal disease. A clinical study. J Clin Periodontol 1988;15(7):464-468.**

プラークと歯石を露出歯根面から除去すれば、セメント質を除去しなくても良好な臨床効果が得られることを示した臨床研究の論文です。良好な臨床効果の前提には、良好な歯肉縁上プラークコントロールが必要であると示唆しています。

文献3 **Bardet P, Suvan J, Lang NP. Clinical effects of root instrumentation using conventional steel or non-tooth substance removing plastic curettes during supportive periodontal therapy (SPT). J Clin Periodontol 1999;26(11):742-747.**

メインテナンスにおける従来のスチールキュレットと、歯質を除去しないプラスチックキュレットの臨床効果を比較した論文です。この論文では、一度根面処置をしている場合は、歯質を削合するような過剰な SRP は必要がないことを示唆しています。

文献4 **Flemmig TF, Arushanov D, Daubert D, Rothen M, Mueller G, Leroux BG. Randomized controlled trial assessing efficacy and safety of glycine powder air polishing in moderate-to-deep periodontal pockets. J Periodontol 2012;83(4):444-452.**

歯周基本治療終了後の患者を対象として、スチールキュレットと、研磨作用の少ないグリシンパウダーと歯肉縁下用に開発されたノズルを用いた、エアーポリッシングによるデブライドメントの臨床および細菌学的効果を比較した論文です。SPT におけるエアーポリッシングによる歯肉縁下デブライドメントの有効性を示唆しています。

文献5 **Kocher T, König J, Hansen P, Ruhling A. Subgingival polishing compared to scaling with steel curettes:a clinical pilot study. J Clin Periodontol 2001;28(2):194-199.**

初診患者を対象として、従来のスチールキュレットと、歯石除去効果が劣るテフロン加工した音波スケーラーチップによるデブライドメントの臨床効果を比較した論文です。この論文では、歯石が付着している場合は、プラークとともに歯石除去が臨床的に重要であることを示唆しています。

2 オーバーインスツルメンテーションとその防止方法について教えてください

解説 新田 浩 先生

現在わかっていること / 現在の考え方

▶ セメント質の厚さと硬さはどれくらい？

セメント質の厚さは、歯の種類と歯根の部位によって多少違いますが、歯頚部付近で20～50μm、根尖部で150～200μmであり、歯頚部において薄く、根尖に向かうにしたがって厚くなっています。また年齢の増加とともに肥厚し、一般に若年者より老年者のほうが厚くなっています（**図1**）。

セメント質の硬さは、モース硬度で4～5度（象牙質5～6度、エナメル質6～7度）です。露出根面と非露出根面では、露出したセメント質のほうが硬度が高い、あるいは低い、また差がないという報告があり、一致した結果は得られていません。西川ら[1]は、露出根面においてセメント質の結晶性や化学組成の変化は表層の20～50μmに限局しており、セメント質深部まで至っていないことを報告しています。また、セメント質の厚さが20μm以下の場合は、その下層の象牙質表層10μmで硬度の低下が認められ、特に歯頚部3mm以下では顕著であると報告しています[2]。セメント質が薄い場合は、セメント質直下の象牙質の性状も変化していることが考えられます。

▶ ルートプレーニングによる歯質の切削量（深さ）はどれくらい？

前項の解説のように、臨床上、頻繁なルートプレーニングは必要ありません。オーバーインスツルメンテーションにより知覚過敏や歯髄症状を引き起こしたり、歯根に溝をつくりかえって粗造な根面にしたり、あるいは付着を直接侵害して人工的に歯周病を進行させることにもなりかねないからです。

「ルートプレーニングでどれだけ歯質が削れてしまうのか」ということを知っておくことは大切です。キュレットスケーラーでのルートプレーニングで削除される歯質の量は、報告者によりまちまちですが、2～200μmといわれています。なお結果は、根面の歯質の変性度、硬さ（セメント質か象牙質か）、スケーラーの種類、材料、メーカー、使用角度（スケーラーの刃と根面のなす角度）、研磨度、側方圧などさまざまな要因に影響されます。

術者側の因子を検討した研究もさまざまあります。田治米ら[3]は、未経験者のハンドスケーラーの側方圧は200～650g、熟練した術者では550～950gの範囲と報告しています。

また石塚ら[4]は、象牙質を試料としてよく研磨されたグレーシーキュレットを用い、使用角度を70°に設定して側方圧の大きさと切削量、およびストローク数の関係を調べました（**図2**）。その結果、側方圧750gでは10ストローク以内で1ストロークあたり平均9μm切削され、500gでは6μm切削されることがわかりました。これは、適切な方法でSRPを行うとかなりの歯質が切削されることを示しています。また、それぞれの力の条件下でストローク数が50を超えると、通常の側方圧の範囲におけるキュレットの作業効率が最初の約50%になることもわかりました。つまり、50ストロークしたらキュレットを研磨をする必要があるということです。

▶ ルートプレーニングの必要回数はどれくらいで十分ですか？

歯根表面の為害物質（エンドトキシンなど）は根面深くに浸透しているわけではなく、表層に存在し緩く結合していることを考えると、SRPは同じ部位を1～2回処置すればよいこととなります。そうすると、ルートプレーニングでは1歯処置するのに何ストローク必要でしょうか？

SRP後に根面に残る軌跡は、ある程度の幅をもった線になります。この線の幅は、根面の硬さと側方圧の影響を強く受けます。根面の硬さが軟らかく側方圧が強ければ切削の深さが増し、切削幅は大きくなります。

筆者らは、全周に5mm幅のマジックを塗った実際の抜去歯の根面を、何回のストロークでまんべんなくルートプレーニングできるかを調べました。抜去歯を手に持って、目視しながら側方圧をコントロールして行うと、1回のストロークでマジックを0.2mm幅ぶん除去でき、前歯でも大臼歯でもだ

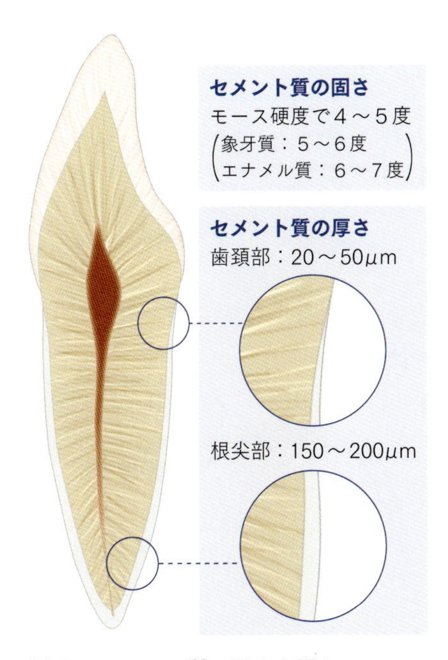

図1　セメント質の厚さと硬さ。

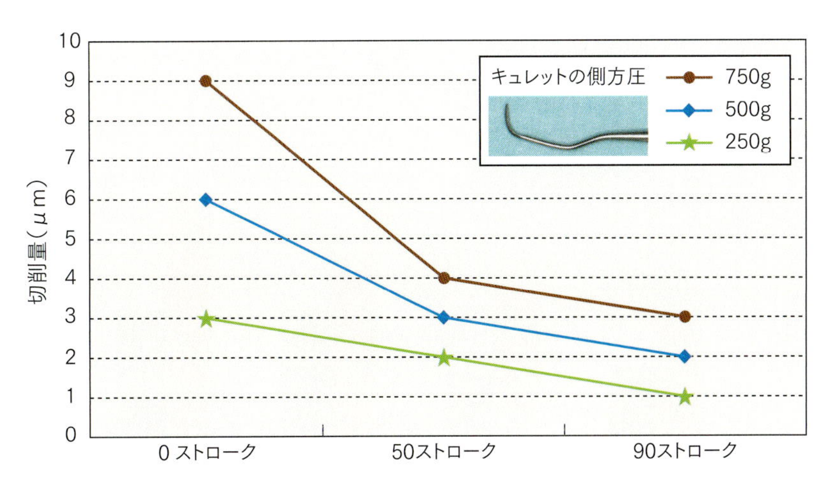

図2　1ストロークあたりの歯質の削除量と、ストローク数との関係（参考文献4より引用改変）。
よく研磨されたスケーラーでは側方圧750gで9μm、500gで6μm、250gで3μm削除されています。また、ストローク数の増加にともなってキュレットの刃が鈍化し、削除量が減少していくこともわかりました。

いたい20回ほどストロークすることで、1面ぶんのマジックを除去できることがわかりました。つまり歯周ポケットが全周に5mmある場合、100回のストロークでおおむねルートプレーニングは完了できることになります。

しかし、等身大のマネキン人形に顎模型を装着して抜去歯と同様に実験を行うと、前歯では約20ストロークでしたが、上顎第一大臼歯の遠心面では43ストロークも必要でした。これは、同じ箇所で2回以上オーバーインスツルメンテーションされた可能性があります。つまり、実際の口腔内では操作の自由度が制限されるので、根面をまんべんなくSRPするのは難しく、同じ箇所を繰り返し処置してしまうことが少なくないといえます（**図3**）。

インスツルメンテーションはやみくもに行うのではなく、スケーラーの研磨度、側方圧、ストローク数を考慮し、どの程度根面が切削されているのか想像しながら行い、オーバートリートメントを防ぐことが大切です。

▶ 超音波スケーラーの種類と動き

超音波スケーラーにはピエゾ式（piezoelectric：電歪式）とマグネット式（magnetostrictive：磁歪式）があります。

日本で広く普及しているピエゾ式超音波スケーラーのチップは、その長軸に対し前後方向（二次元）に動きます（**図4Ⓐ**）。したがって、チップの先端を立てて使用すると根面を大きく損傷します。そのためチップ先端部の側面を根面に10〜20°の作業角度に当て、1ヵ所に留めることなく、側方圧は極力弱く、フェザータッチで前後に動かします。また、同じ場所にチップを長時間当てて根面に溝やくぼみをつくってしまわないようにします。

一方、マグネット式超音波スケーラーはインサートの先端の動きが楕円（三次元）で、先端部側面だけでなく背面を含めた全周を用います（**図4Ⓑ**）。

なお超音波スケーラー使用時は、発振装置、パワー、側方圧、チップの角度や形状、挿入深度、冷却水不足によるオーバーヒート防止も頭に入れておきましょう。

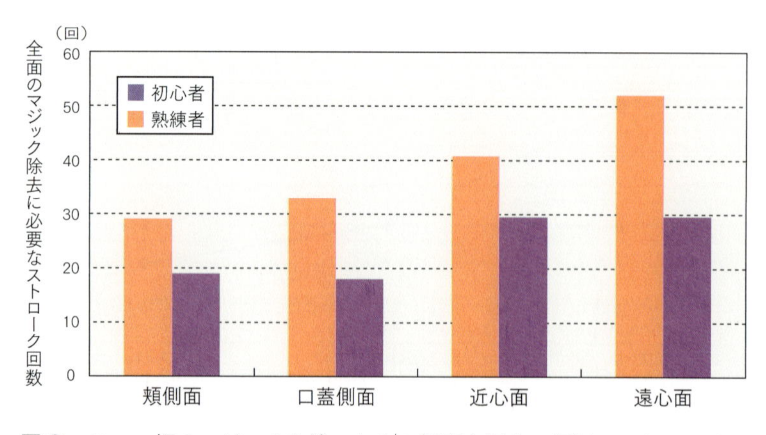

図3　5mm幅のマジックを塗った6|の根面全周を、何回のストロークでまんべんなくルートプレーニングできるか（マジックが除去できるか）を調べた実験の結果。根面をまんべんなくSRPすることは技術的に難しく、特に初心者は同じ箇所を繰り返し処置している可能性が少なくありません。

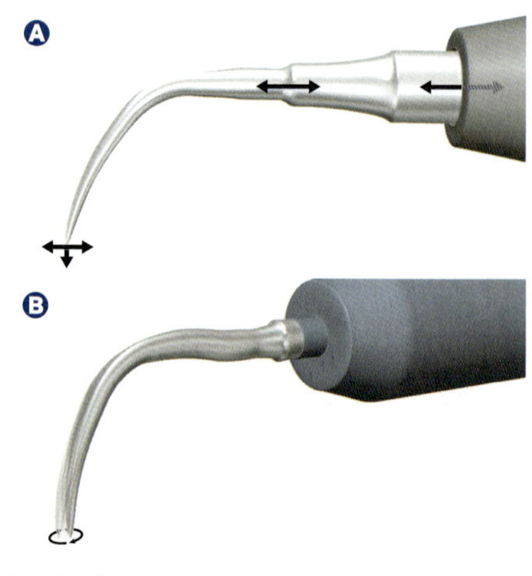

図4　超音波スケーラーの種類と動き。
Ⓐピエゾ式　Ⓑマグネット式

この情報を臨床に活かしてみよう！

▶ 自分のSRPを実感してみよう！ ❶ハンドスケーラーを使った実習

実際に患者さんの口の中で処置を行う前に、抜去歯を用いて、キュレットの切れ味や側方圧の強弱により、どのくらい歯質が削れるのかを実感してみるのがよいでしょう（**図5**）。

また、スケーラーの研磨と側方圧が切削量を決める大きな要素であるため、スケーラーはつねに鋭利にしておかなければなりません（**図6**）。鈍磨な状態ではそのぶん側方圧が必要となり、ストロークのコントロールが難しくなります。50ストロークごとに1回の割合でキュレットの研磨が必要ですので、滅菌した砥石をトレーに準備しておきましょう。側方圧が十分かけられない場合は、補助レストを活用します（**図7**）。

根面をまんべんなくSRPするためには、刃先を意識することが重要です。キュレットを歯肉縁下に入れる場合は、必ず刃先の位置を目で確認し、刃先を意識しながら歯周ポケットに挿入し、耳かきで耳の穴を探るように根面を探り、繊細に動かします（**図8**）。同じ箇所を何回もSRPして、人為的な溝をつくることは避けましょう。

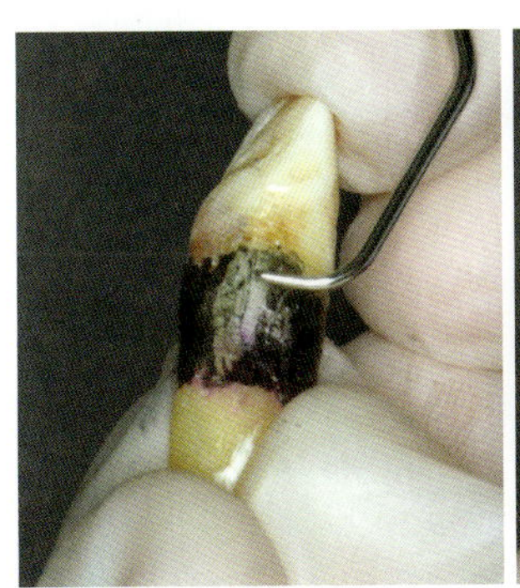
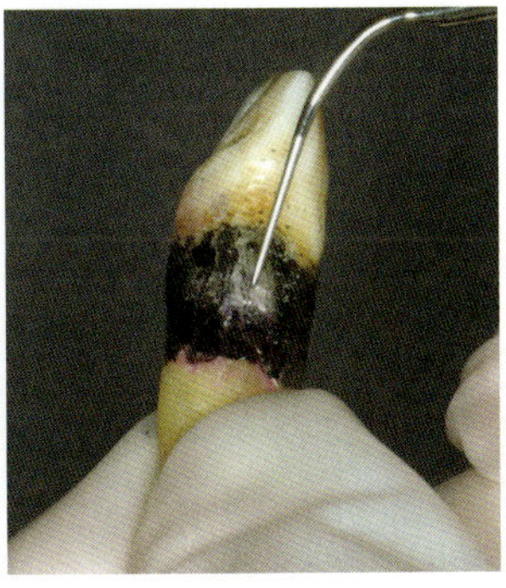

図5　抜去歯を用いて、キュレット・超音波スケーラーチップの切れ味、側方圧の強弱により、どのくらい歯質が削れるのかを実感しましょう。

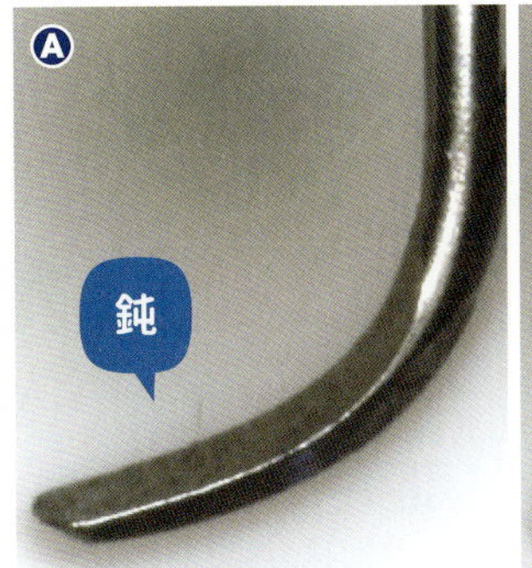

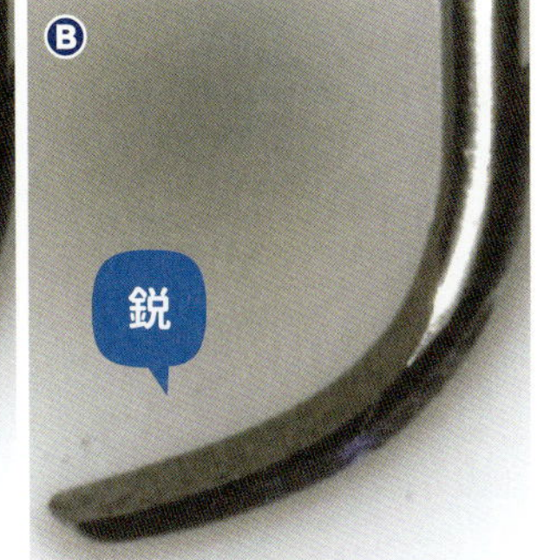

図6　キュレットの切れ味の確認。
キュレットは**A**のようにカッティングエッジに光が反射していてはいけません。**B**のようにカッティングエッジが光を反射しないように研いでおくことが大切です。

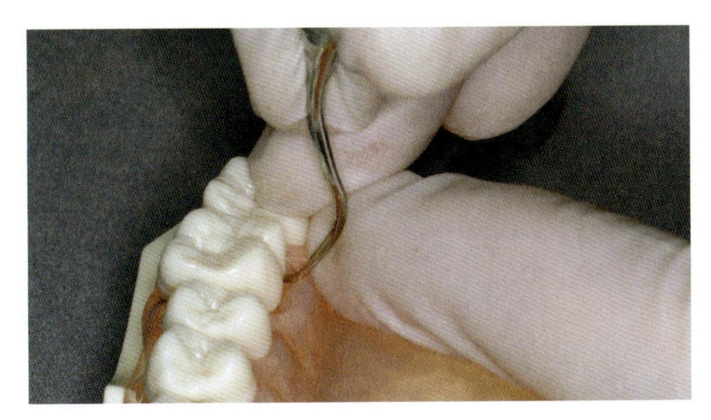

図7　側方圧が十分かけられない場合は、補助レストを活用しましょう。

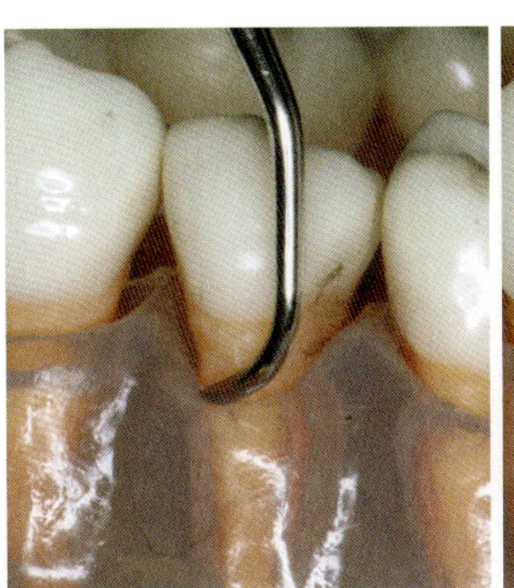
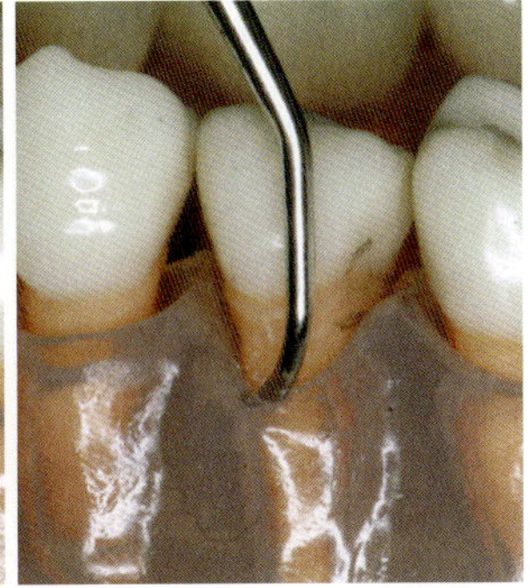

図8　キュレットを歯肉縁下に挿入する場合は、必ず刃先の位置を挿入する前に目で確認し、刃先を意識しながら挿入しましょう。

▶ 自分のSRPを実感してみよう！ ❷超音波スケーラーを使った実習

超音波スケーラーを使った実習では、缶などにチップのいろいろな部位をあて、音、触感、缶の傷のつき方などを体験し、チップの作用部位によって音・振動の強弱があることや振動の方向を確認しましょう（**図9**）。また、ハンドスケーラーと同様に、抜去歯を用いてパワー、側方圧、チップの角度、チップの形状の違いによる切削量を実感しましょう。

この実習時に使用するのがピエゾ式超音波スケーラーであれば、その動きを意識しながらチップの側面を根面に10〜20°の角度にあて、1ヵ所に留めることなく、前後に動かします（**図10**）。マグネット式超音波スケーラーの場合は三次元的な動きをするため、チップ先端部の全周を使用します。なお、ピエゾ式・マグネット式ともにチップの先端が根面に対して直角に当たると効率が悪く、患者さんの不快感が増すため、注意が必要です。

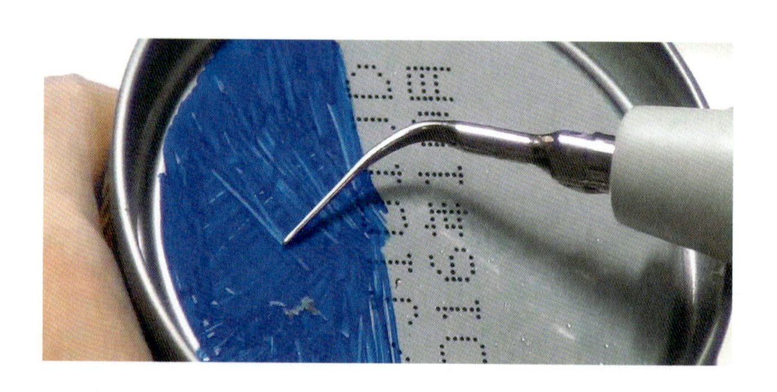

図9　超音波スケーラーを使って自分のSRPを実感してみましょう。
油性マジックを塗った缶などにチップのいろいろな部位を当て、音、触感、マジック部分や缶の傷つき方などを体験します。またチップの作用部位によって、音・振動の強弱があることや、振動の方向などを確認します。

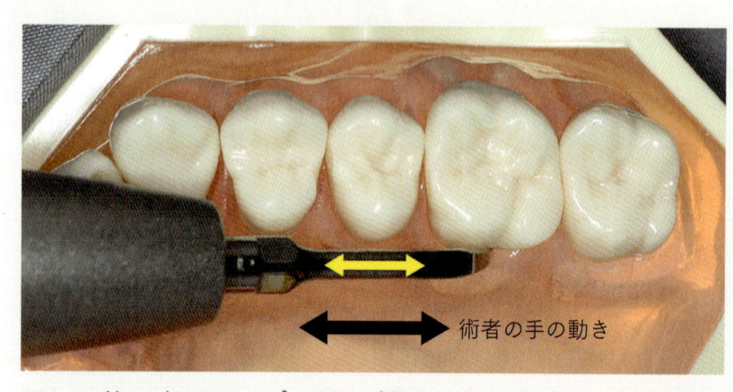

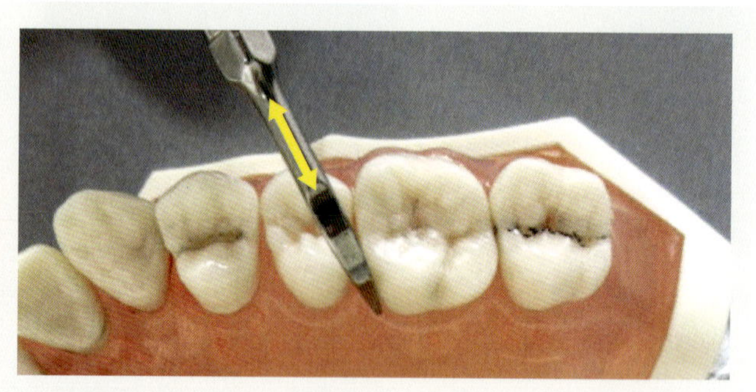

正しい使い方。チップの動き（黄矢印）を意識し、チップの側面を根面に10〜20°の作業角度に当て、1ヵ所に留めることなく、前後に動かします（黒矢印）。マグネット式の場合はチップの側面に限らず、先端部の全周を使用します。

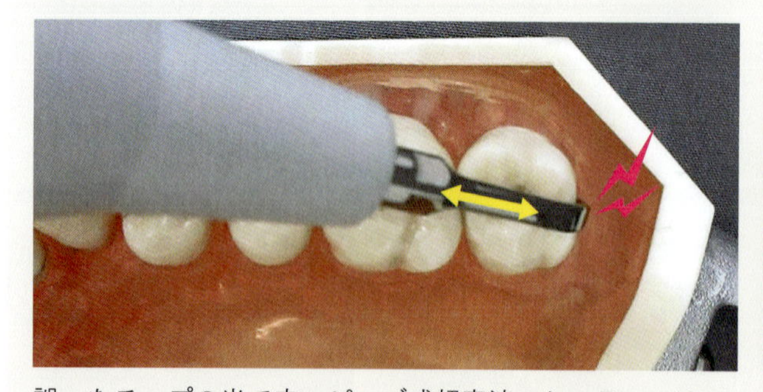

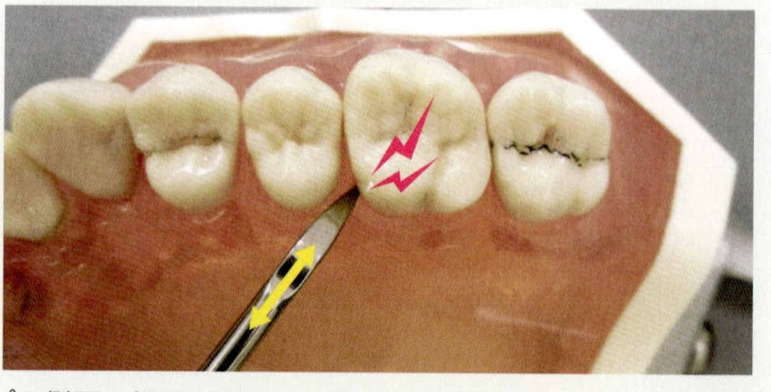

誤ったチップの当て方。ピエゾ式超音波スケーラーではチップの側面が根面に平行になるように当てるべきですが、両図ともに根面に対して直角に当たっており、作業効率が悪く、患者さんの不快感が増します。

図10　ピエゾ式超音波スケーラーの使い方。

まとめ｜これだけは覚えておこう！

- 1回のSRPにより、深さ約10 μm、幅約0.2mmが削れます（グレーシーキュレットの場合）。
- 全周に5mmの歯周ポケットがある場合、熟練者であれば1面あたり約20ストロークのSRPで十分歯石を取ることができます。
- しかし大臼歯になるとSRPは技術的に難しくなり、30ストローク以上必要になります。
- 同じ部位を行き来するSRPを繰り返すのではなく、根面全体をまんべんなくSRPするよう心がけましょう。
- 超音波スケーラーでは、チップの動きを意識して根面に当てましょう。
- 超音波スケーラーでは、根面に溝やくぼみをつくらないよう、チップをつねに動かしましょう。

参考文献

文献1 **西川博之，岩山幸雄．露出セメント質の性状変化に関する物理化学的研究．日歯周誌 1987;29(2):338-351.**
露出歯根の性状変化を調べた論文です。硬度においては露出セメント質と非露出セメント質の間で差は認められていませんが、組成的・結晶学的に、また組織化学的変化が認められたと報告しています。しかし、その変化は深部に及んでいないことが明らかになりました。

文献2 **西川博之，岩田 真，白木雅文，岩山幸雄，竹沢保政，亀永秀男，後藤隆泰，森脇 豊．歯周疾患罹患歯の歯根象牙質硬度．日歯周誌 1986;28(4):1070-1075.**
歯周病罹患歯の象牙質の硬さを調べた論文です。セメント質の厚さが20 μm以下の部位では、その下層の象牙質の硬度が低下していることを報告しています。根面のセメント質の厚さ、歯周ポケットに露出している期間などにより、象牙質までSRPが必要な場合があることを示唆しています。

文献3 **田治米保夫．歯石除去に関する研究－特に歯石除去圧について－．歯科医学 1977;40:414-428.**
未経験者と熟練者の、ハンドスケーラー使用時における側方圧の違いを報告した論文です。この論文では、熟練者は正しい把持法とレストの設置により、大きな側方圧をかけることができることを示唆しています。

文献4 **石塚泰也，長田 豊，石川 烈．スケーリング、ルートプレーニングに関する研究－スケーラーの鋭さに及ぼす、ストロークと使用圧の影響について－．日歯周誌 1986;28(3):855-862.**
側方圧と切削量、ストローク数とカッティングエッジの鈍磨度の関係を示した論文です。根面の削除量はカッティングエッジの鋭利度と側方圧の影響を強く受けること、また鋭利なカッティングエッジでも約50ストロークでシャープニングが必要となることを示唆しています。

3 超音波スケーラーとハンドスケーラー、どう使い分けるとよいですか？

解説 新田 浩 先生

現在わかっていること / 現在の考え方

▶ プラーク細菌や歯石除去効果に違いはあるの？

歯肉縁下デブライドメントは、通常パワースケーラー（超音波スケーラーと音波スケーラーの総称）、あるいはハンドスケーラーで行われます。実際の臨床では、それぞれの長所を活用して両者を併用します。

Oosterwaal ら[1)]は、プラークや細菌の除去効果の比較を目的として、6～9 mm の歯周ポケットのスケーリングに超音波スケーラーとハンドスケーラーを使用し、細菌叢の変化を観察しました。その結果、術後の細菌叢、細菌の総数の減少は同等であることを報告しています。*in vitro*（試験管中での実験）での歯石除去効果も同等だとする報告が多く、プラークや歯石の除去効果について、超音波スケーラーとハンドスケーラーは同等と考えられます。

歯根面の削除量の大小については、コンセンサスは得られていません。しかし前項「オーバーインスツルメンテーションとその防止方法について教えてください」でも述べたように、超音波スケーラーでは出力パワーとチップの形状、ハンドスケーラーでは研磨程度と側方圧が歯根面の削除量に影響するので、削除量の大小は条件により異なると思われます。

▶ 臨床的効果に違いはあるの？

Badersten ら[2)]は、超音波スケーラーとハンドスケーラーによる非外科的療法を行い、初診時と処置から2年後のプロービングポケットデプス（PPD）、臨床的アタッチメントレベル、歯肉退縮などを比較しました。その結果、残存した PPD は、両群において差が認められませんでした（**図 1**）。このように、多くの他の研究結果からも、術後の歯周ポケットの減少量、BoP などの臨床的効果について、超音波スケーラーとハンドスケーラーは同等であると考えられます。

▶ 器具の到達性に違いはあるの？

根分岐部における器具の到達性では、超音波スケーラーが優位といえます。Oda らの研究[3]では、上下顎臼歯の根分岐部をマジックで塗り、根分岐部用チップを装着した超音波スケーラー、従来型チップを装着した超音波スケーラー、ハンドスケーラーで SRP を行い、マジックの除去率、施術時間を比較しました。その結果、根分岐部用チップは、従来型チップ、ハンドスケーラーに比べて到達性にすぐれていることが報告されています（**図 2**）。

根分岐部の入り口は通常 1 mm 以下であり、ハンドスケーラーの幅はそれより大きいため到達性が低くなります。また、処置のためには刃を動かさなくてはならないため、根分岐部内では動きに制限を受けます。一方超音波スケーラーは、チップの直径が 1 mm 以下のものや、根分岐部用に開発された形状のチップがあること、さらにチップを当てるだけで動かす必要がないことから、根分岐部における到達性はハンドスケーラーよりもすぐれています。

また、プローブ型のデブライドメント用チップは、狭く深い歯周ポケットにおいても到達性がすぐれています。

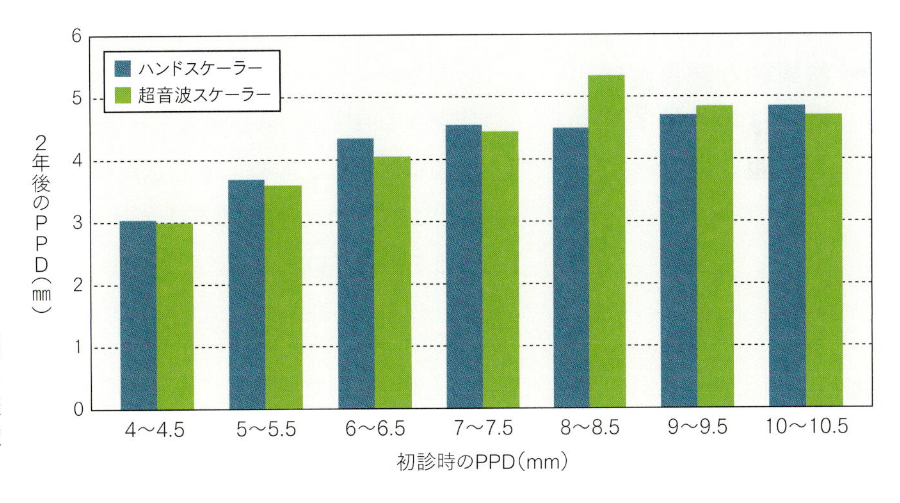

図 1　初診時のプロービングポケットデプス（PPD）別に、非外科的療法 2 年後の PPD についてハンドスケーラーと超音波スケーラーを比較した研究結果（参考文献 2 より引用改変）。

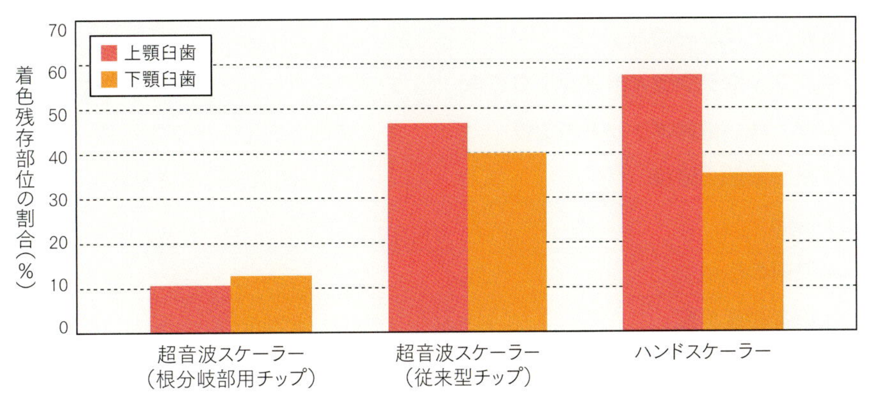

図 2　各種スケーラーによる SRP 後の、根分岐部における着色残存部位の割合（参考文献 3 より引用改変）。超音波スケーラー（根分岐部用チップ／従来型チップ）とハンドスケーラーを用いて着色された根分岐部へ処置を行い、処置後にどの程度着色が残っているかをみたもので、器具の到達性の違いがわかります。

▶ 施術効率に違いはあるの？

Copulos ら[4]は、改良したチップを装着した超音波スケーラーとハンドスケーラーをメインテナンスの患者に使用し、臨床的パラメータの測定ならびに細菌学的観察を行いました。その結果、臨床的パラメータや細菌学的観察には違いが認められませんでしたが、スケーリングに要した時間に差異が認められました。超音波スケーラーでは１歯あたり3.9分、ハンドスケーラーでは5.9分でした。その他、多くの研究で超音波スケーラーでのSRPに要する時間は、ハンドスケーラーよりも短いことが示されています。

また、フェザータッチで処置を行う超音波スケーラーは、比較的強い側方圧を必要とするハンドスケーラーと比べ、術者の疲労が少ないことも報告されています。

▶ 超音波スケーラーでは、薬剤による殺菌効果も期待できる？

近年、超音波スケーラーの冷却水の代わりに、クロルヘキシジンあるいはポピドンヨードを使用し、その薬剤の効果を応用しようとする試みがなされています。Grossi ら[5]は、0.05％ポピドンヨードと0.12％クロルヘキシジンによる超音波スケーラーの使用が、重度歯周炎を有する糖尿病患者に効果があることを報告しています。

しかし、多くの全身疾患をもたない歯周病患者を対象にした研究では、冷却水中の薬剤の付加的効果は明らかにされていません。

▶ 技術的な難易度に、違いはあるの？

超音波スケーラーは、ハンドスケーラーより簡単に扱えるのでしょうか？上達する時間は、超音波スケーラーのほうがハンドスケーラーに比べて短いとの報告があります。しかしながら、これまで紹介してきた超音波スケーラーとハンドスケーラーを比較した研究では、同じ術者が両者を試し、差がないことを示しています。これは、同じ術者であれば、どちらを使用しても同じ

表１　超音波スケーラーとハンドスケーラーの使い分け早見表

	超音波スケーラー	ハンドスケーラー
●プラーク除去	○	○
●歯石除去	○	○
●ルートプレーニング	○	手指の感覚にすぐれる
●ソフトなデブライドメントの実施	デブライドメント用チップで対応	弱い側方圧で対応
●深く狭い歯周ポケットの治療	プローブ型チップで対応	ミニスケーラーで対応
●根分岐部の治療	根分岐用チップで対応	△
●時間	○	△
●薬剤の応用	○	×
●術者の疲労度	○	△
●使用難易度	やや簡単	難しい

結果が得られることになります。すなわち、「ハンドスケーラーの扱いが下手な者は、超音波スケーラーも下手」ということです。決して、超音波スケーラーには技術が要らないわけではありません。ハンドスケーラーと同じように日々の技術の精進が必要です。

以上より、超音波スケーラーがハンドスケーラーよりもすぐれている点は、効率と疲労度、根分岐部と狭く深い歯周ポケットのある歯肉縁下への到達性といえます。一方ハンドスケーラーは、使用時における手指の感覚のつかみやすさが、超音波スケーラーに比べすぐれています。臨床では、これらの両者の長所を活用して使いわけましょう（**表 1**）。

この情報を臨床に活かしてみよう！

▶ 超音波スケーラーを応用した歯石除去例・ステップ❶

まず、効率・疲労度の点ですぐれているユニバーサルチップを装着した超音波スケーラーで、歯肉縁上歯石の除去と歯肉縁下 4 mm 程度の歯石除去を行います（**図 3**）。

▶ 超音波スケーラーを応用した歯石除去例・ステップ❷

次に、手指の感覚にすぐれるハンドスケーラーを使用し、ざらつきがなくなるまでデブライドメントを行います。狭く深い歯周ポケットや歯間部には、シャンクが長く刃部の幅と長さが小さいミニスケーラーを応用します（**図 4**）。

超音波スケーラーを応用した歯石除去例・ステップ❶

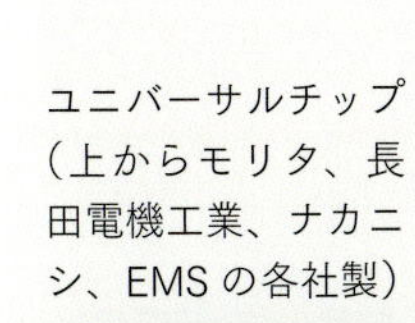

ユニバーサルチップ（上からモリタ、長田電機工業、ナカニシ、EMS の各社製）

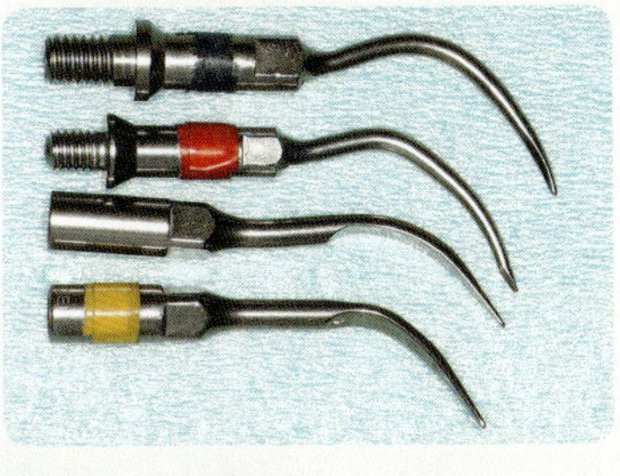

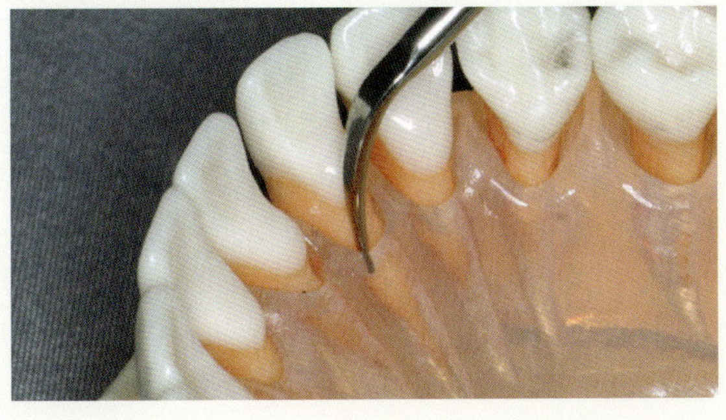

図 3　ユニバーサルチップを装着した超音波スケーラーを使用します。

ステップ❷

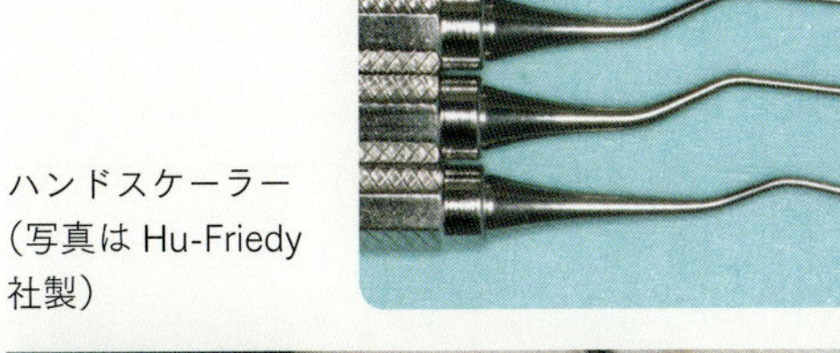

ハンドスケーラー（写真は Hu-Friedy 社製）

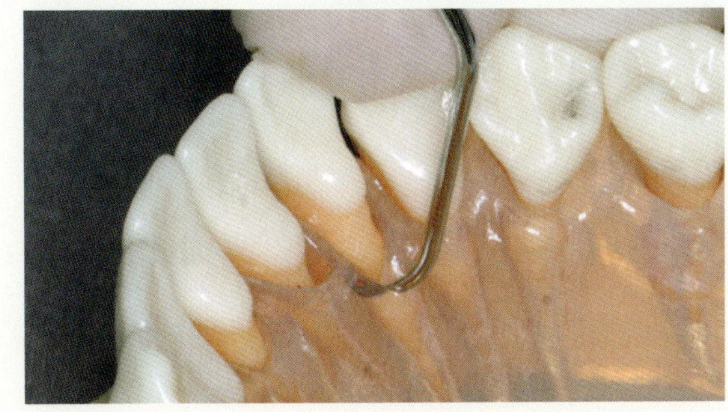

図 4　ハンドスケーラーでざらつきがなくなるまでデブライドメントします。

▶ 超音波スケーラーを応用した歯石除去例・ステップ❸

続いて、手指の感覚ではわかりにくい小さな歯石や深い部位の歯石に対し、デブライドメント用チップを装着した超音波スケーラーによるデブライドメントを行います。デブライドメント用チップは、プローブと同等かあるいはより細いので、ポケット底まで挿入することが可能です。小さいパワーで、側方圧をかけすぎないよう、根面をまんべんなくデブライドメントするようにフェザータッチで操作します（**図 5**）。

▶ 超音波スケーラーを応用した歯石除去例・ステップ❹

最後に、到達性のすぐれている根分岐部用チップを装着した超音波スケーラーを使って、根分岐部のデブライドメントを行います。

根分岐部用チップはファーケーションの凹面にあて、根分岐部内の根面に沿わせるようにゆっくり動かします。根分岐部用チップには左右 2 方向の種類がありますので、根分岐部病変の形態により使い分けます（**図 6**）。

ステップ❸

デブライドメント用チップ（上から白水貿易、ナカニシ、EMS の各社製）

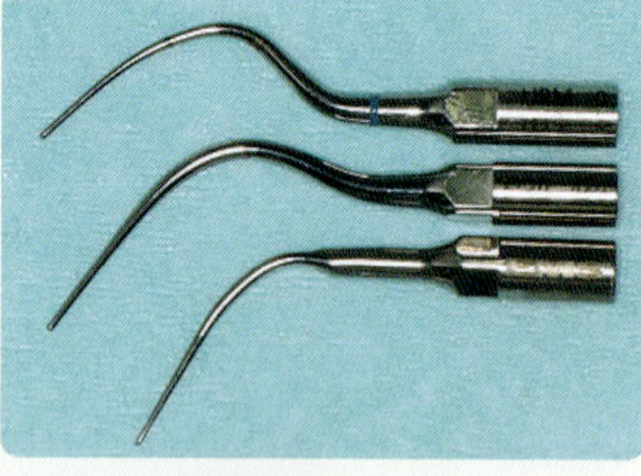

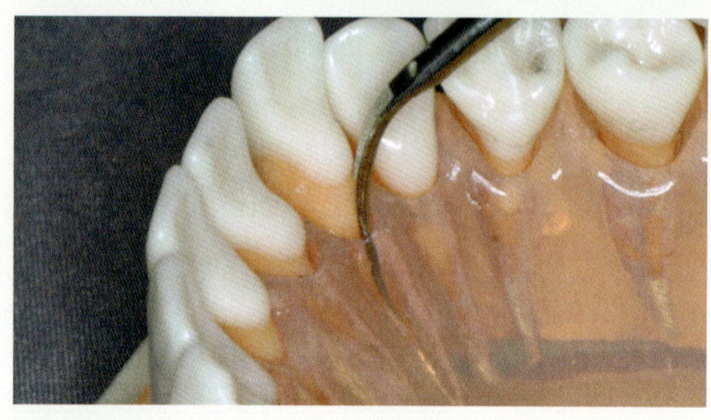

図 5　デブライドメント用チップを装着して、フェザータッチでデブライドメントします。

ステップ❹

根分岐部用チップ（左右 1 組、左上から時計まわりに長田電機工業、EMS、モリタ、白水貿易の各社製）

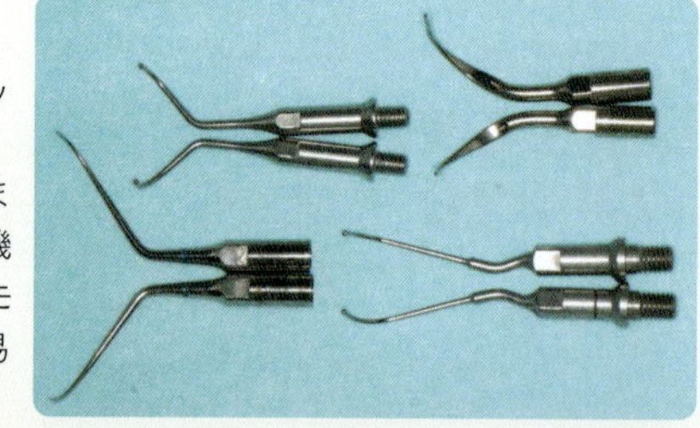

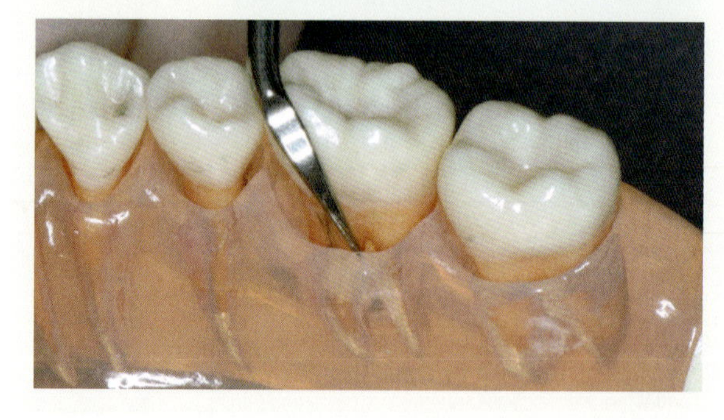

図 6　根分岐部にも超音波スケーラーを用いてデブライドメントします。

まとめ｜これだけは覚えておこう！

- 超音波スケーラーとハンドスケーラーのプラーク・歯石除去、臨床効果は同等です。
- 超音波スケーラーではデブライドメントに要する時間が短縮可能です。
- 根分岐部デブライドメントには超音波スケーラーの根分岐部用チップが有効です。
- ハンドスケーラーは手指の感覚にすぐれています。
- 超音波スケーラー、ハンドスケーラーともに技術の向上が必要です。
- 両者の長所を活用して、安心・安全なデブライドメントをしましょう。

参考文献

文献1 **Oosterwaal PJ, Matee MI, Mikx FH, van't Hof MA, Renggli HH. The effect of subgingival debridement with hand and ultrasonic instruments on the subgingival microflora. J Clin Periodontol 1987;14(9):528-533.**

超音波スケーラーとハンドスケーラーの、歯肉縁下細菌叢に与える影響を比較した論文です。両者ともに、臨床的・細菌学的に同様の効果があり、超音波スケーラーのほうが短い処置時間ですむことが報告されました。

文献2 **Badersten A, Nilveus R, Egelberg J. Effect of nonsurgical periodontal therapy. II. Severely advanced periodontitis. J Clin Periodontol 1984;11(1):63-76.**

超音波スケーラーとハンドスケーラーを用いた、非外科的療法の臨床効果に関する縦断的臨床研究です。両者ともに同等の効果がありました。この論文では、歯周治療後の歯周ポケットの減少をアタッチメントゲインと歯肉退縮量に分け、術前のプロービングポケットデプス別に分析しています。

文献3 **Oda S, Ishikawa I. In vitro effectiveness of a newly-designed ultrasonic scaler tip for furcation areas. J Periodontol 1989;60(11):634-699.**

新しく設計された超音波スケーラーチップの、根分岐部における有効性を調べた論文です。この論文で使用されたチップは、世界に先駆けて日本のメーカーが根分岐部用に開発したものです。

文献4 **Copulos TA, Low SB, Walker CB, Trebilcock YY, Hefti AF. Comparative analysis between a modified ultrasonic tip and hand instruments on clinical parameters of periodontal disease. J Periodontol 1993;64(8):694-700.**

歯肉縁下用に開発されたチップを装着した超音波スケーラーと、ハンドスケーラーの臨床効果を比較した論文です。従来、超音波スケーラーは歯肉縁上や比較的浅い歯周ポケットの硬い歯石に応用されていましたが、この論文では細いチップをメインテナンスで使用し、従来のスチール製ハンドスケーラーよりも短時間で処置できることを示しています。

文献5 **Grossi SG, Skrepcinski FB, DeCaro T, Zambon JJ, Cummins D, Genco RJ. Response to periodontal therapy in diabetics and smokers. J Periodontol 1996;67(10 Suppl):1094-1102.**

糖尿病患者と喫煙者を対象に、超音波スケーラーの冷却水の中に薬剤を応用した場合の効果を調べた論文です。この論文では、生体側の因子が影響している歯周炎には、超音波スケーラーの冷却水に薬剤を添加することにより、付加的な効果が期待できることを示唆しています。

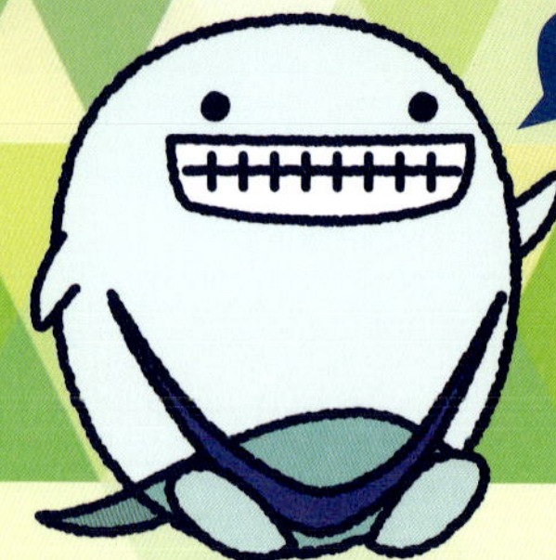

臨床力を伸ばす!

歯科衛生士臨床のための

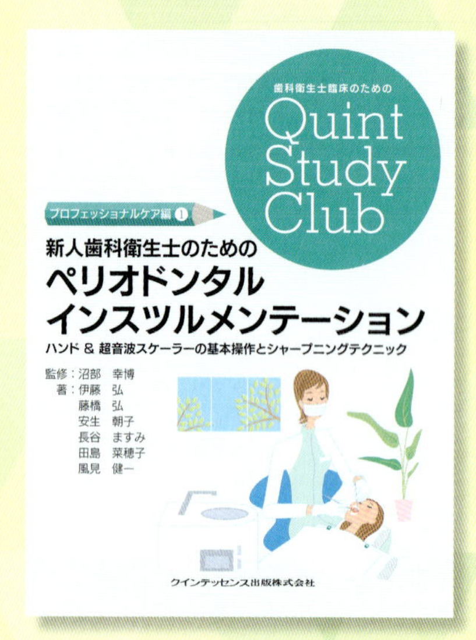

プロフェッショナルケア編1

新人歯科衛生士のための ペリオドンタル インスツルメンテーション

ハンド＆超音波スケーラーの基本操作とシャープニングテクニック

沼部幸博〔監修〕
伊藤 弘 / 藤橋 弘 / 安生朝子 / 長谷ますみ / 田島菜穂子 / 風見健一〔著〕

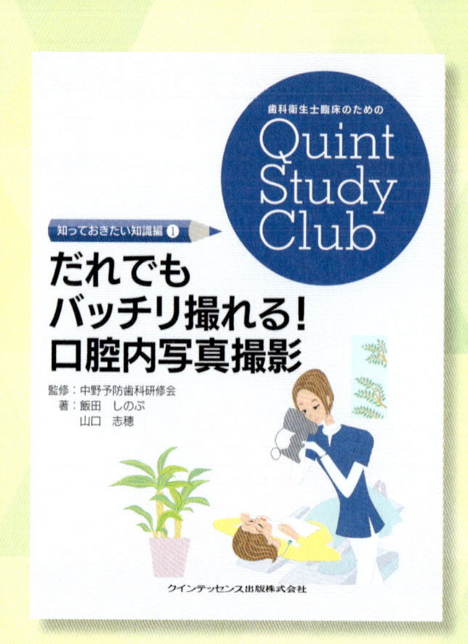

知っておきたい知識編1

だれでもバッチリ撮れる！ 口腔内写真撮影

中野予防歯科研究会〔監修〕
飯田しのぶ / 山口志穂〔著〕

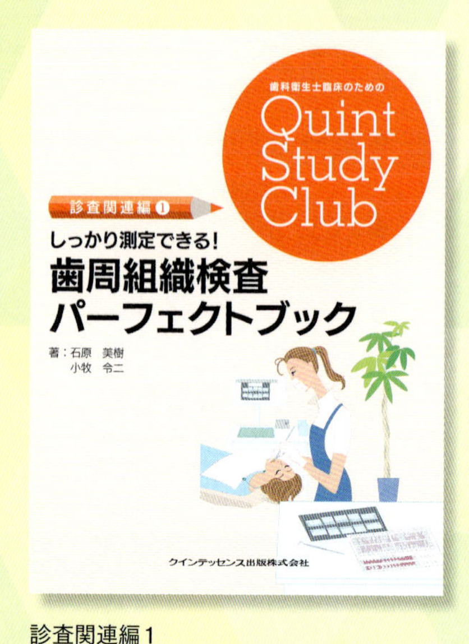

診査関連編1

しっかり測定できる！ 歯周組織検査パーフェクトブック

石原美樹 / 小牧令二〔著〕

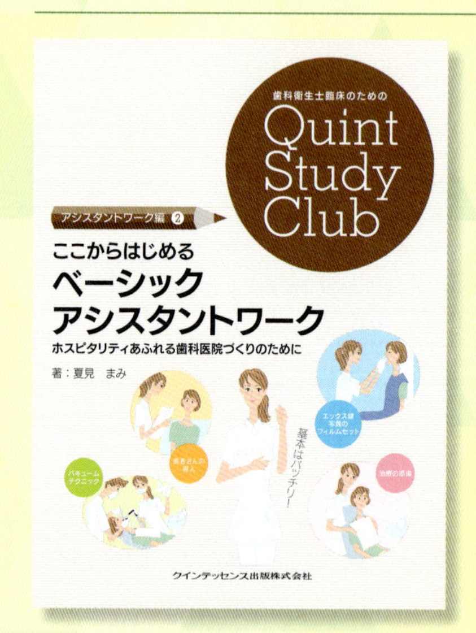

アシスタントワーク編2

ここからはじめる ベーシックアシスタントワーク

ホスピタリティあふれる歯科医院づくりのために

夏見まみ〔著〕

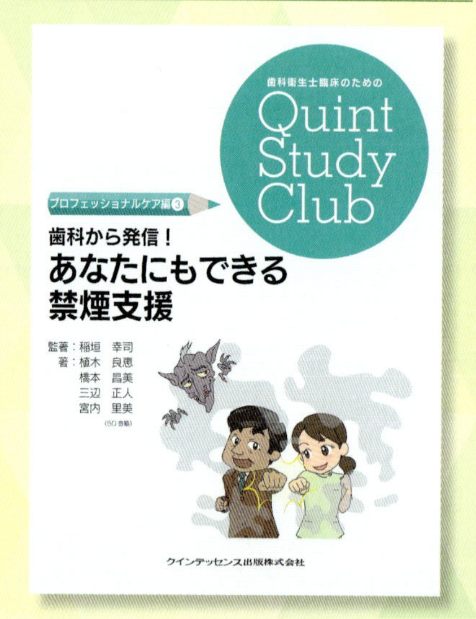

プロフェッショナルケア編3

歯科から発信！ あなたにもできる禁煙支援

稲垣幸司〔監著〕
植木良恵 / 橋本昌美 / 三辺正人 / 宮内里美〔著〕

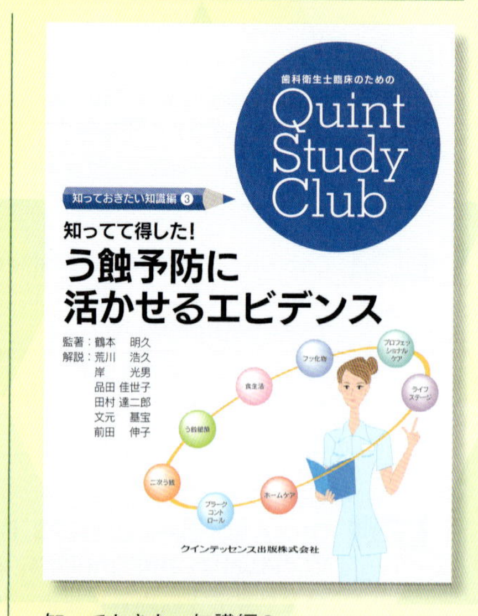

知っておきたい知識編3

知ってて得した！ う蝕予防に活かせるエビデンス

鶴本明久〔監著〕
荒川浩久 / 岸 光男 / 品田佳世子 / 田村達二郎 / 文元基宝 / 前田伸子〔著〕

Quint Study Club シリーズ

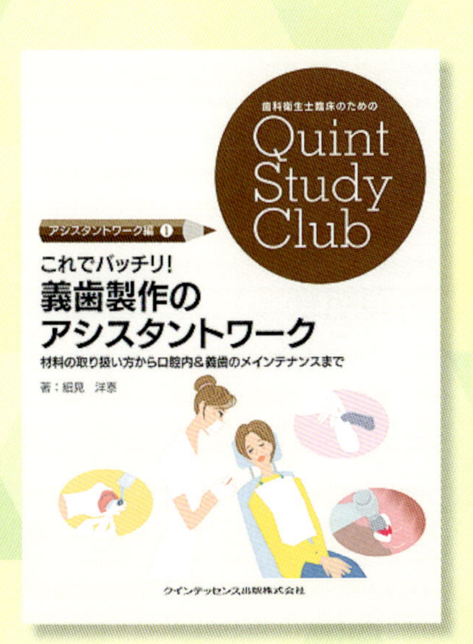

アシスタントワーク編1

これでバッチリ！
義歯製作のアシスタントワーク

材料の取り扱い方から口腔内＆義歯のメインテナンスまで

細見洋泰〔著〕

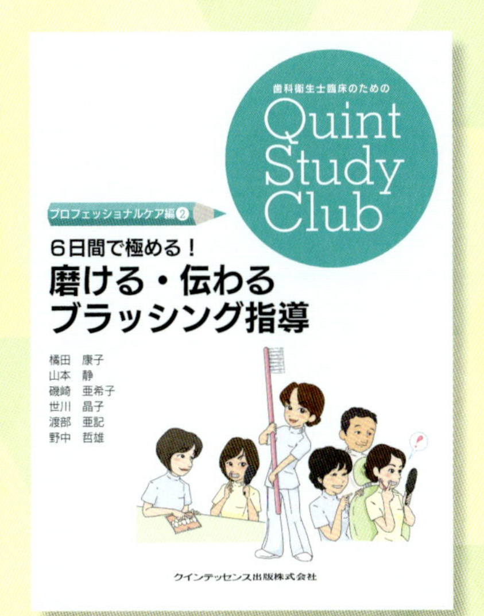

プロフェッショナルケア編2

６日間で極める！
磨ける・伝わるブラッシング指導

橋田康子 / 山本　静 / 磯崎亜希子 /
世川晶子 / 渡部亜記 / 野中哲雄〔著〕

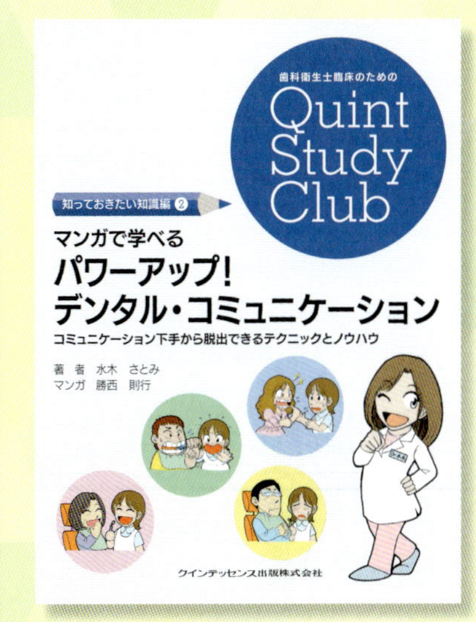

知っておきたい知識編２

マンガで学べる パワーアップ！
デンタル・コミュニケーション

コミュニケーション下手から
脱出できるテクニックとノウハウ

水木さとみ〔著〕
勝西則行〔マンガ〕

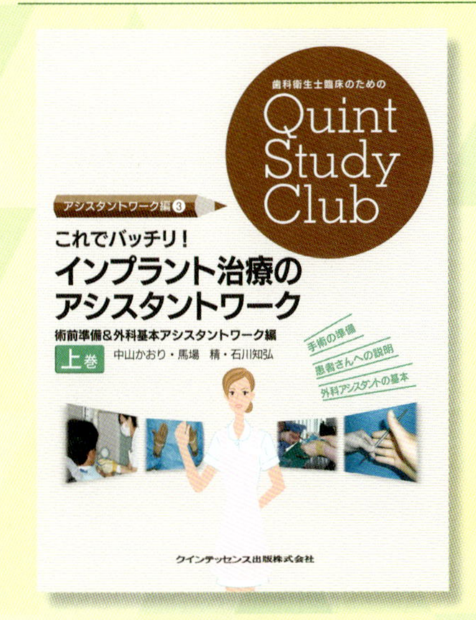

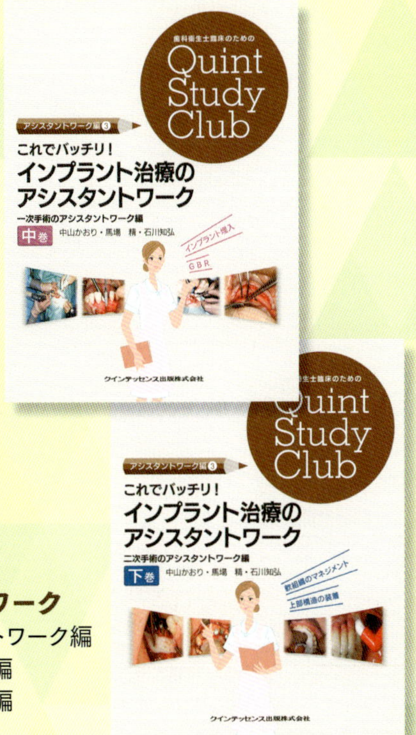

アシスタントワーク編３

これでバッチリ！
インプラント治療のアシスタントワーク

上巻：術前準備＆外科基本アシスタントワーク編
中巻：一次手術のアシスタントワーク編
下巻：二次手術のアシスタントワーク編

中山かおり / 馬場　精 / 石川知弘〔著〕

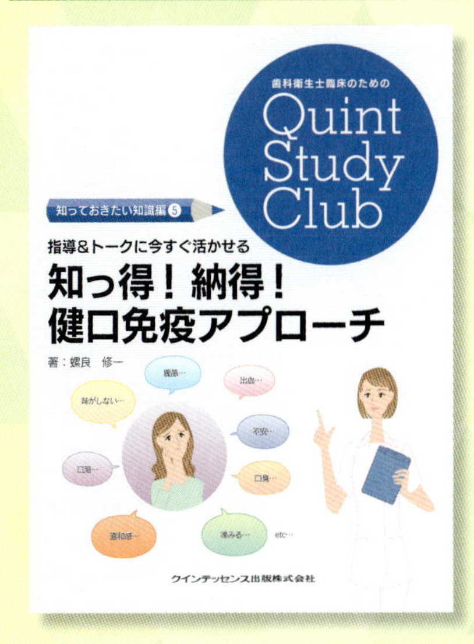

知っておきたい知識編５

指導＆トークに今すぐ活かせる
知っ得！ 納得！
健口免疫アプローチ

螺良修一〔著〕

クインテッセンス出版の書籍・雑誌は、歯学書専用
通販サイト『**歯学書.COM**』にてご購入いただけます。

PCからのアクセスは…

歯学書 検索

携帯電話からのアクセスは…

QRコードからモバイルサイトへ

QUINTESSENCE PUBLISHING
日本

歯科衛生士臨床のための Quint Study Club 知っておきたい知識編④
知ってて得した！ 歯周治療に活かせるエビデンス 増補改訂版

2009年5月10日 第1版第1刷発行
2013年1月8日 第1版第2刷発行
2017年1月10日 第2版第1刷発行

監　著　内藤 徹

著　者　稲垣幸司／谷口奈央／新田 浩／牧野路子／村上 慶／米田雅裕

発行人　北峯康充

発行所　クインテッセンス出版株式会社
東京都文京区本郷3丁目2番6号 〒113-0033
クイントハウスビル 電話(03)5842-2270(代表)
(03)5842-2272(営業部)
(03)5842-2276(編集部)
web page address http://www.quint-j.co.jp/

印刷・製本　サン美術印刷株式会社

ISBN978-4-7812-0534-2 C3047